Alexandra Görner

Küssen ausdrücklich erwünscht

Das Buch

Als Kane kurz vor der Hochzeit von seiner Verlobten sitzen gelassen wir, stürzt er sich mit aller Kraft in die Arbeit auf seiner Ranch. Denn um die ist es nur unwesentlich besser bestellt als um sein gebrochenes Herz. Dabei kommt ihm die Unterstützung von Samantha nur recht. Die Schauspielerin ist aus L.A. nach Riverside, Montana gekommen, um sich inkognito für ihre nächste Rolle vorzubereiten. Es dauert nicht lange bis die Funken zwischen ihnen sprühen, doch Kane ahnt immer noch nicht wer Samantha wirklich ist. Sie weiß, dass sie es ihm sagen muss, aber wird er ihr ihre Lüge verzeihen?

Von Alexandra Görner sind bei Forever erschienen:

In der London-City-Reihe:

Verliebt, verlobt, vielleicht.

Süße Küsse unterm Mistelzweig

Sie dürfen die Nanny jetzt küssen

Land, Luft und Liebe

Halbzeitküsse

Verlieb dich, verlieb dich nicht

Heißkalte Winterküsse

In der Montana-Kisses-Reihe:

Verlieben ausdrücklich erlaubt

Küssen ausdrücklich erwünscht

Küssen ist die beste Verteidigung

Die Autorin

Alexandra Görner ist 33 Jahre alt und lebt mit ihrem Mann und ihrem Sohn in einer kleinen Stadt in Sachsen. Sie arbeitet in einem Zuliefererbetrieb für die Automobilindustrie und schreibt nur in ihrer Freizeit. Die verbringt sie außerdem am liebsten mit ihrer Familie und natürlich mit tollen Büchern.

Alexandra Görner

Küssen ausdrücklich erwünscht

Roman

FOREVER

Forever by Ullstein
forever.ullstein.de

MIX
Papier aus verantwortungsvollen Quellen
FSC® C083411

Originalausgabe bei Forever
Forever ist ein Digitalverlag der Ullstein Buchverlage GmbH, Berlin
August 2018 (1)

Umschlaggestaltung: zero-media.net, München
Titelabbildung: © FinePic®
Innengestaltung: deblik Berlin
Gesetzt aus der Quadraat Pro powered by pepyrus.com
Druck- und Bindearbeiten: CPI books GmbH, Leck

ISBN 978-3-95818-969-0

Kapitel 1

Kane

»Bist du bereit?« Nervös zupfte ich an meinem Hemdsärmel und rückte einen meiner Manschettenknöpfe zurecht. Ich stand mit Riley, meinem Bruder, im Hinterzimmer der Kirche in Riverside und war reichlich aufgeregt.

Bereit? Keine Ahnung, war ich das? Ich spürte Rileys neugierige Blicke auf mir, versuchte allerdings, sie geflissentlich zu ignorieren.

»Freya ist die Richtige«, gab ich zurück und war mir darüber bewusst, dass ich damit Rileys Frage nicht wirklich beantwortete.

Die Antwort diente mehr zu meiner eigenen als zu seiner Beruhigung. Riley mochte Freya nicht besonders. Das wusste ich, allerdings rechnete ich es ihm wirklich hoch an, dass er es schaffte, seine wahren Gefühle ihr gegenüber zu verbergen. Meine Beziehung zu Freya war nicht immer einfach gewesen, das konnte selbst ich nicht leugnen. Doch das zählte jetzt nicht mehr. Was zählte, war dieser Tag, dieser Moment. Und dass wir in wenigen Minuten Mann und Frau sein würden. Durch das Eheversprechen für immer miteinander verbunden. Warum war ich dann bloß so schrecklich nervös?

Plötzlich ging die Tür ein Stück auf und mein anderer Bruder Tom streckte den Kopf herein.

»Wo bleibt ihr beiden denn? Die Gäste werden langsam unruhig und ich ehrlich gesagt auch«, meinte er augenzwinkernd und fügte dann leicht grinsend hinzu: »Du bekommst doch jetzt hoffentlich nicht kalte Füße?«

Um ehrlich zu sein waren sie eiskalt. Aber das behielt ich lieber für mich.

Tom war extra aus Boston angereist. Leider hatten wir nicht die Möglichkeit, uns so oft zu sehen, wie mir lieb gewesen wäre, und trotzdem wusste ich, dass ich mich immer auf meinen Bruder verlassen konnte, wenn ich ihn brauchte.

Ich ließ meinen Manschettenknopf los, griff nach dem Jackett, das noch über der Stuhllehne hing und zog mich schließlich fertig an. Ich warf Riley und Tom einen kurzen Blick zu. »Dann lasst uns gehen«, sagte ich. Ja, ich war bereit.

Angespannt schaute ich den Mittelgang der Kirche hinunter. Die Orgelmusik war längst verklungen und nicht nur ich wurde langsam nervös, auch unsere Gäste warfen einander mittlerweile neugierige Blicke zu. Die alten Kirchenbänke knarzten und hier und da wurde leise geflüstert. Jemand gab einen schlechten Scherz von sich, den er wohl für witzig hielt. All das versuchte ich auszublenden. Stattdessen konzentrierte ich mich voll und ganz auf die geschlossene Kirchentür und trat aufgeregt von einem Fuß auf den anderen. Wo blieb Freya nur?

»Soll ich mal nach ihr sehen?«, bot Tom flüsternd an, sich unauffällig zu mir herüberlehnend.

Ich überlegte kurz und als ich gerade im Begriff war zu nicken, schwang die Tür auf und Freya erschien in einem wunderschönen weißen Kleid.

Ihr Anblick zauberte sofort ein Lächeln auf mein Gesicht und die tonnenschwere Last der Angst, sie könnte mich sitzen lassen, hob sich von meinem Herzen und wich einem enormen Glücksgefühl. Freya, meine Braut. Sie war endlich da.

Langsam schritt sie auf mich zu und ich wandte meinen Blick nicht eine Sekunde von ihr ab. Sie war wunderschön und jetzt wusste ich auch nicht mehr, warum ich Idiot vorhin eigentlich Zweifel gehabt hatte.

Ich konnte einfach nicht aufhören zu lächeln und ich konnte es nicht erwarten, Freyas Mann zu werden und für immer mit ihr zusammen zu sein. Mit jedem Schritt, den Freya näherkam, wurde das Rascheln ihres atemberaubenden Kleides ein bisschen lauter. Es war bodenlang und schneeweiß, das Oberteil aus Spitze gefertigt und mit cremeweißen Perlen bestickt. Und dann begegneten sich unsere Blicke. Freya schaute mich an. Ihre Schritte wurden jetzt langsamer, ihr Blick flackerte und huschte von mir zu meinen Brüdern, die neben mir standen. Unsicher schaute sie schließlich zur Seite, bevor ihr Blick endlich zu mir zurückkehrte. Ein seltsames Gefühl beschlich mich, ich ahnte, dass etwas nicht stimmte. Und der Schleier der Angst senkte sich abermals über mich.

»Alles okay bei dir? Geht's dir gut?«, raunte ich, als Freya schließlich neben mir stehen blieb.

Angespannt schaute sie mir in die Augen, dann schüttelte sie plötzlich vorsichtig den Kopf.

»Es tut mir leid, Kane. Das musst du mir wirklich glauben«, stotterte sie.

Fragend starrte ich sie an. »Was ist denn los?«

»Ich kann das einfach nicht«, stieß Freya schließlich hervor. Sie ließ die Hand mit dem Brautstrauß sinken. »Das ist ein Fehler.« Schließlich fügte sie hinzu: »Ich kann dich nicht heiraten.«

Ihre Worte fühlten sich an, als würde mir jemand mit voller Wucht eine Faust in den Magen rammen. War das ihr Ernst? Hilflos starrte ich sie an und erkannte, dass es so war. Automatisch trat ich einen Schritt zurück. Meine Kehle fühlte sich wie ausgetrocknet an. Das war also unser Ende. Dass es so weit kommen würde, damit hatte ich nicht gerechnet. Freya schaute mich mit leerem Blick an. Dann machte sie kehrt und stürzte aus der Kirche, als wäre der Leibhaftige hinter ihr her. Ich konnte nicht denken und schon gar nicht begreifen, was hier gerade geschah. Ich konnte ihr nur hinterher schauen.

• • •

»Möchtest du reden?«

Langsam hob ich den Blick von der Flasche, die ich in der Hand hielt. Meine Finger umklammerten sie krampfhaft, aber ich hatte noch keinen Schluck von meinem Bier getrunken. Noch nicht einmal volllaufen lassen wollte ich mich. Langsam schüttelte ich den Kopf und musterte Tom, der jetzt neben Riley an meinem Verandageländer lehnte.

»Nach reden ist mir nicht gerade zumute.«

Tom zuckte hilflos mit den Schultern. »Nach betrinken wohl auch nicht. Ist besser so. Sich volllaufen zu lassen hat noch niemandem geholfen. Außerdem kommt Freya davon nicht zurück.«

Riley zog scharf die Luft ein und allein die Erwähnung von Freyas Namen versetzte mir einen heftigen Stich mitten ins Herz. Wenn ich überhaupt noch eines hatte. Im Moment fühlte es sich an, als hätte sie es mir aus der Brust gerissen und es mit ihren hochhackigen Schuhen zu Brei zerquetscht.

Dafür sollte ich sie wirklich hassen, dachte ich. Aber irgendwie konnte ich das nicht. Die Worte »enttäuscht« und »verletzt« trafen es am ehesten. »Am Boden zerstört« passte auch ganz hervorragend.

Tom biss sich auf die Lippen. »Sorry, ich weiß, wir wollten ihren Namen nicht mehr erwähnen. Das kommt nicht wieder vor, versprochen.« Tom wirkte zerknirscht und Riley ratlos.

»Danke, dass ihr es unseren Gästen verklickert habt«, erwiderte ich tonlos. Einfach um irgendetwas zu sagen. Ich hätte es nicht fertiggebracht, mich vor die versammelte Meute zu stellen und meine Niederlage einzugestehen. Ich war daher ziemlich dankbar, dass Tom und Riley das übernommen hatten.

»Kein Problem. Jederzeit wieder«, gab Tom zurück und stolperte gleich ins nächste Fettnäpfchen.

»Oh Mann«, stöhnte Riley, »dein Feingefühl war auch schon besser. Reiß dich doch mal zusammen.«

»Das war nicht so gemeint«, erwiderte Tom und stieß einen leisen

Fluch aus. Ich nahm es ihm nicht weiter übel und Riley im Grunde auch nicht.

»Jetzt kriegt euch mal wieder ein«, ging ich dazwischen, bevor die Situation noch zu einer handfesten Auseinandersetzung eskalierte.

Tom zögerte, doch dann fragte er: »Was hast du jetzt eigentlich vor?«

Ich dachte kurz über eine Antwort nach. Dann zuckte ich lustlos mit den Schultern.

»Keine Ahnung«, sagte ich ehrlich. »Wohl einfach weitermachen«, gab ich lahm von mir.

So war das eben. Hin und wieder passierten schlimme Dinge. Dinge, die einen vollkommen aus der Bahn warfen. Die Wunden hinterließen. Aber dann ging das Leben einfach weiter. »Ein Leben ohne Freya«, schoss es mir durch den Kopf. Und dieser Gedanke schmerzte brutal. Brutaler, als ich es meinen Brüdern oder irgendjemandem sonst gegenüber je zugegeben hätte.

Kapitel 2

Samantha

Die großen Terrassentüren meines Schlafzimmers waren weit geöffnet. Im lauen Wind blähten sich die bodenlangen weißen Gardinen. Es war ein heißer Tag in Los Angeles. Die Geräusche des Rasensprengers, gemischt mit dem Rascheln der Blätter, drangen leise durch die offenen Flügeltüren zu uns herauf.

Ich saß an meinem Schminktisch, auf einem mit weißem Leder bezogenen bequemen Drehhocker, betrachtete selbstkritisch mein Spiegelbild und war mir nicht sicher, ob ich mit dem, was ich sah, wirklich zufrieden war. Um ehrlich zu sein, hatte ich mir von meiner optischen Verwandlung ein bisschen mehr versprochen.

Amanda baute sich mit verschränkten Armen hinter mir auf. Unsere Blicke begegneten sich im Spiegel.

»Okay, was stört dich an deinem Aussehen?«, fragte meine beste Freundin, die nebenbei auch meine Stylistin war, während sie mit einer ihrer Schuhspitzen ungeduldig auf meinen weißen Parkettboden tippte.

Ich war eine absolute Perfektionistin und das wusste Amanda. Das musste ich sogar sein. Sonst hätte ich es nämlich nie dahin geschafft, wo ich heute war.

»Ich finde, ich sehe noch zu sehr wie Samantha Davenport, die berühmte Schauspielerin, aus. Oder was meinst du?«, antwortete ich wahrheitsgemäß und berührte dabei nachdenklich eine Strähne meiner braunen Haare, die in langen Wellen über meine Schultern fielen. Und genau darin lag das Problem. Denn für die nächsten drei Monate wollte ich genau diese Person nicht mehr sein.

Amanda seufzte hinter mir leise auf. »Bist du dir wirklich sicher, dass das, was du vorhast, eine gute Idee ist?«

Ich nickte. Schließlich hatte ich schon weitaus verrücktere Dinge getan. Während ich Amanda meine ganze Aufmerksamkeit schenkte, gab ich zurück: »Und ob. Um ehrlich zu sein, kann ich es gar nicht erwarten, endlich in dieses neue, aufregende Abenteuer zu starten.«

Ich grinste wie ein Honigkuchenpferd, als ich an die Herausforderungen dachte, die mich erwarteten. Bei diesem Gedanken erhob ich mich schließlich und ging zum Fenster auf der Westseite. Von hier aus hatte ich einen perfekten Blick hinaus in meinen üppig bepflanzten Garten. Seit nun fast fünf Jahren lebte ich hier, in meiner wunderschönen großen weißen Villa inmitten dieser bewachten exklusiven Wohnanlage in Los Angeles, und mein Anwesen glich einem Hochsicherheitstrakt. Niemand kam ohne das Wissen meiner Bodyguards und des Sicherheitspersonals rein oder raus. Es sei denn, ich gestattete es höchstpersönlich. Es war ein gut behütetes Leben, das ich führte. Aber es war auch ein Leben in einem Käfig. In einem goldenen zwar, aber ein Käfig blieb eben ein Käfig. Und niemand, der nicht selbst berühmt war, konnte nachvollziehen, wie es sich anfühlte, nicht einen Schritt in der Öffentlichkeit tun zu können, ohne ständig von Paparazzi verfolgt und fotografiert zu werden. Keine Restaurantbesuche ohne ein Foto in der Zeitung oder im Internet am nächsten Tag. Kein Joggen in einem öffentlichen Park, ohne abgelichtet zu werden. Nirgendwo konnte ich mich wirklich frei bewegen und deshalb fieberte ich meinem neuen Abenteuer so glühend entgegen. Denn dann würde ich all diese und noch viele weitere Dinge völlig unbehelligt tun können, und darauf freute ich mich wahnsinnig. Was mich wohl erwartete? Ich lernte gerne neue Menschen kennen und stellte mich immer wieder neuen Herausforderungen. Für mich gab es kaum etwas Schöneres.

»Was halten deine Eltern eigentlich von deiner Idee?«, wollte Amanda wissen und begann, ungeduldig in meinem großzügigen

Schlafzimmer auf- und abzulaufen. Das tat sie immer, wenn sie nervös wurde. Allerdings hatte sie wenig Grund dazu, schließlich war ich diejenige, die sich auf dieses waghalsige Abenteuer einließ.

»Mom hat ihren neuesten Roman endlich fertig geschrieben und ist den ganzen Sommer über auf großer Lesungstour quer durch die Staaten, um ihn zu promoten, und Dad ist seit Wochen nur noch mit der Eröffnung seiner neuen Galerie in Washington beschäftigt.«

Meine Eltern und ich standen uns nicht besonders nahe. Im Sommer bekamen wir uns kaum zu Gesicht. Das änderte sich allerdings meist im Herbst und im Winter. Zumindest Weihnachten verbrachten wir jedes Jahr gemeinsam, in ihrem Haus in den Hamptons. Das war Tradition.

»Der Einzige, der von meiner Idee so gar nicht begeistert ist, ist übrigens Rodney«, berichtete ich Amanda weiter, woraufhin sie schmunzeln musste. Mit meinen Ideen brachte ich ihn regelmäßig an den Rand eines Nervenzusammenbruchs. Rodney war mein Manager, seit ich meine erste kleine Nebenrolle in einer Fernsehserie hatte.

Abermals seufzte Amanda leise auf und ließ sich dann auf den weißen Lederhocker sinken, auf dem ich vor ein paar Minuten noch gesessen hatte.

»Nun gut«, gab sie schließlich zurück. »Das, was du jetzt vorhast, ist immer noch besser, als sich wie damals für ein Vierteljahr inkognito in eine Psychiatrie einweisen zu lassen.«

Ich lachte laut auf, als ich an diese Zeit zurückdachte. »Das stimmt, diese Erfahrung war wirklich beängstigend. Aber das ist für mich nun mal der beste Weg, um mich auf eine neue Rolle vorzubereiten. Und bitte denke daran, der Film hat mir damals immerhin einen Oscar eingebracht. Also hat sich die Anstrengung gelohnt. Und ich hoffe, dass es sich dieses Mal auch auszahlen wird.«

Amandas rot geschminkte Lippen verzogen sich zu einem breiten Lächeln. »Von der Seite betrachtet, ist es wohl wirklich weniger dramatisch, Mist zu schaufeln, anstatt sich mit psychisch Kranken einsperren zu lassen.«

»Recht hast du. Und wenn mein Plan funktionieren soll, musst du mir einfach helfen. Du weißt, dass mich niemand erkennen darf. Die Leute verhalten sich seltsam, sobald sie bemerken, dass ich Samantha Davenport bin. Und dann kann ich auf dieser Ranch nicht das lernen, was ich für meine nächste Filmrolle brauche.«

Amanda nickte erneut. »Geht klar, schließlich will ich nicht dafür verantwortlich sein, dass dir eine Oscar-Nominierung durch die Lappen geht.«

Jetzt war es an mir zu lächeln. »Dann sind wir uns einig. Irgendwelche Ideen, wie ich mich optisch so verändern kann, dass es unmöglich ist, mich zu erkennen?«

Amanda legte den Kopf schief und betrachtete mich nachdenklich. »Lass mich kurz überlegen.«

Dann hellte sich ihre Miene auf und ihre Augen begannen zu leuchten. Enthusiastisch sagte sie: »Das lässt sich alles machen. Die Frage ist nur – wie weit bist du bereit zu gehen?«

Sie tippte mir mit dem Zeigefinger auf die Brust. Ich musterte meine beste Freundin eindringlich und überlegte, was sie mit diesen Worten im Sinn hatte. Bis jetzt hatte ich mich immer auf Amanda verlassen können und ich war mir sicher, dass sie mich auch diesmal nicht enttäuschen würde.

»Ich bin bereit, mich auf alles einzulassen. Also, was schwebt dir vor?«

Amanda nickte zufrieden. Sie liebte ihren Job und vor allem liebte sie die große Veränderung. Ich war es natürlich gewohnt, mich für meine Rollen immer wieder zu verwandeln, in neue Charaktere zu schlüpfen und mich auszuprobieren. Und trotzdem konnte ich nicht verhindern, dass nun kribbelnde Aufregung in mir aufstieg, und genoss das Gefühl der Vorfreude in vollen Zügen.

»Wunderbar. Dann lass uns anfangen. Ich habe schon ein paar ganz tolle Ideen«, versprach Amanda und strahlte dabei übers ganze Gesicht, als sie fortfuhr: »Ein veränderter Kleidungsstil und ein bisschen mehr Make-up reichen tatsächlich nicht aus, um dich in eine andere Person zu verwandeln. Was du brauchst, sind auf jeden Fall Kontaktlinsen.« Das stimmte, es war erstaunlich, wie anders man aussah, wenn man nur die Augenfarbe wechselte. Amanda machte eine kurze Pause. »Und du brauchst definitiv einen neuen Haarschnitt mitsamt neuer Haarfarbe, versteht sich.«

»Ich soll mich von meiner langen braunen Mähne trennen?«, fragte ich erschrocken, setzte jedoch kurz darauf nachdenklich hinzu: »Für die anstehenden Dreharbeiten dürfte die Veränderung zumindest kein Problem darstellen. Soweit mir bekannt ist, werde ich eine Perücke tragen oder zumindest Extensions bekommen.«

»Das klingt super, dann steht einem Umstyling ja nichts mehr im Weg.«

Ich dachte kurz über Amandas Vorschlag nach, und stimmte dann spontan zu.

»Ich vertraue dir voll und ganz. Du hast freie Hand«, sagte ich tapfer. Obwohl mir allein beim Gedanken, etwas von meiner Haarpracht zu opfern, das Herz blutete. Aber ich wusste auch, was ich wollte. Und ich wollte mich auf meine neue Filmrolle optimal vorbereiten. Amanda stand vom Hocker auf und tauschte nun mit mir wieder den Platz.

»Bist du bereit?«, fragte sie schließlich lächelnd, als sie wieder hinter mir stand. Sie konnte es gar nicht erwarten, ihre Schere zu zücken. Ich atmete tief durch, während sich unsere Blicke abermals im Spiegel begegneten.

Ich nickte fest. »Ja, ich bin bereit«, gab ich zurück und ließ mich mit Haut und Haar auf dieses neue Abenteuer ein.

• • •

Einige Tage später, an einem frühen Samstagmorgen, startete ich in mein neues Abenteuer. Mein Reisegepäck hatte ich auf das Nötigste beschränkt und es bestand nur aus einem einzigen braunen abgenutzten Koffer, den ich auf die Rückbank meines roten Ford Mustang warf.

Amanda stand mit verschränkten Armen neben meinem Auto.

Mehrmals hatte sie mir von dieser Reise abgeraten, aber ich war hartnäckig geblieben und hatte darauf bestanden, diesen Roadtrip zu machen. Und heute ging es endlich los.

»Du meldest dich spätestens alle zwei Tage«, bat Amanda, »sonst komme ich um vor Sorge.«

Ich lachte. »Du bist doch sonst nicht so ängstlich«, zog ich sie auf und fügte dann versöhnlich hinzu: »Das werde ich. Verlass dich darauf.«

Amanda nickte verkniffen. Aber dann zog sie mich in eine feste Umarmung. »Pass auf dich auf«, flüsterte sie und ich nickte.

»Aber natürlich«, erwiderte ich. »Mach dir keinen Kopf. Das wird super.«

Leider konnten sie meine Worte nicht überzeugen. Vorsichtig machte ich mich von Amanda los und stieg schließlich ein. Ich schlug die Tür hinter mir zu und einen Augenblick später heulte der Motor auf. Ich winkte Amanda zum Abschied, dann öffnete ich mit der Fernbedienung die großen schweren Tore meiner Einfahrt und fuhr hinaus auf die Straße.

In den folgenden Tagen durchquerte ich zwei Zeitzonen und drei Bundesstaaten. Ich schlief in billigen Motels und aß in Diners, bevor ich endlich die Grenze zu Montana überfuhr. Und das Beste an dieser Reise war, dass niemand mich erkannte. Niemand warf mir neugierige Blicke zu oder stellte aufdringliche Fragen. Keine Autogrammjäger und keine Paparazzi, die mir bei jeder Gelegenheit auflauerten. Ich war eine Frau, die mit einem roten Mustang Cabriolet unterwegs war und sonst nichts. Und das fühlte sich einfach herrlich an.

Mein Enthusiasmus bekam allerdings einen gehörigen Dämpfer, als ich eines schönen Tages auf einer Straße im absoluten Nirgendwo liegen blieb. Leise fluchend schlug ich mit der flachen Hand aufs Lenkrad, während ich das Auto langsam an den Straßenrand steuerte. Dampf quoll zischend unter der Motorhaube hervor. Das hatte mir gerade noch gefehlt. Ich stellte den Schaltknüppel auf Parken und stieg aus, um einen Blick unter die Haube zu werfen. Ich drückte den Deckel nach oben und noch mehr Dampf stieg auf. Reflexartig sprang ich einen Schritt zurück und starrte dann ratlos meinen Wagen an. Vor Frust hätte ich am liebsten gegen die Karosserie getreten. Der Tag fing ja schon mal ganz toll an.

Dass ich allein nichts ausrichten konnte, war mir klar. Daher kramte ich mein Handy aus der Tasche, um Hilfe zu rufen. Prima! Nach einem kurzen Blick aufs Display musste ich zu meiner Frustration feststellen, dass ich keinen Empfang hatte. Wütend warf ich mein Telefon auf den Sitz zurück. Und was sollte ich jetzt tun? Hilflos blickte ich mich in alle Richtungen um und sah nichts als Einöde. Hier war keine Menschenseele. Und da ich mich nicht mehr auf der Hauptstraße befand, durfte ich auch nicht in absehbarer Zeit auf Rettung hoffen. Mieser konnte der Tag nun wirklich nicht weitergehen.

Kapitel 3

Kane

Es war heiß an diesem Vormittag und die Sonne brannte bereits jetzt erbarmungslos vom wolkenlosen Himmel herab. Roger, einer meiner Mitarbeiter, hatte mir gestern nach Feierabend berichtet, dass die Zäune rund um die Südkoppeln von Löchern übersät seien. Das Problem wollte ich mir nun selbst anschauen. Daher hatte ich heute früh als erstes Oscar gesattelt und war losgeritten, um die Weidezäune zu checken. Und tatsächlich, Roger hatte nicht übertrieben. In den Zäunen klafften tatsächlich ein paar ordentliche Löcher, die dringend repariert werden mussten. Ich hatte es seit dem Kauf der Ranch noch immer nicht geschafft, alle alten Zäune durch neue zu ersetzen. Viele waren mittlerweile derart marode, dass wir in letzter Zeit immer häufiger damit beschäftigt waren, die Löcher zu flicken. Draht war teuer und ich konnte es mir leider im Moment nicht leisten, alle Zäune auf einmal zu erneuern. Ärgerlich besah ich den Schaden und zog mir dann mein Basecap ein bisschen tiefer in die Stirn, um mich vor der brütend heißen Sonne zu schützen. Schließlich spornte ich Oscar zu einem leichten Galopp an, denn ich wollte mir nun auch noch die anderen Weidezäune anschauen und prüfen, in welchem Zustand sie sich befanden. Deshalb ritt ich weiter, immer über meine satten grünen Weideflächen und Koppeln hinweg, und schließlich trabte Oscar eine kleine Anhöhe hinauf. Nach allen Seiten schaute ich mich um. Auch hier entdeckte ich ein paar vereinzelte Löcher. Aber der Schaden war bei Weitem nicht so immens wie auf den Südkoppeln. Ich ließ meinen Blick über einen Teil meiner weitläufigen Ländereien schweifen, dann stutzte ich.

Was zum Teufel war denn da los? Ich gab Oscar die Sporen und ritt zu dem roten Mustang Cabriolet, das am Straßenrand geparkt stand.

Langsam näherte ich mich dem Auto. Oscar tänzelte und ich klopfte ihm beruhigend auf sein braunes glänzendes Fell.

»Ganz ruhig, mein Junge«, raunte ich, zog am Zügel und brachte mein Pferd damit zum Stehen.

Verwundert starrte ich den braunen Stetson an, den sich die Fahrerin tief ins Gesicht gezogen hatte und unter dessen Hutkrempe blonde Haare hervorlugten. Sie lümmelte völlig relaxt auf dem weit nach hinten geschobenen Fahrersitz, die langen Beine lagen ausgestreckt auf dem Armaturenbrett. Sie trug abgeschnittene Jeans, ein kariertes Hemd und abgewetzte braune Cowboystiefel.

Ich überlegte, einfach wegzureiten. Die Fremde würde schon irgendwann weiterziehen. Aber dann starrte ich zum wolkenlosen Himmel hinauf. Dass sie schlief war eindeutig, und wenn sie noch lange hier lag, würde sie mit Sicherheit einen Sonnenstich bekommen. Außerdem befand sie sich auf meinem Land und ich hatte was dagegen, dass sich Fremde hier herumtrieben.

»Hey, wachen Sie auf«, sprach ich sie an und erhielt nicht die geringste Reaktion. Ich versuchte es erneut, lauter diesmal. Aber wieder keine Reaktion ihrerseits. Ärgerlich stieg ich vom Pferd und behielt dabei die Zügel locker in der Hand.

Ich berührte sie an der Schulter, schüttelte sie leicht und sagte abermals, ein bisschen ungehaltener inzwischen, »Miss, wachen Sie auf!«

Und tatsächlich, die Fremde regte sich langsam. Ihre Augenlider flatterten, sie streckte sich gemächlich im Ledersitz aus, noch bevor sie ihre Augen richtig öffnete. Unter dem großen Stetson blickten mich jetzt zwei blaugraue Augen an. Sie biss sich leicht auf die Unterlippe, sah sich kurz um, als müsste sie sich erst wieder daran erinnern, wo sie eigentlich war. Dann lächelte sie. Ein breites Lächeln, fast schon ein

Grinsen, das ihre Augen auf wunderbare Weise strahlen ließ und eine Reihe leuchtend weißer Zähne entblößte.

Sie war wirklich hübsch, schoss es mir durch den Kopf und mir wurde es auf einmal ganz eng in der Brust. Schnell richtete ich mich auf und brachte genügend Abstand zwischen uns beide. Irgendwie war ich ihr gerade ziemlich nah auf die Pelle gerückt. Das schien sie allerdings nicht im Geringsten zu stören. Sie streckte sich abermals, hörte dabei nicht auf zu lächeln.

»Oh Mann, dann muss ich wohl eingeschlafen sein«, stellte sie fest und wirkte fast ein bisschen überrascht.

»Sieht ganz danach aus«, gab ich knapp zurück und fragte dann: »Was wollen Sie hier?«

Ich musste endlich weiter, denn ich hatte viel zu tun und konnte es mir nicht leisten, den ganzen Tag zu vertrödeln.

Sie nahm die langen schlanken Beine vom Armaturenbrett, richtete sich auf und blickte mich dabei unverwandt an.

»Leider habe ich eine Panne«, erklärte sie dann und schickte sich an, die Fahrertür zu öffnen. »Plötzlich begann es unter der Motorhaube herauszuqualmen.«

Automatisch warf ich einen kurzen Blick auf die geöffnete Motorhaube.

»Und da es hier nirgendwo Handyempfang zu geben scheint«, fuhr sie fort, »blieb mir also nichts anderes übrig, als auf meinen Retter in der Not zu warten.« Sie lächelte wieder. »Und Gott sei Dank, Sie sind endlich da.«

Die Fremde stieg aus und ließ mich dabei nicht aus den Augen, stattdessen musterte sie mich eingehend. Ein Funkeln ließ ihre Augen aufleuchten. »Und wow, ich habe Glück. Ein richtig Hübscher noch dazu.«

Vor Überraschung riss ich die Augen auf. »Flirten Sie etwa mit mir?«, stieß ich perplex hervor. Mein Kommentar ließ sie laut auflachen. »Sieht ganz so aus. Aber ich wollte Ihnen keine Angst machen. Wenn ich Ihr Handy benutzen darf, um Hilfe zu rufen, lasse ich Sie auch schon in Ruhe.«

Ich fühlte mich augenblicklich wie ein Idiot. War ich so dermaßen aus der Übung, was den Umgang mit Frauen anging? Ich dachte kurz an Freya, und die Enttäuschung und die Wut wollten wieder in mir emporsteigen. Schnell verdrängte ich den Gedanken an meine Ex-Verlobte. Das war nicht der passende Moment, um über Freya und unsere gescheiterte Beziehung nachzudenken. Wir hatten uns seit dem verhängnisvollen Moment in der Kirche nicht mehr gesehen und ich wollte, dass das auch so blieb. Mit Freya war ich ein für allemal fertig.

»Kann ich Ihr Handy jetzt haben?«, hakte die Fremde nach und riss mich aus meinen Gedanken.

»Ja klar«, stammelte ich verlegen und fühlte mich wieder wie ein Idiot. Oscar hatte sich derweil nicht vom Fleck gerührt und war ganz brav neben dem roten Mustang stehen geblieben. Jetzt drehte ich mich zu ihm um und holte das Satellitentelefon aus einer der beiden Satteltaschen.

»Sie fahren übrigens ein tolles Auto«, meinte ich, während ich Rogers Durchwahl wählte und mir dann das Telefon ans Ohr hielt.

Sie lehnte sich locker an die Karosserie und behielt mich genau im Blick. »Der Wagen ist ein Erbstück meines Großvaters. Leider ist er nicht mehr ganz so gut in Schuss, wie er sein sollte.«

Aufrichtiges Bedauern schwang in ihrer Stimme mit. Doch dann zuckte sie kurz mit den Schultern. »Leider verstehe ich nicht viel von Autos. Sonst würde ich die Kiste besser behandeln.«

Ich schaute sie an, während ich dem Freizeichen lauschte, dann ging Roger endlich ans Telefon.

»Was gibt's, Boss?«, erklang seine Stimme am anderen Ende der Leitung. Er klang abgekämpft.

»Ich brauche deine Hilfe«, erklärte ich knapp und vernahm ein leises Schnaufen seinerseits.

Ohne auf Rogers Antwort zu warten, wies ich ihn an. »Ich brauche Kühlwasser und bring am besten gleich Motoröl mit. Auf der Straße nach Riverside, gleich hinter der großen Abzweigung, steht ein roter Ford Mustang am Straßenrand. Du kannst ihn gar nicht verfehlen.«

Nach einer kurzen Pause erwiderte er: »Geht klar, Boss. Das dauert aber ein Weilchen. Ich bin immer noch auf der Weide, die an den Nationalpark grenzt. Die Zäune sehen schrecklich aus. Die wieder zu flicken, wird eine Heidenarbeit werden.«

Ich unterdrückte einen Fluch. Das fehlte mir gerade noch. Schließlich hatte ich selbst gerade genügend Löcher entdeckt, die dringend repariert werden mussten. Sonst würden meine Rinder noch ausbüxen.

»Das erledigen wir zusammen«, sagte ich, weil ich wusste, dass die Arbeit für einen allein kaum zu schaffen war.

»Von mir aus gerne«, erwiderte Roger. »Allerdings habe ich noch eine schlechte Nachricht. Wir haben kaum noch Draht.«

Ich seufzte. Wenn es Probleme gab, kamen sie immer auf einmal.

»Sobald ich wieder auf der Ranch bin, bestelle ich welchen. Bis zur Lieferung müssen wir allerdings irgendwie auskommen.«

»Okay, das sollten wir hinkriegen«, erwiderte Roger schnaufend. »Dann reite ich jetzt zurück zum Haus und mache mich so schnell wie möglich auf den Weg.«

»Gut, ich danke dir. Bis gleich.«

Roger murmelte eine knappe Verabschiedung, dann war die Leitung tot und ich nahm das Telefon vom Ohr. Die Fremde hatte mich während des Gesprächs kaum aus den Augen gelassen.

»Einer meiner Mitarbeiter, sein Name ist Roger, ist auf den Weg hierher und kümmert sich um Ihren Wagen. Allerdings wird es eine Weile dauern, bis er hier sein kann. Die Ranch ist groß und momentan ist er ziemlich beschäftigt.«

Sie nickte. »Dann warte ich solange hier. Das ist gar kein Problem. Schließlich habe ich gerade sehr nette Gesellschaft.«

Sie verschränkte die Arme vor der Brust und lenkte damit ungewollt meinen Blick auf ihr Dekolleté. Unter dem Ausschnitt ihres karierten Hemdes blitzte ein schwarzes Top hervor. Ich sah schnell weg und mein Blick kehrte zu ihrem Gesicht zurück. Geräuschvoll atmete ich aus.

»Wenn Sie mich damit meinen, muss ich Sie leider enttäuschen. Ich muss weiter, ich habe noch eine Menge Arbeit vor mir.«

»Schade«, sagte sie gedehnt und ihr Lächeln ließ ein bisschen nach. Ich drehte mich um und ging die zwei Schritte zu Oscar zurück. Während ich in den Sattel stieg, warf ich der Fremden noch einen letzten Blick zu.

»Es war nett, Sie kennenzulernen«, sagte ich und tippte mir zum Abschied an mein Basecap, während ich ihr kurz zunickte.

Das Lächeln kehrte auf ihr Gesicht zurück.

»Finde ich auch«, erwiderte sie. »Ich heiße übrigens Samantha Stewart. Verraten Sie mir vielleicht auch noch Ihren Namen?«

»Kane Sullivan«, entgegnete ich. Nicht, dass wir uns je wiedersehen würden. Was fast ein bisschen schade war. Aber dann schüttelte ich über diesen verrückten Gedanken leicht den Kopf. Nein, es war besser so. Frauen machten einem doch nur Scherereien. Mir zumindest.

Ich gab Oscar die Sporen, zog am Zügel und mein Pferd machte kehrt und verfiel kurz darauf in einen leichten Galopp. Ich sah lieber zu, dass ich schnell hier wegkam. Die Frau brachte mit Sicherheit Ärger war das Letzte, was ich dachte, bevor ich mich wieder meinen eigenen Problemen widmete.

Kapitel 4

Samantha

Ich blickte Kane hinterher, der lässig im Sattel saß und sein Pferd zu einem leichten Galopp antrieb. Ich schaute ihm so lange nach, bis er auf der staubigen, gewundenen Straße außer Sichtweite war, erst dann wandte ich mich wieder ab. Ich sah mich um und lehnte mich schließlich leise seufzend an mein Auto. Mit verschränkten Armen hoffte ich, dass dieser Roger nicht lange auf sich warten lassen würde.

Doch ich wartete und wartete. Hin und wieder blickte ich auf meine silberne Armbanduhr, die ich am linken Handgelenk trug. Die Zeit schlich dahin und von Hilfe war leider noch immer keine Spur. Ich überlegte, was ich tun könnte, um mir die Zeit ein bisschen zu vertreiben. Vielleicht sollte ich mich ins Auto setzen und Musik hören? Nein, dazu hatte ich keine Lust. Also beschloss ich mich lieber ein wenig umzusehen. Es war so idyllisch hier und es konnte schließlich nicht schaden, die Gegend zu erkunden. Zumindest bis dieser Roger endlich auftauchte. Ich stieß mich von der Karosserie ab und lief dann eine kleine Anhöhe hinauf. Das satte grüne Weidegras kitzelte mich an meinen nackten Beinen, während ich mit meinen Cowboystiefeln tief im Gras versank. Ich lief immer weiter und weiter, bis ich einen wunderbaren Blick auf die umliegenden Weideflächen und Koppeln hatte. In der Ferne konnte ich einen Zaun aus dicken Holzpfosten und Draht erkennen. Auf der Weide dahinter grasten Dutzende Rinder. Am Horizont türmten sich Ausläufer mächtiger Berge und auf ihren Gipfeln lag bereits Schnee. Ob das schon die Rocky Mountains waren, überlegte ich.

Die Sonne schien von einem strahlend blauen Himmel und ich sog die frische klare Luft tief in meine Lungen. Für einen kurzen Augenblick schloss ich die Augen und ließ einzig und allein die Geräusche der Natur auf mich wirken. Es war schön, einmal allein zu sein. Lange hatte ich mich nicht mehr so frei und unbeschwert gefühlt. Ein toller Moment.

In die Stille mischte sich schließlich das ersehnte Geräusch eines Motors. Ich öffnete die Augen und wandte mich schnell um. Und tatsächlich – auf der gewundenen staubigen Straße näherte sich ein schmutziger brauner Jeep.

Erleichtert hob ich meinen Arm zum Gruß, während ich den Hügel hinablief. Als ich mein Auto erreichte, kam auch der Jeep zum Stehen. Und nur einen Augenblick später ging die Fahrertür auf und ein Mann mittleren Alters stieg aus.

»Der Boss hat mir von Ihnen erzählt. Sie müssen Samantha sein.« Keine Frage, eher eine Feststellung.

Ich bejahte und wollte im selben Atemzug wissen: »Und Sie sind Roger, nicht wahr?«

Er trug T-Shirt und Jeans und statt des Basecaps, das Kane aufgehabt hatte, hatte Roger einen zerbeulten Stetson auf seinem Kopf sitzen. Er verzog das wettergegerbte Gesicht zu einem Lächeln und nickte. »Richtig. Der Boss schickt mich. Er sagte, Sie wären mit Ihrem Wagen liegen geblieben.«

Beeindruckt schnalzte er mit der Zunge, während er meinen Ford Mustang genauer beäugte.

»Ein Prachtstück«, meinte er schließlich anerkennend. »Allerdings bräuchte er ein bisschen mehr Pflege. Das würde ich nur zu gerne für Sie übernehmen.«

Ich zögerte kurz. »Eigentlich wollte ich nicht so lange in der Gegend bleiben«, erwiderte ich schließlich.

»Und wo wollen Sie hin?«, fragte Roger und wirkte dabei nicht im Geringsten neugierig, sondern lediglich interessiert.

Während er auf meine Antwort wartete, ging er zum Kofferraum seines Jeeps und öffnete ihn. Ich hingegen rührte mich nicht vom Fleck. Mit verschränkten Armen lehnte ich an der Fahrertür meines Autos und beobachtete Roger, der gerade zu mir zurückkam.

Ich zuckte mit den Schultern. »Das weiß ich noch nicht so genau«, sagte ich ehrlich. »Im Moment bin ich auf der Suche nach einem Aushilfsjob auf einer Ranch, wissen Sie.«

Roger, der mittlerweile vor der geöffneten Motorhaube stand und Wasser in den Kühler füllte, lächelte verschmitzt und gab zurück: »Was für ein Zufall! Der Boss hat genau so einen zu vergeben.« Interessiert gesellte ich mich zu ihm. »Das hat er vorhin gar nicht erwähnt.«

Roger blickte kurz zu mir auf, bevor er sich wieder meinem Auto widmete. »Haben Sie ihn denn danach gefragt?«

Ich schüttelte leicht den Kopf. »Nein, natürlich nicht.«

»Na, sehen Sie. Wenn Sie mich fragen, haben Sie nun zwei Möglichkeiten. Entweder Sie fahren zurück auf die Hauptstraße, dann kommen Sie direkt nach Riverside. Dort gibt es übrigens auch ein sehr nettes Hotel. Oder aber Sie kommen mit zum Haus und wir fragen, ob der Boss Ihnen den Job gibt. Dann könnten Sie erst einmal hierbleiben und in dieser Zeit könnte ich mich um dieses Prachtstück kümmern. Nehmen Sie es mir nicht übel, aber der Zustand des Autos ist eine wahre Schande. Sie sollten den Wagen wirklich besser pflegen.«

Ich nahm Roger seine Ehrlichkeit nicht krumm. Schließlich wusste ich selbst am besten, dass er recht hatte.

»Glauben Sie denn, Kane würde mir den Job geben?«, fragte ich nachdenklich.

Roger zuckte mit den Schultern. »Da der Boss ziemlich dringend jemanden benötigt und es nicht gerade von Bewerbern wimmelt, wüsste ich nicht, was dagegensprechen würde.«

So schnell einen Job zu finden, damit hatte ich nun wirklich nicht gerechnet. Aber das, was Roger sagte, klang vielversprechend. Der hatte mittlerweile Motoröl nachgefüllt und knallte schließlich die Motorhaube meines Mustangs zu: »Und ich kümmere mich dann um Ihr Auto«, bot er abermals an und klang dabei sehr hoffnungsvoll.

Ich reichte ihm die Hand. »Geht klar«, sagte ich, als er einschlug. »Wenn ich den Job bekomme, dürfen Sie mein Auto auf Vordermann bringen.«

Roger grinste selig. Da schlug jemandes Herz also für Oldtimer. »Dann sind wir uns einig. Woher kommen Sie eigentlich? Sie sind auf jeden Fall nicht aus der Gegend«, fügte er gleich darauf hinzu und traf mit seiner Vermutung ins Schwarze.

Ich nickte zustimmend. »Richtig geraten. Ich bin wirklich nicht aus der Gegend. Ich komme aus Kalifornien. Aus San Diego, um genau zu sein.«

Beim Lügen war es wichtig, immer so nah wie möglich an der Wahrheit zu bleiben. Dann war die Gefahr geringer, sich später in Widersprüche zu verheddern.

Roger schaute mich überrascht an. »Und was treibt Sie von San Diego hierher, in diese gottverlassene Gegend?«

Ich zögerte einen Moment und überlegte, was ich auf diese Frage antworten sollte. Dann erwiderte ich schließlich ausweichend: »Mich hat wohl einfach die Abenteuerlust gepackt.«

Im Grunde stimmte das ja sogar.

Roger musterte mich nachdenklich. Es war schwer zu sagen, ob er mir glaubte oder nicht. Auf jeden Fall gab er sich mit meiner Antwort für den Moment zum Glück zufrieden. Ohne weiter nachzubohren nickte er und ließ das Thema schließlich auf sich beruhen.

»Dann lassen Sie uns fahren. Mal sehen, was der Boss sagt«, schlug er vor.

Roger ging zu seinem Jeep zurück, während ich mich anschickte, in meinen Mustang zu steigen. »Fahren Sie mir einfach hinterher«, meinte Roger grinsend und ich nickte. Sofort machte sich das wohlige Gefühl der Vorfreude gepaart mit einer gehörigen Portion Aufregung in mir breit.

Ich folgte Roger, der jetzt mit seinem Jeep in gemächlichem Tempo vor mir herfuhr. Sein Wagen wirbelte kleine Staubwölkchen auf der trockenen Straße auf und ich hielt vorsichtshalber Abstand. Interessiert blickte ich mich um und sah nichts außer satten grünen Weideflächen.

Endlich kam ein Haus in Sicht. Beim Anblick des roten Farmhauses begann mein Herz schneller zu schlagen. Ein Jeep und ein Ford Pickup parkten davor. Beide Autos waren staubig und mit verkrustetem Schlamm bespritzt. Ich tat es Roger gleich und parkte nun ebenfalls vor dem Haus. Bevor ich ausstieg, schaute ich es mir genauer an. Es hatte eine rote Fassade und die weißen Fensterrahmen und Fensterläden bildeten einen tollen Kontrast zum Rest des Hauses. Eine große weiße Haustür schmückte die Vorderseite. Um das Haus herum verlief die Veranda. Eine Schaukel baumelte an einer schweren Kette und bewegte sich keinen Millimeter in der heißen, trockenen und windstillen Luft. Auf der anderen Seite der Veranda stand eine verwitterte Holzbank. Es fiel mir nicht schwer, mir Kane vorzustellen, wie er nach einem langen Arbeitstag auf dieser Bank saß, vielleicht den Sonnenuntergang beobachtete und dabei ein Bier trank.

Seltsamerweise musste ich bei diesem Gedanken lächeln. Wie er wohl gleich reagieren würde, wenn er mich wiedersah, fragte ich mich und wurde nun ein bisschen nervös. Ich musste zugeben, dass Kane es geschafft hatte, mich ein wenig durcheinanderzubringen.

»Möchtest du denn gar nicht aussteigen?«, fragte Roger, der jetzt neben meiner Fahrertür stand und mich neugierig musterte. Überrascht blickte ich ihn an. Ich war völlig in Gedanken versunken gewesen.

»Vorm Boss brauchst du nun wirklich keine Angst zu haben«, ermunterte er mich. »Manchmal ist er ein bisschen schroff, aber in Wirklichkeit ist er ganz zahm.« Er lächelte breit und nickte mir beruhigend zu.

Ich gab mir endlich einen Ruck, stieg aus meinem Auto und folgte Roger, der die Verandastufen nach oben stieg und die weiße Eingangstür öffnete.

Kane

Gereizt beendete ich mein Telefongespräch und warf dann das Handy frustriert auf meinen Schreibtisch. McKinley, dieser alte Gauner, hatte die Preise für seinen Draht schon wieder erhöht. Alles Verhandeln half nicht. Er war partout nicht dazu bereit gewesen, mit dem Preis runterzugehen. Kaufen musste ich den Draht trotzdem bei ihm. Denn leider war er nun mal der schnellste und zuverlässigste Lieferant in der Gegend und wir brauchten den Draht dringend, damit wir die Löcher im Zaun so schnell wie möglich reparieren konnten. Seufzend lehnte ich mich in meinem Schreibtischstuhl zurück und schloss die Augen.

Hatten Freya und Riley am Ende recht gehabt? War es wirklich Wahnsinn, die Ranch zu kaufen und mein ganzes Geld in dieses Land zu investieren? Bis jetzt hatte sie mir nicht viel eingebracht, außer einen Haufen Ärger. Es war nicht das erste Mal, dass ich mich fragte, was passiert wäre, wenn ich damals nicht so leichtsinnig gewesen wäre und meine gesamten Ersparnisse investiert hätte. Wären Freya und ich dann noch zusammen? Ich dachte an die geplatzte Hochzeit und Enttäuschung kam wieder in mir hoch. Verdammt, wann würde das je aufhören? Dieser Tag war der bisher schlimmste in meinem ganzen Leben gewesen, und das wollte etwas heißen.

Nur zuzugeben, dass ich mit dem Kauf der Ranch einen Fehler gemacht hatte, wäre vielleicht noch schlimmer. Ich hatte so viele Pläne für dieses Land gehabt und nichts davon hatte ich bis heute umsetzen können. Mittlerweile dachte ich sogar tatsächlich darüber nach, hinzuschmeißen und alles wieder zu verkaufen. Mitten in diesen Gedanken klopfte es plötzlich an meiner offenen Bürotür. Überrascht hob ich den Kopf; Roger streckte seinen gerade zur Tür herein.

»Ich hoffe, wir stören nicht, Boss«, sagte er.

»Wir?«, fragte ich überrascht.

Er kam herein und einen Augenblick später betrat Samantha mein Büro. Überrascht starrte ich sie an. Ich hatte nicht erwartet, sie wiederzusehen. Schon gar nicht in meinen eigenen vier Wänden.

»Was machen Sie denn noch hier?«, fragte ich. »Ich dachte, Sie wären längst weitergefahren.«

Sie zuckte kurz mit den Schultern. »Ich bin auf Jobsuche und Roger hat mir erzählt, dass Sie einen zu vergeben haben.«

Ich warf Roger einen schnellen Blick zu. Auf was für Ideen der Mann kam. Das konnte wohl kaum sein Ernst sein. Sie war für den Job mehr als ungeeignet. Nachdenklich strich ich mir die Haare zurück.

»Da hat Roger sich leider getäuscht. Der Job ist nicht mehr zu haben.«

Zwei Augenpaare starrten mich überrascht an.

Roger wollte gerade den Mund aufmachen und etwas erwidern, aber Samantha kam ihm zuvor.

»Wollen Sie mir den Job nicht geben, weil ich eine Frau bin?« Sie verschränkte die Arme vor der Brust und mein Blick glitt unweigerlich zu ihrem verführerischen Dekolleté.

Roger klappte seinen Mund unverrichteter Dinge wieder zu und unterdrückte nur mühsam ein Schmunzeln.

Seufzend antwortete ich: »Nein, es liegt nicht daran, dass Sie eine Frau sind. Bitte verzeihen Sie, wenn ich Ihnen zu nahe trete«, fügte ich ironisch hinzu. »Aber die Arbeit ist hart und körperlich anstrengend. So wie Sie aussehen, bringen Sie keine sechzig Kilo auf die Waage, und ich glaube einfach nicht, dass Sie der Anstrengung, die der Job mit sich bringt, gewachsen sind«, versuchte ich diplomatisch zu formulieren, dass ich sie nicht haben wollte.

Sie kam näher, fixierte mich mit ihren herrlichen blaugrauen Augen. Waren das Kontaktlinsen? Oder hatten ihre Augen wirklich diese intensive Farbe?

»Geben Sie mir eine Chance und ich werde Ihnen das Gegenteil beweisen.«

Roger räusperte sich leise hinter Samantha und schien sich über dieses Gespräch prächtig zu amüsieren.

»Du hast doch sicher zu tun«, wandte ich mich ihm zu und Roger hüstelte verlegen.

»Klar, Boss«, murmelte er dann und setzte seinen zerbeulten Stetson wieder auf sein bereits leicht ergrautes Haupt.

»Am besten, ich mache mich daran, die nächsten Löcher in den Zäunen zu flicken«, informierte mich Roger und ich nickte zustimmend. »Gute Idee. Wir sehen uns dann später.«

Roger neigte seinen Kopf und machte sich lächelnd auf den Weg zurück an seine Arbeit. Dass ich diese Unterhaltung führen musste, hatte ich ihm zu verdanken, dachte ich säuerlich und verteufelte ihn innerlich.

»Haben Sie denn schon einmal auf einer Ranch gearbeitet?«, fragte ich seufzend. Leider brauchte ich wirklich dringend mehr Personal, aber es war kaum noch jemand bereit, für den Lohn, den ich zahlen konnte, zu schuften. Die Auswahl an geeigneten Bewerbern war daher ziemlich begrenzt.

»Nein«, gab sie zu und schüttelte dabei leicht den Kopf. »Aber wie anspruchsvoll kann die Arbeit schon sein? Sicher lerne ich das alles im Handumdrehen.«

Ich schnaubte leise. War sie wirklich dermaßen eingebildet, dass sie das im Ernst meinte? Was glaubte sie, was wir hier taten? Meine Ranch war schließlich kein Ponyhof. Vielleicht sollte ich ihr eine kleine Lektion erteilen.

»Ich habe zwar noch nie auf einer Ranch gejobbt, allerdings kann ich reiten«, informierte sie mich eilig, bevor ich dazu kam, etwas zu erwidern. Angestrengt musterte ich sie und ich nahm ihr die Geschichte keine Sekunde lang ab. Ich würde jede Wette eingehen, dass sie noch nie auf dem Rücken eines Pferdes gesessen hatte.

»Haben Sie sonst noch irgendwelche Referenzen, die Sie auch nur annähernd für den Job als Farmhelferin qualifizieren?«, fragte ich und wusste genau, dass ich gleich ein »Nein« zu hören bekommen würde. Und tatsächlich schüttelte sie den Bruchteil einer Sekunde später abermals den Kopf. Na, herrlich!

»Hören Sie, ich will Ihnen wirklich nicht zu nahe treten, aber ich sagte ja schon, die Arbeit auf einer Ranch ist hart und anstrengend. Das ist kein Zuckerschlecken und wirklich nicht für jeden. Wir stehen morgens früh auf und gehen abends spät ins Bett. Es gibt eine Menge Tiere, um die wir uns kümmern müssen. Es sind Zäune zu reparieren, Ställe auszumisten und jeden Tag Dutzende anderer Dinge zu tun. Und das Leben in Montana ist ganz und gar nicht leicht. Die Sommer sind heiß und trocken und die Winter lang, hart und schneereich.«

Selbst wenn sie jetzt in der Gegend bleiben und anderswo eine Anstellung finden sollte, war ich mir ziemlich sicher, dass sie niemals bis zum nächsten Winter durchhalten würde. Wahrscheinlicher war, dass sie nicht mal den nächsten Monat überstand.

»Um es kurz zu machen«, fuhr ich fort, »der Job ist nichts für Sie. Nichts für ungut.«

Sie verschränkte die Arme erneut vor der Brust und ging eindeutig auf Konfrontation.

»Sind Sie jetzt fertig mit Ihrer kleinen Ansprache?«, fragte sie für meinen Geschmack etwas zu vorlaut.

Ich lehnte mich lässig auf meinem Stuhl nach hinten und war gespannt, was sie zu sagen hatte.

»Nur zu, wenn Sie anderer Meinung sind, können Sie mich gerne eines Besseren belehren.«

»Ja, durchaus«, erwiderte sie, kam näher und baute sich vor meinem Schreibtisch auf. Süß war sie, das musste man ihr lassen. Ein bisschen dünn, aber trotzdem sehr süß. Leider! Sie hatte wirklich hübsche Augen, umrahmt von dichten langen Wimpern, eine kleine Nase und volle Lippen. Die blonden Haare reichten ihr knapp bis auf die Schultern und fühlten sich bestimmt genauso herrlich weich an wie sie aussahen. Allerdings redete sie auch ganz schön viel. Jetzt zum Beispiel plapperte sie ohne Unterlass. Dumm nur, dass ich ihr gerade überhaupt nicht zugehört hatte, sondern viel zu sehr damit beschäftigt gewesen war, sie anzustarren. Ich räusperte mich und versuchte mich dann wieder auf das Wesentliche zu konzentrieren. Und das war, sie so schnell wie möglich loszuwerden.

»Sagen Sie mal, haben Sie mir überhaupt zugehört?« Sie tippte mit ihren Cowboystiefeln ungeduldig auf den Boden.

Nicht eine Sekunde.

»Aber sicher.« Ich log, dass sich die Balken bogen.

Sie beäugte mich misstrauisch.

»Gut, dann sind wir uns ja einig«, stellte sie fest und wirkte dabei selbst ein bisschen überrascht.

Halt! Womit waren wir uns einig? Irgendetwas Wichtiges schien ich gerade verpasst zu haben.

Samantha hingegen wirkte äußerst zufrieden, was mich wiederum ziemlich nervös machte. Sie kam zu mir und ich sah mich gezwungen, mich hinter meinem Schreibtisch zu erheben. Lächelnd streckte sie mir die Hand entgegen.

»Dann haben wir also einen Deal?«

Keine Ahnung, hatten wir den?

Etwas hilflos schaute ich sie an und zuckte dann leicht mit den Schultern. Ich hätte ihr vorhin wirklich zuhören sollen.

»Sieht ganz so aus«, erwiderte ich vage und wusste noch immer nicht, wovon sie eigentlich sprach. Sie hatte mich völlig überrumpelt. Aber eins war sogar mir mittlerweile klar geworden: Ich war gerade dabei, einen Riesenfehler zu machen. Aber anstatt diesen Fehler zu korrigieren, streckte ich wie von selbst meine Hand aus und schlug ein. Was hatte die Frau nur an sich, dass sie es schaffte, mich dermaßen um den Finger zu wickeln? Denn es war nun offiziell, ich war verrückt geworden.

Sie lächelte. »Nach den drei Monaten werden Sie mich nicht mehr gehen lassen wollen«, prophezeite sie selbstsicher, und auch daran hatte ich meine Zweifel.

Drei Monate, das war nicht so schlimm, wie ich gedacht hatte. Drei Monate, das war nichts. Die würde ich doch sicher ohne Schaden zu nehmen überstehen.

»Ich kann nicht besonders viel zahlen«, informierte ich sie und hegte dabei die leise Hoffnung, sie doch noch zu vergraulen. Aber nichts da, sie zuckte nur mit den Schultern.

»Das macht mir nichts aus«, erwiderte sie gelassen.

»Klopf, klopf, ist jemand zu Hause?«, schallte plötzlich eine Stimme durch den Flur und einen Augenblick später streckte Dave seinen Kopf zur geöffneten Bürotür herein. Samantha wirbelte herum und Dave hob interessiert eine Augenbraue, als er sie sah.

»Soll ich vielleicht später wiederkommen?«, fragte er und warf mir einen bedeutungsvollen Blick zu. Ich schüttelte schnell den Kopf. »Nicht nötig«, erwiderte ich ein bisschen gereizt.

»Die Einzelheiten besprechen wir später«, wandte ich mich an Samantha, die bereitwillig nickte und mit einem »Meinetwegen« zustimmte.

»Und mit wem habe ich jetzt das Vergnügen?«, wandte sie sich an Dave und ging auch schon auf ihn zu, um ihm zur Begrüßung die Hand zu reichen. Schüchtern und zurückhaltend war sie nicht. Dave strahlte von einem Ohr zum anderen, als er erwiderte: »Ich bin Dave Johnson, der hiesige Tierarzt. Das Vergnügen ist ganz meinerseits. Und wer sind Sie?«

Samantha lächelte charmant. »Samantha Stewart. Nett, Sie kennenzulernen.«

»Das finde ich auch«, gab Dave zurück.

»Lass uns endlich anfangen«, mischte ich mich ungehalten ein. Diese Unterhaltung fing jetzt schon an, mich tierisch zu nerven. »Du bist schließlich nicht umsonst hergekommen«, fügte ich hinzu.

Dave riss sich endlich von Samanthas Anblick los und wandte sich mit geröteten Wangen mir zu. Leise räusperte er sich.

»Sicher, von mir aus kann es losgehen.«

Ich schickte mich an, mein Büro zu verlassen. »Womit anfangen?«, schaltete sich Samantha ein. Ich antwortete ihr nicht, stattdessen machte ich mich wortlos auf den Weg nach draußen. Für Erklärungen hatte ich jetzt keine Zeit. Wir mussten endlich wieder an die Arbeit gehen. Dave folgte mir. Leider ließ sich Samantha nicht abschütteln und auch nicht vertrösten. Stattdessen lief sie eilig hinter uns her und löcherte uns mit Fragen.

»Was habt ihr denn vor? Wartet doch, ich komme mit!«

»Das hatte ich befürchtet«, raunte ich leise, setzte meinen Weg aber unbeirrt fort und genauso unbeirrt heftete sich Samantha an unsere Fersen.

Als ich gefolgt von ihr auf den Hof trat, stand Chris, ein anderer meiner Angestellten, schon neben dem Anhänger, den Dave hergebracht hatte, und war bereit, beim Abladen von Gordon, dem Bullen, zu helfen.

»Dann wollen wir den Prachtkerl mal befreien«, sagte Dave und ging zum Anhänger hinüber. Er öffnete die Ladeklappe und einen Moment später dirigierte er Gordon am Führstrick rückwärts aus dem Hänger. Der Bulle schritt langsam über die Planke. Hinter mir hörte ich Samantha nach Luft schnappen. Ich warf ihr einen kurzen Blick zu und musste unwillkürlich lächeln. Bei Gordons Anblick war ihr der Mund offen stehengeblieben.

»Beeindruckt?«, fragte ich und sie starrte mich an. »Der Bulle ist riesig. Was passiert mit ihm?«

Dave gesellte sich zu uns, nachdem er Gordon an Chris übergeben hatte, der ihn seinerseits bereits auf die Weide hinter dem Stall führte.

»Kane will seine Rinder decken lassen«, mischte sich Dave in unser Gespräch ein und ich stöhnte innerlich auf. Er beugte sich näher zu Samantha und warf mir dabei einen kurzen Seitenblick zu. Er lächelte, als er weitersprach: »Kane könnte seine Rinder auch künstlich besamen lassen, aber er bevorzugt die altmodische Art, wenn Sie wissen, was ich meine.«

Samanthas Wangen wurden von einer gesunden Röte überzogen, während sie knapp nickte. Dave grinste breit. Und ich schüttelte nur den Kopf. Dave konnte manchmal ein richtiger Idiot sein.

»Ich gehe nachsehen, ob Chris Hilfe braucht«, informierte ich die beiden und machte mich auch schon auf den Weg zur Weide. Samantha und Dave folgten mir und einen Augenblick später standen wir am Zaun und sahen Chris dabei zu, wie er den Führstrick entfernte und Gordon und meine Kühe sich selbst überließ.

Nachdenklich beobachtete Samantha die Szenerie.

»Und das reicht?«

»Was meinen Sie damit?«, fragten Dave und ich gleichzeitig.

Samantha lächelte. »Na ja, Sie bringen den Bullen einfach auf die Weide zu Ihren Kühen und warten darauf, dass er Ihre Kühe deckt?«

Ich nickte, während Dave nur dämlich grinste. Aber einen kleinen Scherz konnte selbst ich mir auf diese Frage nicht verkneifen.

»Was haben Sie erwartet, dass ich was Nettes koche, romantische Musik anmache und Kerzen anzünde?«

Samanthas Wangen färbten sich erneut rot und ich sah die Wut in ihrem Blick aufflackern. So brüskiert zu werden, schien ihr gehörig gegen den Strich zu gehen.

Dave lachte herzlich über meinen Witz und mir gelang es nur mehr schlecht als recht, ein breites Grinsen zu unterdrücken. Gerade als Samantha einen Kommentar abgeben wollte, ergriff Dave erneut das Wort: »So gerne ich eurer Plauderei weiter lauschen würde, aber ich muss mich jetzt leider verabschieden. Die Arbeit ruft.«

Dave wandte sich an Samantha.

»Lassen Sie sich von Kane nicht ärgern. In Wirklichkeit ist er nicht so fies, wie er vorgibt zu sein, sondern zahm wie ein Lämmchen.«

Daves Grinsen verstärkte sich, als ich entgegnete: »Sieh zu, dass du endlich verschwindest.«

»Schon gut, schon gut. Ich mache mich ja schon davon. Samantha, war wirklich nett, Sie kennenzulernen«, sagte er nun und streckte ihr zum Abschied die Hand entgegen. »Ich hoffe, Sie haben es sich gut überlegt, den Job anzunehmen. Sollten Sie sich hier draußen einsam fühlen, dann scheuen Sie sich nicht, mich anzurufen. Kane hat ja meine Nummer«, merkte er augenzwinkernd an.

»Auf Wiedersehen«, sagte ich nachdrücklich, bevor sich Dave noch die Zähne locker quatschte.

»Bin schon weg«, meinte er versöhnlich und steuerte auf sein Auto zu. Doch als er sich schon ein paar Schritte entfernt hatte, blieb er noch einmal stehen und sah sich nach uns um.

»Bevor ich es vergesse: Wenn ich den Bullen abhole, untersuche ich deine Kühe und dann werden wir sehen, wie viele trächtig sind. Einverstanden?«

Ich nickte. »Einverstanden. Wir bleiben in Kontakt.« Dave tippte sich zum Abschied an den Hut, den er mittlerweile aufgesetzt hatte, und schlenderte zu seinem Auto zurück.

Schweigend stand Samantha neben mir und ich überlegte abermals, wie ich sie loswerden konnte.

»Sie sollten erst mal ins Hotel fahren und morgen wiederkommen. Oder noch besser, erst am Montag.«

»Ins Hotel?«

Sie schaute mich verdutzt an und ich nickte. »Ja, Sie steigen jetzt in Ihr Auto und fahren die Schotterstraße zurück, auf der Sie gekommen sind. Wenn Sie die Hauptstraße erreichen, halten Sie sich links, dann können Sie Riverside gar nicht verfehlen. Die Stadt ist nicht besonders groß.«

Ich wollte mich umdrehen und gehen. Ich hatte noch zu arbeiten und keine Zeit, den Babysitter zu spielen.

»Ich will nicht im Hotel wohnen«, hielt mich Samantha zurück. »Wo dann?«, fragte ich seufzend.

»Wie wäre es, wenn ich die nächsten drei Monate einfach bei Ihnen einziehe?«, schlug sie vor.

»Was?«, stammelte ich.

Samantha machte eine allumfassende Geste. »Ihr Haus ist ja wohl groß genug. Sie haben doch sicher ein Gästezimmer, in dem ich unterkommen kann.«

»Nein«, wiegelte ich energisch ab. Ich wollte sie auf keinen Fall hier wohnen haben. Sie würde mich nur von der Arbeit ablenken, da war ich mir ziemlich sicher.

»Das klang aber vorhin ganz anders«, meinte sie vorwurfsvoll. »Vorhin?«

Samantha nickte. »Ja, als wir uns in Ihrem Büro unterhalten und uns auf die drei Monate Probezeit geeinigt haben.«

Ach, das Gespräch, bei dem ich nicht zugehört hatte, weil ich zu sehr damit beschäftigt gewesen war, sie mit den Augen zu verschlingen. Dieses Gespräch meinte sie also.

»Hören Sie, alle meine Mitarbeiter wohnen in Riverside oder irgendwo in der näheren Umgebung. Und das Hotel ist wirklich empfehlenswert. Das können Sie mir glauben. Ich denke, Sie würden sich dort richtig wohlfühlen, und das Frühstück ist im Preis natürlich inbegriffen«, lockte ich sie und sah ihr an der Nasenspitze an, dass ich damit auf Granit biss.

Wie erwartet zuckte sie nur mit den Schultern. »Hier zu wohnen wäre sinnvoller. Dann könnte ich morgens aufstehen und gleich mit der Arbeit anfangen.«

Ja klar, wer's glaubt!

»Ach, kommen Sie schon! Bitte! Sie werden mich auch überhaupt nicht bemerken. Ich verspreche es.«

Sie schenkte mir einen atemberaubenden Augenaufschlag. Ihre Blicke gingen mir durch und durch. Ich wette, sie wusste genau, dass sie damit alles erreichen konnte. Angestrengt schaute ich in ihre Augen, versuchte, mich gegen das warme Gefühl, das sich in meiner Brust ausbreitete, zu wehren. Aber gegen die Anziehung, die sie auf mich ausübte, und den Charme, den sie versprühte, schien ich nicht immun zu sein, wie ich bis eben geglaubt hatte. Ein verrückter Teil von mir wollte sie hier haben. Aber mein Kopf sagte eindeutig Nein. Mein Herz hingegen hatte es satt, allein zu sein, es sehnte sich schmerzlich nach Gesellschaft. Schon erschreckend, wie einfach ich mich breitschlagen ließ. Sie köderte mich mit einem süßen Lächeln und ein paar netten Worten. Ein gehauchtes »Bitte« aus ihrem vollen roten Mund und schon war es um mich geschehen.

Leise seufzte ich auf und riss meinen sehnsuchtsvollen Blick von ihren Lippen los. Und noch bevor ich richtig wusste, was ich da gerade tat, sagte ich: »Meinetwegen, Sie können ein Zimmer im Haus haben«, und dann bedeutete ich ihr auch schon mitzukommen.

»Großartig.« Erleichtert atmete sie auf und lief dann lächelnd neben mir her. Während wir gemeinsam zu meinem Haus zurückgingen, fragte ich: »Woher kommen Sie eigentlich?«

»Aus Kalifornien«, erwiderte sie und ich wurde unwillkürlich langsamer. »Aus San Diego, um genauer zu sein.« Ich seufzte auf. Eine Städterin, die von der Landwirtschaft nicht die geringste Ahnung hatte. Ich musste wirklich komplett verrückt geworden sein.

»Waren Sie schon mal in San Diego?«

»Nein, und ich habe auch nicht vor hinzufahren«, entgegnete ich knapp.

An der Eingangstür blieb ich stehen.

»Wenn Sie die nächsten Monate hier wohnen wollen, dann gibt es ein paar Regeln, an die Sie sich unbedingt halten müssen. Verstanden?«

Sie nickte eifrig. »Und welche Regeln wären das?«, fragte sie dann eindringlich.

Mein Blick glitt abermals zu ihrem Mund. Herrje, ich musste unbedingt aufhören, mir vorzustellen, sie zu küssen. Sonst würde ich die nächste Zeit nicht unbeschadet überstehen.

Ich versuchte, mich wieder auf das Gespräch zu konzentrieren. Was hatte ich sagen wollen? Ach ja, meine Regeln.

Geräuschvoll atmete ich aus und trat vorsichtshalber einen Schritt zurück, denn mittlerweile stand Samantha ziemlich nah vor mir. Nicht, dass ich etwas dagegen gehabt hätte. Aber sicherheitshalber rief ich mir in Erinnerung, dass ich von Frauen die Nase gestrichen voll hatte.

»Regel Nummer eins«, begann ich, »Ich bin der Boss und Sie tun, was ich Ihnen sage.«

Mit großen Augen blickte sie mich an. »Aber natürlich. Muss ich Sie dann auch mit Boss ansprechen? Mir ist nämlich aufgefallen, dass Roger das tut. Oder darf ich Kane sagen? Oder vielleicht doch lieber Mr. Sullivan? Was wäre Ihnen denn am liebsten?«

Wieder dieser süße Augenaufschlag und dieser herausfordernde

Blick. Oh Mann, sie machte mich ganz verrückt. Als ob ich nicht schon irre genug wäre.

»Kane ist völlig okay«, antwortete ich und versuchte ruhig zu bleiben. Was zum Teufel war denn mit mir los?

»Gut, das bekomme ich hin, Kane. Und wie lautet Regel Nummer zwei?«

»Wenn Sie mit Roger oder mit einem der anderen Jungs, die noch für mich arbeiten, unterwegs sind, dann sind die der Boss.«

Wieder nickte sie gehorsam.

»Gibt es auch noch eine dritte Regel?«

»Und ob, das ist übrigens die wichtigste. Sie arbeiten nicht allein oder gehen allein irgendwohin. Die Ranch ist groß und das dazugehörige Land weitläufig. Wenn Ihnen unterwegs etwas geschieht und Sie sich verletzen, müsste ich erst einen Suchtrupp zusammenstellen, um Sie zu finden, und das möchte ich mir gerne ersparen.«

Sie verschränkte die Arme vor der Brust und ich wusste gleich, dass ihr diese Regel so ganz und gar nicht gefiel.

»Roger hat allein gearbeitet und Sie auch.«

Ich nickte. »Hier greift Regel Nummer eins.«

»Ach, weil Sie der Boss sind, gelten die Regeln für Sie also nicht.«

»Genau, und weil ich mich hier blind auskenne. Wenn mir unterwegs etwas zustößt, wüsste ich genau, was zu tun wäre.«

Sie schaute verdrießlich drein, musste aber einsehen, dass ich recht hatte.

»Seit wann gibt es Regel Nummer drei schon?«, fragte sie plötzlich. Also dumm war sie nun wirklich nicht.

Ich grinste. »Seit gerade eben«, erwiderte ich und erntete einen bitterbösen Blick ihrerseits.

»Was ist, werden Sie damit klarkommen?«, hakte ich nach.

Samantha nickte ein bisschen widerwillig.

»Da mir nichts anderes übrig bleibt, muss ich das wohl.«

»Gut. Schön, dass Sie mit mir einer Meinung sind«, entgegnete ich, obwohl ich natürlich wusste, dass sie das nicht war und ihr meine

Regeln gehörig auf den Geist gingen. Allerdings muss ich zugeben, dass ich insgeheim ein bisschen stolz auf mich war. Diesmal hatte ich das letzte Wort behalten.

»Wenn das dann alles war, würde ich jetzt gerne mein Zimmer sehen. Oder haben Sie noch mehr Regeln auf Lager?«

»Nein, das wären alle. Kommen Sie mit. Ich zeige es Ihnen.«

Ich stieß die Haustür auf, lief durch den Flur, vorbei an der Küche und am Wohnzimmer. Vor meinem Büro blieb ich kurz stehen und steckte das Handy in die Ladestation. Dann bedeutete ich ihr, mir die Treppe nach oben zu folgen. Vor der ersten Tür blieb ich stehen.

»Da wären wir. Und nur zur Information: Das hier ist kein Hotel. Sie können sich gerne aus meinem Kühlschrank bedienen. Aber Ihre Mahlzeiten müssen Sie sich selbst zubereiten und Ihre Wäsche müssen Sie ebenfalls selber waschen.«

»Also gibt es doch noch mehr Regeln«, erwiderte sie.

»Sieht ganz danach aus.«

»Dann habe ich jetzt aber auch einen Vorschlag zu machen.« Sie lächelte leicht, dabei erschienen auf ihren Wangen zwei Grübchen, und dann trat sie wieder näher an mich heran. Sie blickte zu mir auf, weil sie so viel kleiner war als ich, und brachte meinen Herzschlag fast zum Aussetzen.

Mein Mund fühlte sich schrecklich trocken an, als ich fragte: »Und der wäre?«

Ihr Lächeln wurde verführerischer, oder bildete ich mir das nur ein? Auf jeden Fall begann mein Puls zu rasen, und das war nun wirklich keine Einbildung.

»Da wir jetzt zusammen wohnen, nennen Sie mich einfach Sam.« Sie reichte mir die Hand und ich zögerte kurz sie zu ergreifen. Aber dann tat ich es doch. Ihre Haut fühlte sich ganz weich an. Sie hatte lange, schlanke Finger. Kein Schmuck, bis auf eine silberne Armbanduhr an ihrem Handgelenk. Am liebsten hätte ich sie noch länger festgehalten. Aber dann zwang ich mich dazu, sie endlich loszulassen.

»Okay«, brachte ich mühsam hervor. »Dann tun wir das.«

Ihr Lächeln wurde breiter. »Wunderbar.«

Schnell trat ich einen Schritt zurück und versuchte, wieder einen klaren Kopf zu bekommen. Herrgott, es war nur ihre Hand gewesen. Ich hatte nur ihre verdammte Hand gehalten. Kein Grund, so auszuflippen.

»Wir sehen uns dann morgen«, stammelte ich und machte kehrt, bevor ich mich noch mehr blamierte. Keine Ahnung, was plötzlich mit mir los war.

»Machen wir«, rief sie mir hinterher. Und dann fiel mir ein, dass ich ganz vergessen hatte, ihr das Badezimmer zu zeigen. Eigentlich hatte ich vergessen, ihr alles zu zeigen. Ich sah mich gezwungen, stehen zu bleiben. Hastig warf ich einen Blick zurück zu ihrer Zimmertür, in der Sam noch immer stand. Ihr Anblick brachte mich völlig aus dem Konzept. Aber dann riss ich mich zusammen und stieß hervor: »Fühl dich einfach wie zu Hause und schau dich in Ruhe im Haus um. Ich muss wieder an die Arbeit. Die anderen warten bestimmt schon auf mich.«

Dann drehte ich mich wieder um, lief eilig die Treppen hinunter und suchte schleunigst das Weite.

Kapitel 5

Samantha

Amüsiert blickte ich Kane nach, der hastig die Treppen nach unten stürzte. Für einen kurzen Augenblick befürchtete ich schon, er könnte fallen, so eilig schien er es zu haben. Lachend drehte ich mich um und öffnete die Zimmertür, um mir meine Bleibe für die nächsten Wochen und – wenn alles gut ging – für die nächsten Monate anzuschauen. Meine Sachen würde ich später aus dem Auto holen und das Auspacken konnte ebenfalls warten. Jetzt wollte ich mich erst einmal in Ruhe umsehen.

...

Auf nackten Füßen tapste ich den Flur entlang. Angestrengt lauschte ich in die Stille hinein. Von unten drangen leise Geräusche an mein Ohr. Vermutlich der Fernseher. Ich stelle mir Kane vor, wie er auf der Couch lümmelte und sich nach der harten Arbeit ein bisschen entspannte.

Ich geriet in Versuchung, nach unten zu gehen. Nur um zu sehen, was er so trieb. Aber dann blicke ich an mir herunter. Ich war nach dem Duschen noch immer nur mit einem Handtuch bekleidet. So sollte ich Kane nun nicht gerade gegenübertreten, dachte ich leise kichernd. Daher schlich ich lieber auf Zehenspitzen in mein Zimmer zurück. Dort angekommen, ließ ich das Handtuch fallen und schlüpfte in meinen Pyjama, der aus Shorts und Shirt bestand. Dann ließ ich mich aufs

Bett fallen, das überraschenderweise viel bequemer war, als es auf den ersten Blick schien. Ich kuschelte mich in die Kissen und zog mir die Decke bis über die Brust. Eine wunderbare Müdigkeit überkam mich und meine Augenlider senkten sich wie von selbst. Doch dann fiel mir Amanda und mein Versprechen ein und ich griff schuldbewusst zum Handy, das auf dem Nachttisch direkt neben mir lag. Ich musste sie unbedingt anrufen. Ich suchte ihre Nummer heraus und einen Augenblick später lauschte ich auch schon dem Freizeichen.

»Sam, was gibt's?«, vernahm ich schließlich die Stimme meiner besten Freundin.

»Du klingst verschlafen«, stellte ich überrascht fest. Es war erst halb zehn und Amanda ging sonst selten so früh ins Bett.

»Das könnte daran liegen, dass du mich gerade aus meinen Träumen gerissen hast. Heute war wirklich ein anstrengender Tag. Und was ist mit dir? Wo steckst du? Was treibst du so? Hast du etwa schon einen Job gefunden?«

»Habe ich tatsächlich«, gab ich Auskunft.

»Wow, na, das ging ja schnell.« Plötzlich klang Amanda hellwach.

»Ja, das kannst du laut sagen. Das Ganze war eher ein Zufall. Mein Auto hat gestreikt und ich bin ausgerechnet auf einer Ranch in der Nähe von Riverside liegen geblieben. Das muss ein winziges Kaff sein. Und dann ist da dieser Kerl aufgetaucht und hat mir geholfen.«

»Okay, jetzt wird es schon interessanter. Was für ein Kerl? Erzähl schon!«

Es fiel mir nicht schwer, mir meine beste Freundin vorzustellen, wie sie mittlerweile von Neugierde getrieben hellwach und kerzengerade im Bett saß.

»Eigentlich gibt es noch gar nicht so viel zu erzählen. Sein Name ist Kane und ihm gehört die Ranch. Er hatte eine Stelle zu besetzen und ich habe ihn von meinen Qualitäten überzeugt.«

Am anderen Ende der Leitung hörte ich Amanda leise kichern. »Mich würde interessieren, wie du das geschafft hast.«

Jetzt musste ich ebenfalls lächeln.

»Das war einfach«, erwidere ich. »Als wir uns in seinem Büro unterhalten haben, war er zu sehr damit beschäftigt, mich anzustarren, als mir zuzuhören. Schließlich hat er eingewilligt, dass ich den Job für mindestens drei Monate haben kann. Der arme Kerl wusste gar nicht, wie ihm geschah, und stell dir vor, jetzt wohne ich sogar bei ihm. Was sagst du dazu?«

»Das sieht dir ähnlich. Dir ist es noch nie schwer gefallen, die Leute um den Finger zu wickeln«, meinte Amanda amüsiert. »Der Kerl tut mir jetzt schon leid. Ist er denn ein richtiger Cowboy?«

Ohne zu zögern gab ich zu: »Ja, er sieht schon ziemlich gut aus. Er ist groß, hat breite Schultern, einen süßen Hintern und ein wirklich hübsches Lächeln. Leider tut er das zu wenig. Lächeln, meine ich«, fügte ich erklärend hinzu. »Er wirkt ziemlich verschlossen.«

Amanda seufzt leise auf. »Hast du ein Glück. Vielleicht sollte ich dich mal besuchen kommen«, scherzte sie.

»Untersteh dich«, gab ich zurück. »Am Ende verquatschst du dich noch und mein schöner Plan ist beim Teufel.«

»Hat er süße Freunde, oder vielleicht einen Bruder?«

»Woher soll ich das wissen?«, gab ich lachend zurück. »Ich bin doch erst ein paar Stunden hier. Aber ich werde es für dich rausfinden. Versprochen.«

»Na wunderbar«, gab Amanda zurück und konnte währenddessen ein leises Gähnen nicht unterdrücken.

»Lass uns ein anderes Mal weiterreden.«

»Gute Idee. Ich bin wirklich fix und fertig. Bei der Arbeit wurde heute eine Unterwasserszene gedreht und wir mussten dauernd nachschminken. Es waren eine Menge Takes, das kannst du mir glauben. Ich war heilfroh, als wir abbrechen mussten, weil plötzlich das Wetter umschlug.«

»Ach, du Arme«, sagte ich mitfühlend. »Dann schlaf dich aus.«

»Ja, mach' ich. Aber du musst versprechen, mich auf dem Laufenden zu halten.«

Ich nickte, obwohl ich wusste, dass Amanda mich nicht sehen konnte. »Das mache ich. Großes Ehrenwort.«

Dann verabschiedeten wir uns voneinander und ich legte das Handy zurück auf den Nachttisch.

Ich kuschelte mich in die Kissen und machte die Augen zu. Was mich wohl morgen erwartete und welche Aufgaben dabei auf mich zukamen? Ich musste an Kane denken und spürte urplötzlich das Gefühl der Vorfreude in mir aufsteigen. Was ziemlich verrückt war. Schließlich hatten wir uns heute erst kennengelernt. Was sagte Roger noch mal über Kane? Dass er nicht so hart sei, wie er vorgibt zu sein. Ob das stimmte, konnte ich noch nicht abschätzen. Aber jetzt hatte ich ja Zeit, es herauszufinden. Über diesem Gedanken schlief ich schließlich ein.

Erschrocken fuhr ich aus dem Schlaf hoch und saß aufrecht im Bett. Mein Herz klopfte mindestens so laut und so schnell wie die Faust, die gerade gegen meine Zimmertür hämmerte. Für ein paar Sekunden wusste ich nicht, wo ich mich gerade befand. Aber dann gewöhnten sich meine Augen an die Dunkelheit und mir fiel alles wieder ein. Die Ranch, Kane, der Job. Seufzend ließ ich mich wieder in die Kissen sinken und warf einen Blick auf den Wecker, der auf dem Nachttischschränkchen neben meinem Bett stand. Fünf Uhr dreißig.

Das Hämmern wurde lauter, ungeduldiger, und ich gab mir die größte Mühe, es zu ignorieren. Aber leider gab dieser Jemand nicht leicht auf.

»Wer ist da?«, maulte ich.

»Ich sagte doch, wir stehen hier alle früh auf«, vernahm ich Kanes Stimme und rieb mir den Schlaf aus den Augen.

»Aber doch nicht *so* früh«, erwiderte ich und zog mir die Decke wieder über die Brust. »Geh weg«, forderte ich ihn verschlafen auf. Aber es half nichts, er ließ sich nicht abwimmeln.

»Wenn du den Job behalten willst, dann bist du in zehn Minuten in meinem Büro. Dort verteile ich jeden Morgen die Aufgaben.«

Zehn Minuten? War der Mann irre?

Seufzend drückte ich mir ein Kissen aufs Gesicht. Ich hätte wirklich alles dafür gegeben, um weiterschlafen zu können. Aber dann dachte ich an meine Mission, strampelte widerwillig die Decke von mir herunter und warf das Kissen beiseite.

»Ich komme ja schon«, gab ich ungehalten zurück. Kane hatte zum Glück mittlerweile aufgehört, gegen meine Tür zu wummern.

So schnell ich konnte, schlüpfte ich in meine Klamotten. Ich entschied mich für Jeans und T-Shirt. Als ich die Tür aufriss, stand Kane im Flur. Er sah munter und frisch aus und allein dafür hätte ich ihm eine runterhauen können.

»Es ist noch dunkel«, blaffte ich.

Kane lächelte. »Danke für die Information. Aber das sehe ich selbst. Es steht dir übrigens frei, zu kündigen.«

Das hätte er wohl gerne. Er glaubte, ich würde nicht durchhalten, dass eine Frau wie ich nicht den nötigen Biss hatte und den Aufgaben auf der Ranch nicht gewachsen war. Aber ich würde ihn schon noch vom Gegenteil überzeugen.

Ich ging nicht auf seine Provokation ein. Stattdessen marschierte ich an ihm vorbei und steuerte schnurstracks das Badezimmer an.

»Wir sehen uns unten«, rief er mir nach, »und bummele nicht herum.«

»Ja doch«, gab ich ärgerlich zurück und knallte die Badezimmertür zu. Bevor sie ins Schloss fiel, erhaschte ich einen kurzen Blick auf Kane. Er stand im Flur und lachte. Sein Lachen war wirklich hübsch, aber im Moment gefiel es mir gar nicht. Denn er amüsierte sich gerade köstlich über mich.

...

Ein Raunen ging durch den Raum, als ich später an diesem Morgen Kanes Arbeitszimmer betrat. Gefolgt von einem »Wird aber auch Zeit.« Natürlich hatte ich länger als zehn Minuten gebraucht, um mich fertig zu machen. Demensprechend mies war die Laune der Jungs. Wer wartete schon gerne?

»Das ist Sam«, ergriff Kane das Wort und augenblicklich herrschte Schweigen. »Sie wird die nächsten drei Monate auf der Ranch arbeiten«, führte er aus und alle Augen richteten sich auf mich.

»Konntest du niemand anderen für den Job finden?«, maulte der junge Kerl in den zerschlissenen Jeans und dem blau karierten Hemd, der gestern den Bullen auf die Weide geführt hatte. Wenn ich mich recht erinnerte, war der Name des Typen Chris.

»Die sieht aus, als könnte sie nicht mal einen Eimer Wasser heben, wie soll die uns auf der Ranch nützlich sein? Hat sie überhaupt schon mal auf einer Ranch gearbeitet?«, maulte ein anderer.

Kanes Blick begegnete kurz meinem. »Jedenfalls kann Sam reiten«, erwiderte er und sofort brachen alle in lautes Gelächter aus. »Woher weißt du das so genau, Boss?«, gluckste der Typ in der zerschlissenen Jeans und ich warf Kane einen bitterbösen Blick zu. Er hingegen zuckte nur entschuldigend die Schultern.

»Ha, ha, sehr witzig. Ich hoffe, ihr Jungs amüsiert euch prächtig. Aber ich stehe hier direkt neben euch. Wie wäre es, wenn ihr mit dem Lästern wartet, bis ich weg bin?«

»Schluss jetzt«, meldete sich Kane abermals zu Wort. »Wir sind hier schließlich nicht im Kindergarten«, setzte er streng hinzu und das Gelächter ebbte langsam ab.

Ich hielt den Kopf aufrecht. Denen würde ich es schon noch zeigen.

»Da wir jetzt endlich alle anwesend sind, können wir ja anfangen«, sagte Kane und setzte sich auf die Kante seines Schreibtisches.

»Roger und Jeff, ihr nehmt den Pick-up, fahrt die Zäune auf den südlichen Weiden ab und repariert die Löcher. Ich glaube, damit werdet ihr den ganzen Tag beschäftigt sein. Hoffen wir, dass der Draht reicht. Ich habe Nachschub bestellt, der müsste entweder morgen oder spätestens übermorgen geliefert werden.«

Roger, der an der Wand links neben der Bürotür lehnte, nickte. »Geht klar, Boss.«

Ich blickte in die Runde. Ein dunkelhaariger Mann mittleren Alters, der einen zerbeulten braunen Hut in den Händen hielt, nickte ebenfalls. Er lümmelte in einem Sessel, der neben einem großen Aktenschrank stand. Das war dann vermutlich Jeff.

Kane fuhr schließlich mit der Aufgabenverteilung fort. »Henry und Jason, ihr beiden treibt die Rinder zusammen und bringt sie nach Skinny Blue.«

»Machen wir«, antworteten die beiden zeitgleich.

»Skinny Blue? Wo ist das?«, schaltete ich mich in das Gespräch ein und erntete prompt böse Blicke.

»Die Weide, die an den Nationalpark grenzt«, erklärte Kane knapp, während der Rest der Truppe sich vielsagende Blicke zuwarf und vereinzelt mit den Augen rollte.

»Man wird ja wohl noch fragen dürfen«, murmelte ich.

»Und du, Chris, zeigst Sam die Ställe und dann mistet ihr sie zusammen aus.«

Chris fluchte leise. »Warum muss ausgerechnet ich mich mit der Neuen rumplagen? Kann das nicht jemand anderes übernehmen?«

»Ich komme auch alleine klar«, meldete ich mich zu Wort und wusste genau, dass dieser Vorschlag gegen Kanes Regel verstieß, und tatsächlich – schon schüttelte er den Kopf.

Aber er hatte Mitleid mit Chris, denn Kane lenkte ein. »Meinetwegen, dann übernimmst du eben meine Aufgabe. Die Löcher für die Zäune der neuen Paddocks müssen ausgeschachtet werden.«

Die Jungs lachten. »Da hat er dich aber mal schön angeschmiert«, wandte sich Roger an Chris, der wiederum eine Grimasse zog.

Innerlich jubelte ich. Das hatte der ungehobelte Kerl gar nicht anders verdient.

»Da wir jetzt alles geklärt hätten, geht jetzt am besten jeder an die Arbeit.«

Nicken und zustimmendes Raunen ging durch den Raum, Stühle schabten über den Boden und schließlich leerte sich Kanes Büro, bis nur noch er und ich zurückblieben.

»Das mit dem Reiten tut mir leid«, sagte Kane überraschenderweise in die Stille hinein und stand von seiner Schreibtischkante auf. »Ich hätte wissen müssen, dass die Jungs darüber ihre Witze machen würden.«

Er steuerte die offene Bürotür an und ich schaute ihn völlig baff an. Dass er sich entschuldigte, hätte ich nun wirklich nicht gedacht. Wie angewurzelt stand ich herum.

»Kommst du?«, fragte er und blieb in seiner Bürotür stehen.

»Ja klar«, erwiderte ich schnell und folgte ihm, der bereits auf dem Weg nach draußen war.

Es war noch früh am Morgen, die Sonne stieg gerade erst hinter den Bergen auf und schickte ihre ersten Strahlen über die Weiden. Aber schon jetzt spürte man, dass es ein brütend heißer Tag werden würde. Ich dachte kurz an Chris und konnte mir ein vergnügtes Lächeln nicht verkneifen. Das hatte der Kerl gar nicht anders verdient. Hoffentlich schwitzte und brutzelte er beim Ausheben der Löcher so richtig in der heißen Sonne.

Ich stolperte hinter Kane her, der schnellen Schrittes den Hof überquerte, an einer Scheune und einem Carport, unter dem mehrere Autos, ein Traktor und andere Maschinen standen, von denen ich keine Ahnung hatte, wofür man sie benutzte, vorbeilief und schließlich vor einem großen Gebäude aus grauen und roten Backsteinen stehen blieb.

»Da wären wir«, meinte er knapp. Die Tore standen weit offen und vorsichtig warf ich einen Blick ins Innere. Der Stall war leer.

»Sind alle Rinder draußen auf den Weiden?«

Kane nickte, während er sich eine der großen Heugabeln griff, die neben einem der Tore an der Wand lehnten.

»Hier, für dich«, sagte er und reichte mir die Heugabel. Ich griff zu. Gott, war die schwer! Ich lächelte Kane an, wobei ich versuchte mir nichts anmerken zu lassen und keine Schwäche zu zeigen. Ich hatte den Job unbedingt gewollt und jetzt würde ich ihn auch bis zum Ende durchziehen.

»Komm mit. Ich zeige dir, wie es geht.«

Kane betrat den Stall, ich folgte ihm. Der Gestank, der mir entgegenschlug, ließ mich taumeln.

»Oh mein Gott«, stöhnte ich und hielt mir sofort die Nase zu. Der Geruch war überwältigend. Kane schaute mich an, als hätte ich nicht mehr alle Tassen im Schrank.

»Geht es dir gut? Bist du sicher, dass du das den ganzen Tag durchhältst?«

»Den ganzen Tag?«, murmelte ich, während Übelkeit in mir aufstieg. Worauf zum Teufel hatte ich mich nur eingelassen? Am liebsten würde ich jetzt mit Chris tauschen. Dann doch lieber bei 35 Grad Löcher ausschachten, als diesen Geruch zu ertragen. Augenblicklich fragte ich mich, ob Kane mich absichtlich die Ställe ausmisten ließ. Nur um mich zu ärgern.

»Du wirst eine ganze Weile brauchen, um alle Boxen zu reinigen. Am besten, du fängst hier vorne an.«

Kane deutete auf die erste Box. »Dann arbeitest du dich nach hinten durch und dann nimmst du dir die andere Seite vor.«

Ich stand neben ihm, in einer Hand die Heugabel, mit der anderen hielt ich mir noch immer die Nase zu.

»Damit wirst du aufhören müssen«, sagte Kane, deutete auf meine Nase und schaute mich verwundert an. »Für die Arbeit wirst du zwei Hände brauchen, glaub mir.«

Ich musste mich wirklich zwingen, meine Hand wegzunehmen. Aber schließlich tat ich es. Ich würde einfach den ganzen Tag durch den Mund atmen müssen. Dann würde es schon gehen.

»Und was genau muss ich jetzt machen?«

Kane nahm mir die Heugabel aus der Hand und betrat die erste Box. »Zuerst räumst du das alte Stroh raus. Dann mit dem Besen auskehren. Wenn die Tiere wieder in den Stall kommen, muss alles richtig sauber sein.«

Ich nickte. »Was muss ich noch tun?«

Er deutete auf die gegenüberliegende Wand. »Mit dem Schlauch dort hinten spritzt du die Boxen aus. Du musst sie gut trocknen lassen, bevor du neues Heu auffüllst. Der Boden muss richtig dick damit bedeckt werden. Das Heu ist übrigens in der Scheune. Das holst du mit der Schubkarre. Alles, was du brauchst, ist im Geräteschuppen.«

Schubkarre, Geräteschuppen, Scheune? War das sein Ernst? Ich würde mir einen Wolf laufen!

Ich schluckte schwer. Sollte ich zugeben, dass ich es nicht schaffte? Dass die Arbeit vielleicht doch zu anstrengend für mich sein könnte? Niemals!

Ich biss die Zähne zusammen. »Ich glaube, das bekomme ich hin.«

Kane musterte mich, nickte aber.

»Okay, dann mache ich mich jetzt auch an die Arbeit.«

»Und was tust du?«, erkundigte ich mich und ärgerte mich sofort über meine Frage, weil sie so neugierig klang. »Nur für den Fall, dass ich noch Fragen habe«, lenkte ich daher schnell ein.

Kane strich sich die Haare zurück und setzte das Cap auf, das er die ganze Zeit in seiner Gesäßtasche stecken hatte, und rückte es zurecht.

»Ich bin drüben bei Chris und helfe ihm beim Schachten. Es ist eine harte Arbeit und ich will ihn nicht alleine schuften lassen.«

Kane reichte mir abermals die Heugabel, und als ich zugriff, meinte er nur: »Bis später.« Er drehte sich um und machte sich auf den Weg nach draußen.

Wollte er jetzt etwa wirklich verschwinden und mich hier alleine lassen?

»Was ist mit der Regel, dass ich nicht allein arbeiten darf?«, rief ich und konnte nur mühsam die Verzweiflung in meiner Stimme verbergen.

Kane lächelte milde. »Da der Stall nicht allzu weit vom Haus entfernt ist und ich nicht davon ausgehe, dass du es schaffst, dich auf dem Weg zur Scheune und zum Geräteschuppen zu verlaufen, greift diese Regel heute nicht.«

Ich nickte lahm und beschloss, mich zusammenzureißen.

»Ja, klar, bis dann«, gab ich dann betont locker zurück. Als wäre das alles gar nichts. Langsam bekam sogar ich Zweifel an meiner Idee.

Hatte Amanda doch recht gehabt? War ich wirklich verrückt? Wohl ja, in Anbetracht dessen, welche Aufgabe nun auf mich wartete.

Ich blickte Kane nach, der nun wirklich verschwand, und schaute mich wieder im Stall um.

Er hatte mich tatsächlich mutterseelenallein gelassen. Hatte der Kerl denn überhaupt kein Feingefühl? Bei der Aufgabenverteilung vorhin hatte ich angenommen, dass er mir helfen und den ganzen Tag an meiner Seite bleiben würde. Aber nichts da. Alle Boxen zu reinigen würde eine Ewigkeit dauern. Aber ich musste das hinbekommen. Nur so konnte ich es allen beweisen. Niemand wollte mich hier haben, nicht einmal Kane. Zumindest hatte ich den Eindruck. Und so nahm ich mein Schicksal an, packte die Heugabel fester und tat meine Arbeit.

Es war eine elende Schinderei und je länger ich den Geruch von Mist und Heu ertragen musste, desto mehr ärgerte ich mich über Kane. Die einzige Person, über die ich mich noch mehr ärgerte, war ich selbst. Ich hatte es ja nicht anders gewollt. Ich dachte an zu Hause, an meine wunderschöne Villa, an meinen riesigen Pool und dass ich jetzt dort auf einer bequemen Liege faulenzen könnte. Stattdessen watete ich seit heute Morgen fast knöcheltief durch den Mist.

»Kommst du klar?« Kanes Stimme riss mich aus meinen Gedanken und ich wirbelte herum.

»Aber sicher«, krächzte ich, und sogar in meinen Ohren klang das gelogen.

»Wenn das so ist, brauchst du meine Hilfe ja nicht. Ich wollte sie dir gerade anbieten.«

Innerlich hätte ich mich ohrfeigen können. Aber ich würde sowieso nicht zugeben, dass ich völlig am Ende war, und erst recht nicht, dass ich vorhin, nachdem ich die fünfte Box gereinigt hatte, vor Verzweiflung und Wut geweint hatte. Mittlerweile hatte ich mich wieder gefangen und war viel zu stolz, um ihn um Hilfe zu bitten. Also sagte ich: »Nicht nötig. Ich komme schon zurecht.«

Kane schaute sich die sauberen Boxen an und nickte anerkennend.

»Ja, scheint mir auch so. Gute Arbeit. Aber du solltest erst mal Pause machen. Es ist Mittag. Jason ist zurück vom Rindertreiben und hat ein paar Steaks auf den Grill geworfen. Hol dir auch was zu essen!«

Nein, das werde ich nicht, dachte ich im Stillen. Denn wenn ich jetzt aufhörte und zum Mittagessen ging, würden mich später keine zehn Pferde dazu bewegen, je wieder einen Fuß in diesen Stall zu setzen. Dafür war ich viel zu erschöpft und müde. Daher schüttelte ich den Kopf.

»Ich habe keinen Hunger«, erwiderte ich und spürte sogleich das leise Grummeln in meinem Bauch. Aber das zu ignorieren, darin war ich mittlerweile Profi, und so fügte ich hinzu: »Außerdem will ich hier heute fertigwerden.«

Kane schaute mich eindringlich an.

»Wenn du es heute nicht schaffst, kannst du es auch morgen zu Ende machen. Ist doch kein Ding. Und du solltest echt was essen. Kannst es schließlich vertragen.«

Kritisierte er jetzt etwa meine Figur? Der Typ hatte doch keine Ahnung, wie viel Sport ich trieb und auf was ich alles verzichtete, um so auszusehen.

»Ich habe Nein gesagt«, wiederholte ich energisch, woraufhin Kane nur kurz mit den Schultern zuckte.

»Meinetwegen. Du musst ja wissen, was du tust. Wir lassen dir auf jeden Fall etwas übrig, falls du es dir anders überlegst.«

»Nicht nötig«, gab ich spitz zurück und widmete mich wieder meiner Heugabel und meiner würdevollen Aufgabe.

Kane schnaubte leicht und stapfte schließlich davon.

Als es Nachmittag wurde, hatte ich von dem vielen Hin und Herrennen und dem Schieben der Schubkarre zwar schreckliche Rückenschmerzen, aber meine Pflicht tatsächlich so gut wie erfüllt. Ich gönnte mir eine kurze Pause und ließ mich auf einen Strohballen sinken. Stolz betrachtete ich mein Werk und leerte dabei eine kleine Flasche Wasser. Erschöpft ließ ich meinen Kopf gegen die Stallwand sinken und machte für einen winzig kleinen Moment die Augen zu. Gott, war das herrlich!

»Alles okay bei dir?« Erschrocken riss ich die Augen auf und blickte direkt in Kanes Gesicht. Besorgt beugte er sich über mich.

Ich rappelte mich schnell vom Strohballen auf und strich mir die schmutzige Hose glatt. Ich musste schrecklich aussehen.

Ich nickte hastig. »Klar, mir geht es gut. Ich bin fast fertig«, erwähnte ich stolz und deutete auf die sauberen Boxen.

»Es ist nur noch eine übrig«, informierte ich ihn.

Kane nickte beeindruckt.

»Ich kann die letzte Box für dich übernehmen«, bot er an. Aber ich schüttelte umgehend den Kopf.

»Nicht nötig. Ich krieg' das hin. Du hast mir eine Aufgabe übertragen und die erledige ich jetzt. Chris hätte es sicher auch allein hinbekommen.«

»Das ist kein Wettstreit. Du bist scheinbar ziemlich müde und du hast nichts gegessen. Du solltest lieber für heute Schluss machen«, drängte Kane und schaute mich eindringlich an.

»Und ich sage, ich brauche keinen Babysitter. Ich bringe das jetzt zu Ende und zum wiederholten Male, ich brauche deine Hilfe nicht.« Zugegeben, das klang jetzt vielleicht ein bisschen kratzbürstig.

Kane schnaubte. »Bist du immer so schrecklich stur?«, fragte er und hörte sich langsam genervt an. Er hatte wohl auch einen harten Tag gehabt.

»Wenn ich etwas anfange, bringe ich es eben zu Ende. So ist das nun mal. Mit Sturheit hat das nichts zu tun.«

Kane schüttelte frustriert den Kopf. »Meinetwegen. Dann mach es allein, wenn du unbedingt willst. Ich wollte nur nett sein, aber vergiss es einfach.«

Er drehte sich um und marschierte davon.

»Mach die Tore zu, wenn du fertig bist«, befahl er noch, bevor er den Stall verließ.

Missmutig blickte ich ihm nach. Ich war wirklich starrköpfig und ungehalten, was schlicht daran lag, dass ich den ganzen Tag noch nichts gegessen hatte. Schließlich atmete ich tief durch, verdrängte Kane aus meinen Gedanken und zwang mich dazu, die letzte Box in Angriff zu nehmen. Wenn ich damit fertig war, wollte ich nur noch duschen und ins Bett. Hoffentlich würde ich diesen Gestank wieder loswerden. Das bezweifelte ich allerdings ernsthaft.

Kane

Die Frau war wirklich so stur und anstrengend wie sonst nichts auf der Welt. Was zum Teufel hatte ich mir da nur eingebrockt?

Schlecht gelaunt stapfte ich aus dem Stall. Sollte Sam doch selbst sehen, wie sie zurechtkam. Ich würde ihr so schnell keine Hilfe mehr anbieten. Ich ging zurück zu Chris, der gerade mit dem Pfahlbohrer ein weiteres Loch für die Zäune der Paddocks in den Boden rammte. Ich schnappte mir meine Schaufel und half ihm dabei. Das Brummen eines Motors ließ mich schließlich von meiner schweißtreibenden Arbeit aufschauen. Riley fuhr mit dem Truck vor. Ich stützte mich auf meine Schaufel und wartete, bis mein Bruder ausgestiegen war.

»Tut mir leid, dass ich zu spät komme. Es ist was dazwischengekommen«, erklärte Riley knapp, als er neben mir stehen blieb. Zur Begrüßung nickte er Chris kurz zu.

Ich wischte mir über die Stirn. Es war später Nachmittag, aber die Sonne brannte noch immer gnadenlos vom Himmel.

»Das ist nicht weiter tragisch. Wir sind immer noch damit beschäftigt, Löcher zu graben. Das dauert länger, als ich erwartet hätte.«

Riley grinste erleichtert. »Na, da habe ich ja Glück gehabt. Ich befürchtete schon, du würdest mir den Hals umdrehen, weil ich zu spät dran bin. Wo willst du die Zaunteile einlagern?«

Ich überlegte kurz. »Am besten erst mal unter dem Unterstand neben dem Geräteschuppen. Da ist momentan genug Platz.«

Riley nickte. »Dann lass uns loslegen.«

»Ich kann euch helfen«, bot Chris an und ich nickte zustimmend. Die Zaunteile waren schwer, da konnten wir jeden Mann gebrauchen.

Wir gingen zur Ladefläche des Trucks und begannen damit, die Zaunteile abzuladen.

»Wie geht es eigentlich Sienna und Sara? Ich habe sie lange nicht gesehen«, fragte ich, während wir zu dritt ein Zaunstück von der Ladefläche hievten.

Riley packte zu und gab leise keuchend zurück. »Sienna geht's gut und Sara auch. Sara zahnt gerade. Die Nächte sind also ziemlich kurz. Aber das ist nicht weiter schlimm. Wem gehört eigentlich der rote Ford Mustang, der vor dem Haus parkt?«, wechselte Riley das Thema, als wir unsere schwere Last am richtigen Platz abstellten.

Chris begann sofort blöd zu grinsen und ich hätte ihm am liebsten eine verpasst.

»Das erzählt dir am besten der Boss«, meinte er, als wir gemeinsam zum Truck zurückgingen.

»Das macht mich neugierig. Los, erzähl schon, Bruder.«

Allein der Gedanke an Sam ließ meine Laune sofort auf den Nullpunkt sinken. Sie war ein zänkisches, störrisches Weibsstück, wenn auch verdammt süß.

»Ich habe endlich jemanden eingestellt«, erzählte ich und Chris grinste wie ein Honigkuchenpferd.

Wir packten abermals zu und wuchteten das nächste Teil vom Truck. »Also einen guten Autogeschmack hat der Neue auf jeden Fall«, erwiderte Riley, während wir zum Unterstand liefen.

Chris prustete los. Er konnte seine Klappe einfach nicht halten.

»Es ist kein Er, sondern eine Sie. Kane hat den Job einer Frau gegeben.«, klärte Chris meinen Bruder auf, während wir das zweite Zaunteil zu ersten legten.

Riley schaute mich erstaunt an. Die Neugierde war ihm ins Gesicht geschrieben. Als wäre das nicht nervig genug gewesen, tauchte auch noch Sam auf.

»Wenn man vom Teufel spricht«, murmelte Chris und wir drei starrten Sam entgegen, die mit schmutzigen Stiefeln und einem missmutigen Gesichtsausdruck direkt auf uns zulief. Als sie neben uns stehen blieb, meinte sie knapp: »Ich bin dann mit dem Ausmisten fertig.«

Ich nickte nur, weil ich nicht in der Stimmung war, mit ihr zu reden.

»Hey, wir kennen uns noch gar nicht«, mischte sich Riley in unseren knappen Wortwechsel ein.

»Ich bin Riley, Kanes Bruder, und du bist –?«

»Samantha, ich arbeite die nächsten drei Monate hier.«

»Schön, dich kennenzulernen«, schleimte Riley.

»Finde ich auch«, gab sie zurück. Riley betrachtete sie genauer. Er runzelte die Stirn. Dann erwiderte er: »Sie kommen mir irgendwie bekannt vor. Kann es sein, dass wir uns schon mal begegnet sind?«

Sam schüttelte sofort den Kopf. »Nein, unmöglich. Ich war vorher noch nie in der Gegend.«

»Sie kommt aus Kalifornien«, sagte ich vielsagend und mischte mich nun meinerseits in das Gespräch der beiden ein. Sam wandte sich mir zu. »Du sagst das, als wäre das eine Krankheit. Was ist so schlimm an Kalifornien?«, fragte sie aufbrausend.

Scheinbar hatte ich einen wunden Punkt getroffen. Bevor ich etwas erwidern konnte, meldete sich Chris zu Wort. War ja klar, dass er seinen Senf dazu geben musste.

»Du hast da was im Gesicht. Und in den Haaren übrigens auch.«

Sam wischte sich mit den Fingern übers Gesicht. »Igitt«, murmelte sie, als sie feststellte, dass sie im Gesicht tatsächlich Mist kleben hatte. Chris grinste jetzt noch ein bisschen breiter und Sams Wangen färbten sich vor Wut rot. Leider war es nicht Chris, der die volle Breitseite ihres Zornes zu spüren bekam, nein, ich musste mal wieder den Kopf hinhalten.

»Ha, ha, sehr witzig. Ich hoffe, ihr habt euren Spaß. Die Neue hat Kuhscheiße im Gesicht. Das ist natürlich ein toller Grund zu lachen. Gib doch zu, dass du mir diese Aufgabe mit Absicht gegeben hast«, unterstellte sie mir plötzlich und kam einen Schritt auf mich zu.

»Gar nichts habe ich mit Absicht gemacht«, verteidigte ich mich sofort.

Sam lachte freudlos auf und gab streitlustig zurück: »Aber sicher doch. Du willst nur sehen, wie ich versage. Ihr alle wollt das«, wandte sie sich jetzt an Chris und streifte auch Riley mit einem bösen Blick. Obwohl der ja nun wirklich nichts damit zu tun hatte.

»Das ist totaler Schwachsinn«, gab ich ungehalten zurück, fügte aber dann doch hinzu: »Ich habe dir gleich gesagt, dass der Job zu anstrengend für dich ist. Aber du wolltest ihn doch unbedingt haben. Also komm damit klar!«

Sam schnaubte vor Wut. Fehlte nur noch, dass aus ihren Ohren Dampf aufstieg, dachte ich und konnte mir ein Grinsen einfach nicht verkneifen, was sie gleich noch mehr auf die Palme brachte.

»Ich weiß wirklich nicht, was mich daran hindert zu kündigen«, giftete sie.

Mein Lächeln verschwand angesichts ihres verbalen Angriffs.

»Und ich weiß nicht, was mich davon abhält, dich zu feuern«, schleuderte ich ihr entgegen.

Sam sah aus, als würde sie sich am liebsten auf mich stürzen und mir die Augen auskratzen. Chris und Riley beobachteten unser hitziges Wortgefecht interessiert.

»Der Job ist nicht zu anstrengend für mich. Das werde ich dir schon noch beweisen.«

Mit diesen Worten stapfte sie davon und ließ uns drei einfach stehen.

Riley und Chris grinsten amüsiert.

»Was gibt es da zu lachen?«, blaffte ich und Rileys Grinsen verstärkte sich um ein Vielfaches.

»Die hat ja richtige Krallen. Genau deine Kragenweite, wenn ich mich nicht täusche.«

»Halt doch die Klappe. Haltet sie am besten beide«, motzte ich und stapfte Richtung Truck davon.

Ich hörte Riley und Chris hinter mir lachen und hätte den beiden am liebsten eine runtergehauen.

...

»Was machst du denn noch hier?« Überrascht blickte ich auf und schaute meinen Bruder an, der gerade die Stufen zu meiner Veranda heraufkam. »Ich dachte, du wärst längst wieder nach Hause gefahren.«

Riley schüttelte den Kopf. »Ich habe mich mit Roger und Chris festgequatscht.«

Mit einem leichten Nicken deutete Riley auf die Flasche, die ich in der Hand hielt.

»Kann ich auch eins haben?«, fragte er und ich nickte. »Klar, das Bier steht im Kühlschrank«, gab ich feixend zurück und lehnte mich auf meinem alten Holzstuhl zufrieden nach hinten.

»Gastfreundlich wie immer«, beklagte sich mein lieber Bruder und trollte sich dann in die Küche, um sich zu bedienen. Kurz darauf kam er mit einer geöffneten Flasche zurück und setzte sich auf den Stuhl direkt neben mich. Er trank einen Schluck und für einen kurzen Augenblick saßen wir einfach schweigend nebeneinander und schauten zu, wie die Sonne gerade langsam hinter den Bergen verschwand.

»Wie geht's dir?«, fragte Riley in die Stille hinein und zupfte am Flaschenetikett.

»Ich weiß, was du vorhast. Aber ich will wirklich nicht über Freya reden. Mit dem Thema bin ich durch, und zwar endgültig.«

Riley nickte knapp. »Das höre ich wirklich nur zu gerne. Freut mich für dich. Dann reden wir doch am besten über Samantha. Dieses Thema finde ich persönlich sowieso viel interessanter. Oder was meinst du?«

Ich schnitt eine Grimasse, woraufhin mein Bruder nur noch breiter grinste.

»Ach komm schon, du hast sie doch eingestellt, und sie sieht wirklich gut aus.«

»Ja, ich habe sie eingestellt, und wenn du es genau wissen willst, bereue ich das längst schon wieder. Nur ein Tag mit ihr und sie bringt es fertig, dass mir vor Frust und Wut graue Haare wachsen.«

Riley lachte laut auf. »Du übertreibst doch. So schlimm wird sie schon nicht sein.«

»Du hast nicht die leiseste Ahnung.«

Doch Riley ließ nicht locker. Obwohl das sonst immer mein Part gewesen war.

»Außerdem scheint sie nicht nur hübsch zu sein, sondern auch schlagfertig und intelligent. Genau dein Typ.«

Seufzend schüttelte ich den Kopf und nahm einen kleinen Schluck aus meiner Flasche. Als ich absetzte, antwortete ich: »Nein, auf keinen Fall. Ich finde sie viel zu anstrengend. Hübsch hin oder her. Außerdem habe ich von Frauen allgemein die Nase voll und von Beziehungen erst recht.«

Abermals verfielen wir in Schweigen und ich schaute wieder geradeaus. Die Sonne war jetzt fast vollständig hinter den Bergen verschwunden. Und wieder war es Riley, der diesen vollkommenen Moment störte.

»Irgendwann kommst du über Freya und das Geschehene hinweg. Glaub mir. Ich weiß, wovon ich rede.«

»Das bin ich doch längst«, gab ich barsch zurück. »Auch wenn es für dich schwer zu kapieren ist. Aber Freya ist für mich Geschichte. Und jetzt will ich nicht mehr darüber reden.«

Riley stellte die halbvolle Flasche auf den Holztisch vor uns.

»Okay, ich habe es verstanden. Nimm es mir nicht übel, aber du bist nun mal mein Bruder und ich mache mir Sorgen um dich«, sagte er und stand auf. Ich schaute zu ihm empor und sagte in versöhnlichem Ton: »Das musst du nicht. Ich komme schon klar.«

Riley vergrub die Hände in den Taschen seiner Jeans und nickte. »Ja, ich weiß. Ich sollte endlich verschwinden. Sienna wartet sicher schon auf mich und wird sich fragen, wo ich abgeblieben bin.«

»Grüß sie von mir.«

»Das mache ich.«

Bevor Riley die Stufen meiner Veranda hinunterging, blieb er kurz stehen und sah sich nach mir um.

»Wenn du jemanden zum Aufbauen der Paddocks brauchst, dann sag Bescheid. Ich kann dir jederzeit helfen. Das wäre wirklich kein Problem für mich.«

»Danke für das Angebot. Ich melde mich«, versprach ich.

Riley nickte und dann machte er sich auf den Heimweg, während ich auf der Veranda sitzen blieb und noch ein bisschen den Feierabend genoss.

Kapitel 6

Samantha

Sonnenstrahlen drangen durch die zugezogenen Vorhänge, als ich meine Augen einen Spalt öffnete und gegen das helle Licht anblinzelte. Jeden Knochen spürte ich in meinem Leib. Am liebsten wäre ich im Bett geblieben und hätte einfach weitergeschlafen. Aber das ging natürlich nicht. Schlaftrunken warf ich einen Blick auf den Wecker, der unheilvoll auf meinem Nachttisch stand. Mit einem Satz saß ich kerzengerade im Bett. Ich hatte verschlafen. In Windeseile zog ich das erstbeste T-Shirt und Jeans an, die ich finden konnte, und schlüpfte in meine Boots. Im Bad legte ich einen kurzen Zwischenstopp ein, um mir die Haare zu kämmen und meine Zähne zu putzen. Für Make-up war keine Zeit. Dann raste ich so schnell ich konnte die Treppe hinunter. Ich hoffte, Kane noch in seinem Büro anzutreffen. Aber dort hatte ich kein Glück. Ich spürte ihn schließlich bei den Paddocks auf. Er war gemeinsam mit Chris und Roger damit beschäftigt, weitere Löcher für den Zaun zu graben.

»Wen haben wir denn da?«, begrüßte mich Chris, als ich sie erreicht hatte. Jetzt sahen auch Roger und Kane zu mir auf.

»Du hast verschlafen«, stellte Kane überflüssigerweise fest und ich zischte vorwurfsvoll: »Ich weiß. Warum hast du mich nicht geweckt?«

Kane warf Roger und Chris einen schnellen Blick zu. Dann ließ er seine Schaufel fallen, packte mich leicht am Arm und bedeutete mir mitzukommen. Drei Schritte entfernt blieb er stehen und ich zwangsläufig auch.

»Ich bin nicht dein Babysitter und schon gar nicht dafür verantwortlich, dass du rechtzeitig bei der Arbeit erscheinst«, meinte er. »Außerdem dachte ich, nach dem gestrigen Tag hast du dir eine Verschnaufpause redlich verdient.«

Ich spürte, wie die Wut wieder in mir hochkochte. Ich war nicht aus Zucker und wollte auch nicht so behandelt werden.

»Ich brauche keine Sonderbehandlung«, presste ich zwischen zusammengebissenen Zähnen hervor. An Kanes Miene konnte ich sehen, wie sauer er gerade auf mich wurde.

»Ich wollte nur nett sein«, gab er ungehalten zurück und blickte rasch zu Chris und Roger hinüber. Die beiden gaben vor, voll und ganz mit der Arbeit beschäftigt zu sein. Obwohl wir natürlich alle wussten, dass dem nicht so war.

»Aber weißt du was, vergiss es. Du hast recht, es gibt keinen Grund für eine Sonderbehandlung. Stell dir beim nächsten Mal einen Wecker. Zu spät kommen ist übrigens ein Kündigungsgrund«, informierte er mich. Wollte er mich jetzt etwa rauswerfen? Das konnte doch wohl nicht sein Ernst sein!

»Feuerst du mich etwa?«, wollte ich wissen und verschränkte wütend die Arme vor der Brust.

»Ich täte gut daran«, gab er mindestens genauso ärgerlich zurück, setzte dann aber glücklicherweise hinzu: »Ich hoffe für dich, du kommst nicht noch mal zu spät. Sonst werde ich diese Möglichkeit in Betracht ziehen.«

An seinem Gesichtsausdruck konnte ich erkennen, dass er seine Drohung durchaus wahrmachen würde. Momentan war ich allerdings sehr froh, dass er es nicht tat.

»Und jetzt an die Arbeit. Ich will, dass du das Zaumzeug für die Pferde putzt«, erteilte er mir meine heutige Aufgabe und ihm war anzuhören, dass er keinen Widerspruch duldete. »Und wenn du damit fertig bist«, fuhr er fort, »wirst du den Werkzeugschuppen aufräumen.«

Blödere Aufgaben hatte er wohl nicht für mich in petto?

Aber ich war klug genug, mich vorerst nicht zu beschweren, stattdessen nickte ich ganz brav. Doch bevor ich mir an die Arbeit ging, konnte ich mir eine Bemerkung nicht verkneifen.

»Ach und übrigens, wenn du das nächste Mal gemeinsam mit deinem Bruder über mich herziehst, dann mach das am besten nicht unter meinem Fenster. Ich habe euch reden hören, und nur zu deiner Information: Ich bin überhaupt nicht anstrengend, aufmüpfig oder schwierig. Wenn hier jemand kompliziert ist, dann ja wohl du«, gab ich zurück. Wenigstens hatte er den Anstand, rot anzulaufen.

»Du hast recht«, sagte er widerwillig. »Ich werde es mir für das nächste Mal merken. Allerdings könntest du auch einfach das Fenster schließen und nicht anderer Leute Gespräche belauschen«, schlug er vor.

Ich schnaubte vor Wut. »Ich habe überhaupt nicht gelauscht. Ach, vergiss es. Ich bin dir keine Erklärung schuldig.«

»Und ich kann tun und lassen, was ich will«, entgegnete er und fuhr dann hitzig fort: »Und ja, es hat mir Spaß gemacht, sehr viel Spaß, und das, was ich über dich gesagt habe, stimmt. Denn das sind genau die drei Eigenschaften, die dich am besten charakterisieren. Du bist in der Tat aufmüpfig, vorlaut und sehr anstrengend. Und jetzt solltest du an die Arbeit gehen.«

Zornig presste ich die Lippen aufeinander. Vor Wut hätte ich explodieren können. Doch dann besann ich mich, drehte mich um und ließ Kane einfach stehen.

Trotzig stapfte ich zum Pferdestall, um mir das Zaumzeug vorzunehmen. Damit würde ich im Handumdrehen fertig sein, und dann würde ich mich auch noch um den Werkzeugschuppen kümmern. Das war doch alles kein Problem für mich. Ich würde es Kane und dem Rest der fiesen Bande schon noch zeigen. Ich schlüpfte durch die halbgeöffnete Tür nach drinnen und stürzte mich voller Elan auf meine heutige Aufgabe.

Als es Mittag wurde, war ich mit dem Putzen des Zaumzeugs fast fertig. Die Sachen hingen wieder ordnungsgemäß an ihrem Platz an der Wand und glänzten um die Wette. Mein Bauch meldete sich zu Wort, indem er laut grummelte. Heute konnte ich das Mittagessen nicht schon wieder ausfallen lassen, also marschierte ich auf gut Glück in die Küche. Und das Glück war wirklich auf meiner Seite, denn auf dem Herd in der Küche blubberte ein Topf Suppe vor sich hin. Ich durchsuchte gerade einen der Küchenschränke nach einem Teller, als mich eine Stimme zusammenzucken ließ. Hastig fuhr ich herum. Es war Kane, der in der geöffneten Küchentür stand.

»Der Schrank ist schon mal der richtige. Die Suppenteller stehen im obersten Fach«, sagte er und ich nahm mir dann einen Teller heraus.

Ich zögerte, doch dann fragte ich: »Brauchst du auch einen Teller?« Kane schien ebenfalls zu überlegen.

Doch dann nickte er. »Eigentlich ja. Ich wollte gerade zu Mittag essen. Aber ich kann auch später wiederkommen«, schlug er schließlich vor.

»Nicht nötig«, erwiderte ich. »Wir sind doch wohl erwachsen und können uns fünf Minuten im selben Raum aufhalten, ohne zu streiten.«

Kane zuckte mit den Schultern.

»An mir soll es nicht liegen.«

»Soll das etwa heißen, dass ich schuld bin?«, legte ich sofort los und Kane rollte mit den Augen.

»Das habe ich doch gar nicht gesagt«, verteidigte er sich. »Außerdem wollten wir nicht streiten! Schon wieder vergessen?«

Ich verneinte, atmete tief durch und reichte ihm dann seinen Teller, den er einen Augenblick später mit der köstlich duftenden Suppe füllte.

Ich tat es ihm gleich und wir setzten uns gemeinsam an den Küchentisch. Peinliches Schweigen breitete sich in der Küche aus. Ich überlegte, was ich sagen könnte, um ein Gespräch in Gang zu bringen, aber ich wusste nicht recht, wie, und da ich das Herz auf der Zunge trug, fragte ich das, was ich seit gestern Abend am dringendsten wissen wollte.

»Wer ist eigentlich Freya?«

Kane, der gerade einen Löffel mit Suppe an den Mund führen wollte, hielt abrupt inne und starrte mich an.

»Woher weißt du von Freya?«

»Ich habe euch gestern Abend reden hören. Riley und dich, meine ich. Schon vergessen?«

Kane schüttelte den Kopf. »Nein«, erwiderte er knapp und löffelte scheinbar unbeeindruckt seine Suppe weiter.

Leider war ich zu neugierig, um das Thema auf sich beruhen zu lassen. Also fragte ich mutig: »Bekomme ich denn gar keine Antwort auf meine Frage?«

»Du bist nicht nur aufmüpfig, schwierig und anstrengend, sondern auch noch ziemlich neugierig. Aber wenn du es genau wissen willst, Freya war meine Verlobte.«

Vor Überraschung klappte mir die Kinnlade herunter. Kane war verlobt gewesen? Damit hatte ich nun nicht gerechnet.

»Was ist passiert?«, hakte ich unverblümt nach. So kurz vorm Ziel würde ich sicher nicht aufgeben. Nicht freiwillig jedenfalls.

Er blickte mich ungehalten an. »Sie hat mich am Tag der Hochzeit einfach in der Kirche stehen lassen, das ist passiert. So, zufrieden? Jetzt kennst du die Geschichte. Wenn du einen blöden Kommentar abgeben willst, dann mach es am besten gleich«, fügte er verärgert hinzu.

Doch ich schwieg. Es kam wirklich selten vor, dass ich sprachlos war, aber jetzt war ein solch seltener Moment.

Kane wartete gar nicht ab, ob ich etwas zu sagen hatte. Wortlos stand er auf und stellte seinen noch halbvollen Teller geräuschvoll in die Spüle. Na, der ist hin, dachte ich und sah Kane nach, der aus der Küche stürmte.

Vor dem Altar stehen gelassen werden. Konnte einem am Tag der Hochzeit etwas noch Schlimmeres passieren? Wohl kaum.

Ich kroch aus dem Fettnäpfchen, in dem ich bis zum Hals steckte, heraus und stellte meinen Teller zu Kanes in die Spüle. Überraschenderweise war sein Teller heil geblieben.

Während ich über den Hof lief, fragte ich mich, was diese Freya wohl dazu getrieben hatte, Kane den Laufpass zu geben. Ja, er war starrköpfig und mir gegenüber ziemlich verschlossen, mal abgesehen von diesem Moment in der Küche gerade eben. Aber ich hatte inzwischen genug Gelegenheit dazu gehabt, ihn zu beobachten, und ich war zu dem Ergebnis gekommen, dass Kane ein richtig lustiger Typ sein konnte. Ich hatte ihn mit Roger, Chris und dem Rest der Truppe scherzen sehen. Und süß war er sowieso. Also, was könnte denn dann der Grund gewesen sein? Ich war zu neugierig, um die Sache jetzt auf sich beruhen zu lassen. Also machte ich mich auf die Suche nach Kane. Ich fand ihn in der Nähe der Paddocks. Er saß auf dem Boden und lehnte mit dem Rücken an einem Baum, während er Wasser aus einer Flasche trank. Für einen Augenblick zögerte ich, zu ihm zu gehen. Doch dann fasste ich mir ein Herz und setzte meinen Weg unbeirrt fort.

Ohne auf eine Einladung zu warten, ließ ich mich neben ihm im Schatten nieder.

»Wenn du gekommen bist, um dich über mich lustig zu machen, kannst du gleich wieder gehen. Ich lege keinen gesteigerten Wert auf einen Kommentar zu dieser Sache.«

»Das hatte ich auch nicht vor. Obwohl ich zugeben muss, mich mit dir verbal zu duellieren, gefällt mir mittlerweile ziemlich gut«, begann ich und lächelte leicht. Kane blickte mich überrascht an.

Und dann wagte ich es einfach und fragte geradeheraus.

»Warum hat sie dich verlassen? Gab es einen anderen?«

Kane stöhnte laut auf. »Gibst du eigentlich jemals auf?« Ich schüttelte den Kopf. »Nein. Das gehört übrigens zu meinen guten Eigenschaften.«

»Na, wenn du meinst«, murmelte er und blieb mir eine Antwort auf meine Frage schuldig.

Und als ich schon dachte, er würde wieder dicht machen, aufspringen und davonlaufen, sagte er plötzlich: »Wegen dem hier.« Dabei deutete er mit einem leichten Nicken Richtung Haus.

»Wegen des Hauses?«, fragte ich und Kane verdrehte die Augen.

»Wegen der Ranch«, half er mir schließlich auf die Sprünge. »Freya meinte, sie würde es nicht aushalten, in einer Einöde wie dieser zu leben. Um deine Frage zu beantworten, ob es einen anderen gab, das weiß ich nicht. Ausschließen würde ich es allerdings nicht. Wir hatten unsere Probleme, musst du wissen, haben uns oft getrennt und sind dann doch immer wieder zusammengekommen.«

Kane hielt kurz inne. »Wahrscheinlich hätte es sowieso nicht funktioniert. Freya hat das einfach eher erkannt als ich. Vermutlich sollte ich ihr dankbar sein.«

Irgendwie war es befremdlich, mit ihm hier zu sitzen und einfach nur zu reden. Aber es fühlte sich auch schön an. Es war das erste Mal, seit ich auf der Ranch schuftete, dass er mir etwas Persönliches erzählte. Für einen kurzen verrückten Moment wünschte ich, ich hätte ihm auch etwas aus meinem Privatleben erzählen können. Ich geriet in ernste Versuchung, meine Tarnung zu lüften. Aber dann fiel mir wieder ein, wie seltsam sich die Menschen in meiner Gegenwart verhielten, sobald sie merkten, mit wem sie es zu tun hatten. Aber etwas musste ich trotzdem unbedingt loswerden.

»Danke, dass du es mir erzählt hast.«

Kane warf mir einen Seitenblick zu. »Das ist kein großes Ding.« Dann stand er auf. Doch bevor er ging, blickte er zu mir hinunter. »Ich muss jetzt weiterarbeiten.«

»Ich auch«, erwiderte ich schnell und wünschte mir plötzlich, wir würden öfter auf diese Weise miteinander reden können.

Nachdenklich blickte ich Kane nach, dann drehte ich mich seufzend um und ging selbst wieder an die Arbeit zurück. Schließlich hatte ich heute noch die große Ehre, den Werkzeugschuppen aufzuräumen.

Missmutig blickte ich mich schließlich im Werkzeugschuppen um. Was für ein Chaos, dachte ich ärgerlich. War es denn wirklich zu viel verlangt, die Werkzeuge wieder an ihren Platz zurückzuhängen, nachdem man diese benutzt hatte?

Ich stemmte die Hände in die Hüften. Hier für Ordnung zu sorgen, würde mich ein paar Stunden kosten. Laut seufzend machte ich mich schließlich ans Werk. Zuerst beseitigte ich das gröbste Durcheinander, indem ich die Werkzeuge an ihren rechtmäßigen Platz an der Wand über der großen Werkbank zurückhängte. Dann sortierte ich die losen Schrauben ein, die überall herumlagen, und ordnete sie nach Größe. Danach nahm ich mir die Werkzeugkästen vor, in denen alles kreuz und quer durcheinanderlag, und begann auch hier damit, alles sorgfältig zu sortieren. Anschließend räumte ich noch die leeren Verpackungen weg, die ich überall gefunden hatte, und wischte schließlich sogar Staub. Überall lagen Metall und Holzspäne herum. Dann kehrte ich den Boden und entsorgte den Müll, der bei meiner Aufräumaktion angefallen war. Endlich war ich mit meiner Aufgabe fertig und blickte mich zufrieden im Schuppen um. Dann warf ich einen kurzen Blick auf meine Armbanduhr und stellte erleichtert fest, dass es endlich Zeit für den Feierabend war. Ich sehnte mich nach einer erfrischenden Dusche und meinem Bett. Mein Körper schrie förmlich nach Schlaf.

Als ich mich zum Haus aufmachte, begegnete mir Kane. Er hatte seinen Autoschlüssel in der Hand und wie es schien war er gerade auf dem Weg zu seinem Pick-up.

Als er mich auf sich zukommen sah, blieb er stehen und wartete auf mich. »Bist du mit dem Werkzeugschuppen fertig?«, fragte er und öffnete nebenbei seine Autotür.

Ich nickte und erwiderte: »Sollte ich einen von euch dabei erwischen, wie er meine sorgfältig hergestellte Ordnung wieder durcheinanderbringt, lege ich denjenigen höchstpersönlich um. Das kannst du gerne dem Rest der Truppe verklickern.«

Kane grinste. »Ich nehme an, das bedeutet Ja. Aber keine Sorge, ich gebe deine Drohung gerne an die Jungs weiter«, sagte er vergnügt und ich staunte über seine auffallend gute Laune. Wo die wohl plötzlich herkam?

Damit stieg er ein und bevor er die Tür hinter sich zuschlagen konnte, fragte ich: »Wo fährst du jetzt noch hin?«

Ja, das klang ziemlich neugierig, und das war ich ja auch. Kane schob den Schlüssel ins Zündschloss und erwiderte: »Ich fahre schnell nach Riverside. Ich will unbedingt noch eine Kleinigkeit aus der Werkstatt meines Bruders abholen und dann gehe ich vielleicht in den Pub, um etwas zu essen.« Er startete den Motor.

»Kann ich mitkommen?«, fragte ich aus einer Laune heraus. Meine Müdigkeit war verpufft und Kane blickte mich mit hochgezogenen Augenbrauen an.

»Eigentlich nicht«, entgegnete er und ich schnappte nach Luft. Wie konnte man nur so fies sein?

Ärgerlich verschränkte ich die Arme vor der Brust. »Und warum willst du mich nicht dabeihaben? Rein zufällig habe ich nämlich auch Hunger«, fügte ich schnell hinzu.

Kane deutete mit einem leichten Nicken auf meine Klamotten. »Ich glaube nicht, dass du in den Sachen fahren willst. Und ich habe keine Lust zu warten, bis du dich umgezogen hast.«

Entsetzt schaute ich ihn an.

»Wow, eine Abfuhr und eine Beleidigung innerhalb von zwei Minuten. Heute bist du ja wirklich in Topform.«

Ich schaute an mir herunter und inspizierte meine Klamotten. Zugegeben, sie waren hier und da ein bisschen schmutzig, aber für eine Dorfkneipe würde es schon gehen, entschied ich und klopfte mir unauffällig den Staub von den Jeans.

Kane seufzte. »Warum willst du unbedingt mitkommen?«

Ich zuckte mit den Schultern. »Wie gesagt, ich habe Hunger und ich will einfach mal was anderes sehen. Nichts gegen deine Ranch«, beeilte ich mich zu sagen. »Aber mal rauszukommen hat noch niemandem geschadet. Langsam bekomme ich hier einen Lagerkoller«, erklärte ich und fragte dann: »Nimmst du mich jetzt mit oder nicht?«

Schließlich stimmte er widerwillig zu: »Meinetwegen, dann steig schon ein.«

Ich verzog die Lippen zu einem breiten Grinsen und lief schnell auf die Beifahrerseite hinüber. Hastig riss ich die Tür auf und ließ mich auf den Sitz sinken, bevor er es sich noch anders überlegte. Dann zog ich die Tür hinter mir zu und Kane fuhr vom Hof.

Vergnügt blickte ich aus dem Fenster, während Kane voll und ganz auf die staubige gewundene Straße konzentriert schien. Als er auf die Hauptstraße einbog, fragte ich: »Und was willst du von deinem Bruder abholen?«

Kane warf mir einen schnellen Seitenblick zu.

»Riley hat einen antiken Apothekerschrank für mich aufgearbeitet. Der Schrank hat viele kleine praktische Fächer und ich will ihn im Werkzeugschuppen aufstellen. Ich habe vor, darin die losen Schrauben einzusortieren«, informierte er mich und mir klappte die Kinnlade herunter.

Feindselig blickte ich Kane an. Wollte er mich auf den Arm nehmen?

»Aber die Schrauben habe ich gerade einsortiert und sogar nach Größe geordnet. Außerdem habe ich die vielen einzelnen kleinen Kästchen beschriftet.«

Kane blickte mich wieder rasch an und zuckte dann bedauernd mit den Schultern. Dieses unschuldige Getue kaufte ich ihm keine Sekunde lang ab. Das hatte er doch mit Absicht getan. Schließlich wusste er die ganze Zeit, dass er den blöden Schrank gekauft hatte, und für welche Zwecke er ihn nutzen wollte wusste er auch. Warum hatte er denn nichts gesagt? Ich kochte innerlich vor Wut.

»Wirst du mich jetzt wirklich umlegen?«, fragte Kane belustigt, als wir das Ortseingangsschild passierten.

»Ich ziehe diese Möglichkeit gerade ernsthaft in Erwägung«, gab ich zurück und entlockte Kane mit meiner Drohung nur ein weiteres Lächeln.

»Verschieb das bitte auf später. Wir sind nämlich da«, sagte er plötzlich und parkte seinen Pick-up in einer langen Einfahrt vor einem hübschen weißen Häuschen mit großer Veranda und einem kleinen Vorgarten, in dem allerhand bunte Blumen blühten.

Kane schaltete den Motor ab und stieg aus. Ich folgte ihm flink und gemeinsam gingen wir auf ein etwas abseitsstehendes, ebenfalls weißes Gebäude zu. Die Tore standen weit offen. Das musste wohl Rileys Werkstatt sein.

Kane klopfte an die offene Tür und gleich darauf vernahmen wir die Stimme seines Bruders, der uns hereinbat.

»Ich dachte schon, du schaffst es heute nicht mehr«, begrüßte uns Riley, legte seinen Schleifblock beiseite und nahm dann die Schutzbrille ab.

Als sein Blick auf mich fiel, grinste er breit.

»Ich wusste nicht, dass du Samantha mitbringst«, sagte er und Kane erklärte: »Ja, das wusste ich auch nicht. Ist Sienna zu Hause? Dann gehe ich ihr schnell Guten Tag sagen.«

Aber Riley schüttelte den Kopf. »Nein, ihr habt sie gerade verpasst. Sie wollte mit Sara noch schnell eine Kleinigkeit einkaufen gehen.«

»Schade«, gab Kane zurück.

Bevor er noch mehr sagen konnte, kam Riley zu mir und begrüßte mich, indem er mir die Hand reichte.

»Und wie gefällt es dir auf Kanes Ranch?«, fragte er höflich. »Hast du dich gut eingelebt? Oder macht dir mein lieber Bruder das Leben immer noch schwer?«

Kane stöhnte genervt auf und ich dachte unweigerlich an den Werkzeugschuppen und den Apothekerschrank.

»Na ja, leider gibt er mir immer die undankbarsten Jobs.«

»Das tue ich gar nicht«, rechtfertigte sich Kane sofort.

Ich überhörte Kanes Kommentar, stattdessen sagte ich zu Riley: »Glaub mir, das tut er. Aber die Dinge, die ich wirklich gerne lernen möchte, hat mir noch niemand beigebracht. Lassowerfen zum Beispiel, Traktorfahren, oder mit der Peitsche knallen, und ein paar Reitstunden könnten auch nicht schaden.«

Kane schnaubte. »Wie wahr«, sagte er dann und ich ignorierte ihn erneut.

»Um es kurz zu machen, er macht mir das Leben sogar ziemlich schwer«, erzählte ich weiter. »Heute hatte er für mich die tolle Aufgabe, den Werkzeugschuppen aufzuräumen, und dann steckt er mir, dass die Hälfte meiner Arbeit umsonst gewesen ist, weil er von dir einen neuen Schrank bekommt, in dem er die Schrauben einsortieren möchte, die ich heute bereits in mühevoller Kleinstarbeit geordnet habe. Das ist doch wohl nicht zu fassen«, beschwerte ich mich und Riley nickte schmunzelnd.

Er warf Kane einen amüsierten Seitenblick zu und sagte dann: »Also wirklich, Kane, du solltest ein bisschen netter zu Samantha sein.«

Kane schnitt eine Grimasse. »Halt die Klappe und hilf mir lieber, den Schrank auf den Pick-up zu laden.«

Riley warf mir einen amüsierten Blick zu. »Er kann einfach keine Kritik vertragen«, erklärte er augenzwinkernd. »Lass dir bloß nichts von Kane gefallen und biete ihm ordentlich Paroli, wenn er dich mal wieder dazu zwingt, unsinnige Arbeiten zu erledigen.«

Ich nickte lachend. »Danke, das werde ich mir merken.«

Kane räusperte sich. »Seid ihr jetzt endlich fertig?«

Gut gelaunt wandte sich Riley abermals mir zu. »Keine Ahnung, sind wir fertig, Samantha?«

Ich lachte laut auf. Den beiden zuzuhören amüsierte mich königlich. Ich nickte großmütig. »Ja, ich denke, wir sind dann fertig. Meinetwegen könnt ihr den Schrank gerne aufladen.«

»Na vielen Dank auch«, motzte Kane, genervt die Augen verdrehend, und Riley und ich konnten uns ein Lächeln nicht verkneifen.

Schließlich sah ich den beiden zu, wie sie den Schrank gemeinsam nach draußen trugen und ihn auf die Ladefläche des Pick-ups luden. Nachdem Kane ihn mit den Spanngurten ordentlich festgezurrt hatte, verabschiedeten wir uns von Riley.

»Ich wollte mich noch für den schlechten Start entschuldigen, den wir neulich auf der Ranch hatten«, sagte ich.

Riley zuckte mit den Schultern. »Schwamm drüber. Jeder hat mal schlechte Laune. Das muss dir echt nicht unangenehm sein.«

Ich fand es nett, dass er es so locker sah.

»Können wir jetzt endlich fahren? Schließlich wollten wir noch in den Pub und ich habe wirklich mächtig Hunger«, meldete sich Kane zu Wort. »Oder wollt ihr hier Wurzeln schlagen?«

Riley wurde hellhörig. »Habt ihr beide etwa ein Date?«, fragte er und taxierte uns mit neugierigen Blicken.

Ich zuckte mit den Schultern. »Glaube schon«, erwiderte ich gelassen.

»Nein, haben wir nicht«, stellte Kane hingegen sofort klar.

»Warum bist du schon wieder so gemein zu mir?«, fragte ich schmollend und musste leicht grinsen. »So behandelt er mich ständig«, beklagte ich mich erneut bei Riley und fügte dann hinzu: »Stell dir vor, vorhin hat er sich sogar geweigert, mich überhaupt mitzunehmen.«

»Also wirklich, Kane, behandelt man so eine Frau? Hast du etwa die guten Manieren vergessen, die Mom uns beigebracht hat?«

Kane schüttelte nur den Kopf. »Hört endlich auf mit dem Theater. Das nervt total. Und jetzt steig schon ein, sonst fahre ich ohne dich in den Pub. Das hätte ich von Anfang an machen sollen.«

»Siehst du, jetzt ärgert er mich schon wieder«, regte ich mich künstlich auf und Riley lachte laut auf, während Kane genervt schnaubte.

»Kommst du jetzt oder was?«

Es schien, als hätte ich seine Nerven allmählich überstrapaziert.

»Ja doch, ich steig' ja schon ein«, gab ich beschwichtigend zurück und beeilte mich, um den Wagen herumzulaufen, um mich auf den Beifahrersitz zu schwingen.

Riley amüsierte sich hervorragend, während Kane laut aufseufzte und schließlich auf der Fahrerseite einstieg. Bevor er die Tür schloss, rief er Riley, der bereits auf dem Weg zurück in seine Werkstatt war, zu: »Wir sehen uns.«

Riley warf einen kurzen Blick zurück, nickte und verschwand dann, während Kane die Tür zuschlug und den Pick-up aus der Einfahrt steuerte.

• • •

Kane stieß die Tür des Pubs auf und ging dann als Erster hinein. Anstatt sie mir aufzuhalten, wie es sich für einen Gentleman gehörte, ließ er die Tür einfach los, sodass ich sie fast vor den Kopf bekommen hätte.

»Hey, pass doch auf«, wetterte ich.

Kane schaute mich verständnislos an. »Was habe ich denn jetzt schon wieder falsch gemacht?«, fragte er irritiert, und ich konnte mich über diese Frage nur wundern.

Meine Augen mussten sich nach dem hellen Tageslicht draußen erst einmal an die Düsternis hier drinnen gewöhnen.

Es war ein Wochentag und nicht besonders viel los im Pub. An der Bar gab es genügend freie Hocker und auch die Tische waren nicht voll besetzt.

»Wo willst du sitzen?«, fragte Kane, der jetzt neben mir stehen geblieben war. »Vielleicht dort hinten?«

Er deutete mit dem Kopf auf eine kleine Nische am anderen Ende des Pubs. Dort sah es ganz nett aus. Aber dann entdeckte ich die Toiletten und schüttelte den Kopf.

»Nein, der Tisch gefällt mir nicht. Er ist zu nah bei den Toiletten. Lass uns einen anderen nehmen.«

»Wie wäre es mit dem dort drüben?«, schlug er vor und deutete mit der Hand in die andere Richtung.

Abermals schüttelte ich den Kopf. »Nein, der ist zu nah bei den Billardtischen, dort ist es laut und dann können wir uns nicht unterhalten. Lass uns einen anderen nehmen.«

Kane blickte mich gereizt an.

»Dann dort drüben am Fenster«, sagte er bestimmt.

Aber ich sah, dass die Fenster offenstanden, und wehrte ab. »Lieber nicht. Dort zieht es bestimmt, weil die Fenster so weit geöffnet sind.«

Kane seufzte frustriert auf und ich grinste breit.

»Das machst du mit Absicht, stimmt's?«

»Vielleicht«, gab ich lachend zurück. »Nicht, dass dir noch langweilig wird.«

»Keine Sorge, das passiert schon nicht. Zumindest nicht, solange ich mit dir unterwegs bin. Also, könntest du dich jetzt endlich mal entscheiden, wo du sitzen willst?«, forderte er mich nachdrücklich auf.

»Schon gut«, beschwichtigte ich ihn. »Ich wollte doch nur für unser erstes Date den perfekten Tisch aussuchen.«

»Das ist kein Date«, wandte Kane sofort ein. »Können wir uns jetzt endlich setzen?«

»Meinetwegen«, gab ich knapp zurück. »Dann nehmen wir den Fenstertisch.« Kane seufzte erleichtert auf. »Warum nicht gleich so?«, fragte er und steuerte schon besagten Tisch an.

»Dafür, dass das hier kein Date ist, bist du ziemlich nett«, meinte ich ironisch und Kane warf mir einen kurzen Blick zu.

»Das liegt daran, dass du mich schon wieder total nervst.«

»Das mache ich gar nicht«, erwiderte ich sofort.

Kane atmete tief durch. »Okay, Stopp! Können wir einfach etwas zu essen bestellen und das Streiten auf nachher verschieben, wenn ich nicht mehr hungrig bin?«

Ich schnaubte verächtlich. »Na, ich war nicht diejenige, die angefangen hat. Aber gut, an mir soll es nicht liegen.«

»Wunderbar«, erwiderte Kane und nahm die Speisekarte zur Hand. Ich beobachtete ihn, wie er sie studierte und sich scheinbar nicht recht entscheiden konnte. Dann schob er mir die Karte wortlos hin und ich blätterte sie schnell durch.

Bevor ich Kane fragen konnte, was er sich ausgesucht hatte, kam eine Bedienung an unseren Tisch und Kane bestellte sich ein Steak, medium, mit Kartoffeln und einem Chilidip, dazu ein alkoholfreies Bier.

»Und was darf es für Sie sein?«, wandte sich die Bedienung an mich, nachdem sie Kanes Bestellung notiert hatte.

»Ich nehme den Salat mit Käse, aber ohne Tomaten.« Dann klappte ich die Karte zu. »Und bringen Sie mir bitte auch ein Bier.« Samantha

Davenport hasste Bier. Aber Samantha Stewart wollte es unbedingt trinken.

Die nette Bedienung nickte. »Kommt sofort«, erwiderte sie und nahm die Speisekarte mit.

Als wir wieder allein waren, saßen wir uns schweigend gegenüber. Kane warf einen schnellen Blick auf seine Armbanduhr und trommelte ungeduldig mit den Fingern auf die Tischplatte. Er schien es eilig zu haben.

»Der Schrank ist wirklich toll geworden«, versuchte ich ein Gespräch in Gang zu bringen. »Riley hat großes Talent.«

Kane nickte. »Ja, hat er«, gab er kurz angebunden zurück, dann verstummte er wieder und ich seufzte leise auf.

»Hat er schon lange seine eigene Firma?«, fragte ich weiter. Man musste Kane wirklich jedes Wort aus der Nase ziehen.

Er nickte abermals. »Ja, schon seit ein paar Jahren.« Und schwieg. Kopfschüttelnd gab ich die Fragerei auf. Dann eben keine Konversation, dachte ich und hielt ebenfalls den Mund. Hin und wieder warf ich einen kurzen Blick zum Fenster hinaus.

Endlich kamen unsere Getränke und gleich darauf ein wirklich köstlich aussehendes Steak für Kane und ein mickriger Salat für mich. Neidisch blickte ich auf Kanes Essen und beobachtete ihn dabei, wie er sein Besteck zur Hand nahm und das Fleisch zu schneiden begann. Lustlos stocherte ich in meinem Salat herum und schob mir ein paar Blätter, gefolgt von einem Stück Käse, in den Mund, während es sich Kane schmecken ließ.

»Das Essen im Pub ist wirklich gut«, sagte er kauend und schaute von seinem Teller auf.

Verdutzt deutete er auf meinen. »Warum isst du denn nichts?«, fragte er.

Ich biss mir auf die Lippen. »Kann ich mal von deinem Essen probieren?«

Kane blickte mich an, schaute auf seinen Teller und schließlich sah er wieder mich an.

Er schnitt ein Stück Steak ab und hielt mir seine Gabel hin.

»Danke«, gab ich zurück und steckte mir den Bissen in den Mund.

Dann gab ich ihm die Gabel wieder und er aß weiter, während ich mich erneut meinem Salat widmete und mir lustlos ein weiteres Blatt in den Mund schob.

»Lässt du mir etwas von deinem Essen übrig?«, fragte ich, nachdem ich hinuntergeschluckt hatte. Kane blickte von seinem Teller auf.

»Warum bestellst du dir einen Salat, wenn du doch Hunger auf ein Steak hast?«, fragte er genervt. »Frauen, euch soll einer verstehen.«

»Weil ich vorhin noch keinen Hunger hatte«, rechtfertigte ich mich.

Kopfschüttelnd seufzte er auf. »Jetzt gib mir schon deinen Teller«, forderte er mich schließlich auf und ich tat wie mir geheißen. Er lud die Hälfte seiner Kartoffeln und seines Steaks auf und schob ihn dann zu mir zurück.

»Das ist lieb von dir«, sagte ich lächelnd und bekam als Antwort nur ein knappes Grunzen.

Als wir satt und unsere Teller abgeräumt waren, stürzte Kane sein Bier hinunter.

»Lass uns gehen«, sagte er schnell, während er die leere Flasche auf den Tisch zurückstellte.

»Oder wir bleiben noch hier und spielen eine Runde Dart«, schlug ich vor. Kanes Blick glitt kurz zur Dartscheibe, die in der Nähe der Billardtische aufgehängt war, und kehrte dann zu mir zurück.

»Hast du denn schon einmal gespielt?«

Ich nickte eifrig. »Aber sicher. Ich bin Profi.«

Kane lachte laut auf. »Ich glaube dir kein Wort«, erwiderte er und hatte mit seiner Vermutung leider recht.

»Ja, na gut. Ich habe noch nie gespielt«, gab ich widerwillig zu. »Hast du denn schon einmal gespielt?«

Kane nickte. »Ja, ich habe schon öfter gespielt.«

Ich nickte lächelnd. »Na super. Dann kannst du es mir ja beibringen.«

Kane überlegte kurz.

»Eigentlich wollte ich schnell nach Hause. Morgen wartet wieder ein anstrengender Arbeitstag auf uns.«

»Ach, komm schon! Sei kein Spielverderber.«

Kane räusperte sich. »Na gut. Von mir aus, dann spielen wir. Aber nur eine Runde, dann fahren wir zurück zur Ranch.«

Ich nickte. »Versprochen.«

Kane hatte Dartpfeile besorgt und stand jetzt neben mir, während ich mich hoch konzentriert an der Linie aufgebaut hatte und einen Pfeil in der Hand hielt. Dann startete ich meinen ersten Versuch, allerdings blieb der Pfeil nicht stecken, sondern prallte von der Scheibe ab. Dann versuchte ich es ein zweites und auch ein drittes Mal, aber alle Versuche scheiterten kläglich.

Leise fluchend strich ich mir eine blonde Haarsträhne hinter das linke Ohr und bückte mich dann, um die Pfeile aufzuheben. Ich drückte sie Kane in die Hand. »Du bist dran«, sagte ich und feixte. »Ich muss mich erst einmal einspielen. Aber keine Sorge, ich werde dich später besiegen.«

Kane lachte. »Aber sicher doch. Etwas anderes hätte ich auch nicht von dir erwartet. Doch jetzt sollst du erst einmal einem echten Champion zusehen. Dabei kannst du noch etwas lernen.«

Nun stand er an der Linie und schoss schnell hintereinander seine Pfeile ab. Jeder Wurf war ein Treffer in hohe Punktefelder. Gewinnend schaute er mich an und grinste dabei von einem Ohr zum anderen.

»Na, beeindruckt?«

Ich stand mit verschränkten Armen da und beobachtete Kane, wie er die Pfeile aus der Dartscheibe löste.

Ich schnitt eine Grimasse. »Geht so.«

Ich streckte die Hand nach den Dartpfeilen aus und er gab sie mir. Dann positionierte ich mich wieder an der Line und visierte die Dartscheibe an. Der erste Schuss ging abermals ins Leere und ich schimpfte leise vor mich hin.

Als ich zum nächsten Schuss ansetzen wollte, hielt mich Kane zurück. »Ich kann das nicht mit ansehen. Lass mich dir zeigen, wie es richtig geht«, bat er und ich nickte.

»Meinetwegen, du kannst dein Glück gerne versuchen. Aber ich befürchte, dass ich keine begabte Dartspielerin bin.«

Kane lachte. »Warten wir's ab. Du musst ein bisschen lockerer stehen.« Er kam näher und zögerte einen Moment, doch dann legte er mir seine Hände auf die Hüften. »Du bist viel zu steif.«

Ich räusperte mich leise, als ich den leichten Druck seiner Finger durch meine Jeans fühlte.

»Steh' ich jetzt richtig?«, fragte ich gedämpft, während mein Blick auf seinem Mund ruhte.

Er nickte langsam und ich hätte ihn am liebsten geküsst. Woher kam denn dieser verrückte Gedanke auf einmal, fragte ich mich, ein bisschen über mich selbst erschrocken.

Ich riss mich zusammen. »Was muss ich als Nächstes tun?«

»Dann nimmst du einen Dartpfeil«, erklärte er weiter, »und hältst ihn ungefähr so in der Hand.« Kane gab mir den Pfeil und positionierte ihn in meiner Hand.

»So?«, fragte ich nach und er nickte. Sein T-Shirt streifte meines und ich konnte nur an die Muskeln darunter denken und wie gerne ich getestet hätte, wie durchtrainiert er wirklich war.

»Dann holst du aus und wirfst.« Er zeigte mir, wie, und führte meinen Arm, während ich den Pfeil losließ und er gleich darauf in der Dartscheibe einschlug. Ich musste breit grinsen und strahlte Kane glücklich an, als der Pfeil in einem Ring stecken blieb.

»Das war super«, jubelte ich und umarmte ihn spontan. Und genauso spontan schloss er mich in seine Arme und zog mich an sich. Es fühlte sich toll an, von ihm gehalten zu werden.

Kane lächelte, als er sich langsam aus meiner unverhofften Umarmung löste. »Ja, du hast den Triple Ring getroffen.«

Meine Wangen glühten, als ich zu ihm aufblickte. »Ist das gut?«, fragte ich und Kane nickte. »Ja, schon ziemlich.«

»Lass uns weiterspielen«, schlug ich vor und musste Kane nicht lange bitten.

Der Abend verging wie im Flug und wir hatten gar nicht bemerkt, wie sich der Pub allmählich geleert hatte.

»Wir schließen gleich«, sagte die junge Bedienung, die uns vorhin das Essen serviert hatte und jetzt urplötzlich neben uns aufgetaucht war.

Kane warf einen überraschten Blick auf seine Armbanduhr.

»Wow, schon so spät«, stellte er fest und ich blickte ebenfalls auf die Uhr.

Es war bereits Mitternacht. Wir hatten beim Spielen die Zeit völlig vergessen.

»Lass uns gehen«, sagte Kane. Ich nickte schnell und gab die Dartpfeile zurück.

Als ich an Kanes Seite den Pub verließ, fiel mir auf, dass wir tatsächlich die letzten Gäste waren.

Kapitel 7

Kane

Ich warf einen kurzen Seitenblick zu Sam hinüber und konzentrierte mich dann wieder auf die Straße. Heute Abend hatte ich zu meiner großen Überraschung feststellen müssen, dass sie viel weniger nervig war, als ich gedacht hatte. Ich musste sogar zugeben, dass der Abend mit ihr im Pub richtig Spaß gemacht hatte.

Erneut warf ich ihr einen knappen Seitenblick zu. Sam schaute aus dem Fenster und beobachtete die vorbeiziehende Landschaft.

»Warum starrst du mich an?«, fragte sie plötzlich und sah zu mir herüber.

Schnell richtete ich meinen Blick wieder nach vorne.

»Das mache ich doch gar nicht«, behauptete ich und war heilfroh, dass es im Wagen verhältnismäßig dunkel war, denn meine Wangen liefen mit Sicherheit gerade rot an. Das passierte mir leider häufig, wenn ich beim Flunkern erwischt wurde.

Aus den Augenwinkeln bemerkte ich, dass sie leicht mit den Schultern zuckte.

»Na ja, du hast jetzt schon das zweite, nein, ich glaube, sogar das dritte Mal zu mir herübergesehen. Also denke ich schon, dass du mich anstarrst.«

Mein Blick war sogar öfter als dreimal zu ihr gewandert. Aber das würde ich ihr jetzt unter Garantie nicht auf die Nase binden.

»Ich wollte nur wissen, ob du eingeschlafen bist«, schwindelte ich weiter.

»Nein, wie du siehst, bin ich putzmunter. Was dagegen, wenn ich das Radio anstelle?«

Ich schüttelte den Kopf. »Mach nur«, erwiderte ich knapp und Sam begann damit, an meinem Radio herumzudrücken, während ich mich auf die Straße konzentrierte. Sie wählte einen Kanal nach dem anderen an, aber kein Song schien ihr zu gefallen.

Nachdem sie gefühlte zehnmal den Sender gewechselt hatte, konnte ich mich nicht mehr beherrschen: »Könntest du dich eventuell für einen Sender entscheiden?«

»Hey, der Song ist toll«, sagte sie plötzlich, drehte das Radio so laut auf, dass ich dachte, mir würden die Ohren wegfliegen, und begann zu tanzen, wenn man das, was sie im Sitzen tat, so nennen konnte. Und damit nicht genug. Sie sang nicht nur lautstark zu Aretha Franklins *Respect* mit, sondern schaffte es auch, den Songtext total zu verschandeln.

»Du weißt schon, dass du total falsch singst«, rief ich über die Lautstärke hinweg.

Aber Sam lachte nur und tanzte noch viel wilder.

»Bist du betrunken?«, fragte ich feixend und sie schüttelte den Kopf. »Nicht von einem Bier«, gab sie zurück.

Die Frau war wirklich durchgeknallt, und dennoch musste ich lachen. Weil es eben nicht nur durchgeknallt war. Sie so unbeschwert zu sehen, war auch irgendwie süß und lustig. Mehr noch, ich fand sie gerade sogar ziemlich sexy.

Ich setzte den Blinker und wir bogen auf die lange gewundene Straße ein, die zur Ranch führte. Als sie in Sichtweite kam, fand ich es fast schon schade. Der Abend mit Sam war wirklich lustig gewesen und von mir aus hätte er noch längst nicht vorbei sein müssen. Aber alles endete irgendwann. Dieser Song, dieser Abend, dieser Tag. Leise seufzend parkte ich schließlich meinen Pick-up vor dem Haus und Sam drehte das Radio wieder leiser. Der Song war längst zu Ende.

»Da wären wir wieder«, sagte ich überflüssigerweise. Als würde sie das nicht selbst sehen.

Sam schaute mich mit strahlenden Augen an. Zwei Grübchen zierten ihre Wangen, die rosig und frisch aussahen. Mein Blick glitt zu ihren roten, vollen Lippen. Im Moment fiel es mir schwer, an etwas anderes zu denken als daran, wie wahnsinnig gerne ich sie küssen würde.

»Mit mir den Abend zu verbringen war nicht so schlimm, oder?«, fragte sie plötzlich und ich riss meinen Blick schweren Herzens von ihrem Mund los und schaute ihr wieder in die Augen.

Langsam schüttelte ich den Kopf und versuchte klar zu denken. Die Vorstellung, sie zu küssen, hatte mir ganz schön den Verstand vernebelt.

»Ich hatte es mir ehrlich gesagt schlimmer vorgestellt. Du bist nicht so nervtötend und anstrengend, wie ich gedacht hatte. Allerdings war die Tischwahl im Pub eine ziemliche Katastrophe«, zog ich sie auf.

»Stimmt doch gar nicht«, gab sie lachend zurück und fragte dann: »Bedeutet das, dass du mich mitnimmst, wenn du wieder mal in den Pub fährst?«

Ich ließ sie ein bisschen zappeln, dann nickte ich. »Aber nur unter einer Bedingung: Ich suche den Tisch aus und du isst mir nicht die Hälfte meines Essens weg. Wie klingt das?«

Sam nickte lachend. »Okay, das werde ich wohl hinbekommen.« Dann hörte sie plötzlich auf zu lächeln und schaute ernst drein.

»Ich fand den Abend mit dir wirklich schön. Danke, dass ich mitkommen durfte«. Der Blick, den sie mir schenkte, brachte mein Herz zum Rasen.

Leise räusperte ich mich. »Ich fand es auch schön«, sagte ich dann mit belegter Stimme.

Sie beugte sich näher zu mir herüber. Mein Herz schlug wie ein Trommelfeuer in meiner Brust, während wir auf sehr gefährliches Terrain schlitterten. Wenn wir stritten, brachte sie mich wenigstens nicht so schrecklich durcheinander. Als sie tatsächlich noch näher kam, hielt ich den Atem an. Ihre Lippen streiften meine Wange und dann die Haut unterhalb meines Ohres. Ihr Atem kitzelte mich auf wunderbare Weise. Ich konnte nicht atmen und stand kurz vor einer Ohnmacht.

»Und beim nächsten Mal werde ich dich auf jeden Fall beim Dart besiegen«, flüsterte sie und ich fühlte ihr Lachen an meiner Wange, als ich tief Luft holte. Ihre Berührungen brachten mich völlig aus dem Konzept. Mit hämmerndem Herzen schaute ich ihr dabei zu, wie sie sich von mir löste und sich entspannt in ihren Sitz lehnte.

Ihr verführerisches Lächeln war auf ihr Gesicht zurückgekehrt und sie wusste genau, wie schrecklich durcheinander sie mich gerade gebracht hatte. Ich sah ihr an der Nasenspitze an, dass sie diese Situation sehr genoss.

»Bis morgen«, flüsterte sie und öffnete schließlich die Autotür. Einen Augenblick später war sie ausgestiegen und verschwand in meinem Haus, während ich noch im Wagen sitzen blieb und mich erst mal erholen musste. Seufzend lehnte ich den Kopf nach hinten und schloss die Augen. Ich musste an Riley denken, und daran, wie gerne er Sam mochte. Freya war ihm nie sympathisch gewesen. Aber Sam konnte er wirklich gut leiden. Und darüber freute ich mich mehr, als ich eigentlich sollte.

Kapitel 8

Samantha

Seufzend ließ ich die Schubkarre los und drückte leise stöhnend den Rücken durch. Aber das half auch nicht gegen die Schmerzen. Es war heiß heute und der durchdringende Geruch nach Heu hüllte mich vollständig ein. Kane hatte mich mal wieder zur Stallreinigung eingeteilt, und ich war gerade dabei, frisches Heu auf die Schubkarre zu laden, um es danach hinüber in den Stall zu fahren und in den sauberen Boxen zu verteilen.

»Alles okay bei dir?«

Kanes Stimme ließ mich zusammenzucken. Schnell schaute ich mich zu ihm um. Bei seinem Anblick schlug mein Herz schneller und ich bekam ganz weiche Knie.

»Aber sicher«, gab ich zurück und versuchte dabei betont locker rüberzukommen. Insgeheim wünschte ich mir allerdings, Kane würde damit aufhören, mich im Stall schuften zu lassen. Doch darum würde ich ihn niemals bitten. Ich wollte keine Sonderbehandlung, schon gar nicht jetzt, wo wir uns ganz langsam näherzukommen schienen. Zumindest hatte ich seit unserem gestrigen gemeinsamen Abend im Pub dieses Gefühl. Oder täuschte ich mich?

»Du wolltest doch etwas lernen«, sagte Kane und ich blickte ihn mit hochgezogenen Augenbrauen an. Aber dann erinnerte ich mich an das Gespräch mit Riley und nickte lächelnd.

»Stimmt. Sag bloß, meine Beschwerde bei deinem Bruder hat Wirkung gezeigt?«

Kane lächelte ebenfalls, als er auf mich zukam und mir die Hand entgegenstreckte.

»Komm mit«, forderte er mich auf. Ohne zu zögern ließ ich meine Hand in seine gleiten und gemeinsam verließen wir die Scheune. Vor den offenen Toren blieben wir stehen und Kane ließ schließlich meine Hand wieder los. Einen Moment später zog er eine Peitsche aus der Gesäßtasche seiner verschlissenen Jeans und ich lächelte.

»Soll ich dir zeigen, wie man mit der Peitsche knallt?«

Ich nickte. »Unbedingt.«

»Okay. Du solltest vorsichtshalber Abstand halten. Am besten, du schaust erst einmal zu«, schlug er vor und ich tat, worum er mich bat.

Kane hielt den kurzen Stock der Peitsche fest in der Hand. Der braune Lederriemen fiel zu Boden und landete auf der trockenen, staubigen Erde.

»Kann es losgehen?«, fragte er.

Lächelnd erwiderte ich: »Ja, jetzt leg schon los.«

Gespannt schaute ich dabei zu, wie Kane die Peitsche schwang. Immer schneller und schneller ließ er den Riemen durch die Luft sausen. Als sich das Ende des Liederriemens zu einer Schlaufe formte, änderte Kane blitzschnell die Schwungrichtung. Ein ohrenbetäubender Knall zerriss die angespannte Stille und ich zuckte schreckhaft zusammen, während sich gleichzeitig ein Strahlen auf meinem Gesicht ausbreitete.

»Das war toll«, sagte ich begeistert. »Darf ich es jetzt auch mal versuchen?«

»Klar«, erwiderte Kane. »Ich zeige dir, wie es geht.«

Aufgeregt stellte ich mich neben ihn und nahm die Peitsche entgegen, die Kane mir nun reichte.

»Du musst die Beine etwas breiter auseinanderstellen«, riet er mir. »Genauso.«

»Wie geht es weiter?« Fragend blickte ich ihn an. Kane stellte sich nun hinter mich und mein Herzschlag beschleunigte sich sofort. Er legte seine Hand auf meine und ich hielt unwillkürlich den Atem an, als ich seinen Oberkörper an meinem Rücken spürte. Mein Brustkorb hob und senkte sich in tiefen Atemzügen.

»Jetzt den Arm heben«, sagte er und gemeinsam führten wir die Peitsche in die Luft.

»Peitsche und Arm müssen eine Linie bilden«, fügte er erklärend hinzu, als er meinen Arm in die richtige Position brachte.

»Und jetzt schwingen wir die Peitsche hin und her.«

Der Lederriemen kreiste über unseren Köpfen. Es fiel mir schwer, mich auf die Peitsche zu konzentrieren, weil mich die Nähe zu Kane ablenkte.

»Lass mich deinen Arm führen«, bat er und ich nickte stumm.

Die Peitsche schwang nun genau wie vorhin immer schneller und schneller durch die Luft. Schließlich formte sich das Ende des Riemens erneut zu einer Schlaufe.

»Okay, jetzt«, sagte Kane und dann änderte er wieder ruckartig die Richtung und tatsächlich entstand der erhoffte Knall.

Ich grinste breit, als wir die Peitsche sinken ließen, und drehte mich zu Kane um. »Es hat geklappt«, freute ich mich und Kane schenkte mir ein bezauberndes Lächeln, das mein Herz vor Freude hüpfen ließ.

»Ja, du hast es geschafft. Willst du es mal allein versuchen?«, bot er an. Klar wollte ich das.

Kane trat beiseite und ich brachte mich in Position. Dann versuchte ich alles genauso zu machen, wie Kane es mir gerade gezeigt hatte. Aber ich schaffte es nicht. Die Peitsche sauste zwar durch die Luft, aber der laute Knall blieb aus. Enttäuscht drehte ich mich zu Kane um.

»Was habe ich falsch gemacht?«, fragte ich und Kane kam zu mir, um mir Hilfestellung zu geben.

Ich versuchte es wieder und wieder und Kane blieb geduldig neben mir stehen und gab mir Tipps. Nach Dutzenden Fehlversuchen schwang der Riemen erneut durch die Luft und dann endlich klappte es. Der Knall ließ mich zusammenfahren, doch dann lachte ich freudig auf.

»Ich habe es geschafft«, jubelte ich.

Kane lächelte: »Ich wusste, dass du es hinbekommst.«

Seine Worte hinterließen ein warmes, zufriedenes Gefühl in meinem Inneren.

Klar, es ging letztendlich nur darum, die Peitsche knallen zu lassen, aber zu wissen, dass er an mich glaubte und es mir zutraute, machte mich glücklich.

»Danke«, gab ich zurück und versuchte den Wunsch, meine Lippen auf seine zu drücken, zu verdrängen.

Im Moment konnte ich wirklich an nichts anderes mehr denken, als daran, Kane zu küssen.

Er stand so nah vor mir, dass ich die hellen Sprenkel in seinen Augen sehen konnte.

Aber bevor ich all meinen Mut zusammennehmen und meinen Wunsch in die Tat hätte umsetzen können, räusperte er sich leise. Seine Wangen hatten eine gesunde rote Farbe angenommen. Wollte er vielleicht dasselbe wie ich? Seufzend trat Kane schließlich einen Schritt zurück und fuhr sich mit einer nervösen Geste durch die Haare.

»Also, ich muss dann mal wieder an dic Arbeit«, sagte er.

»Ja, klar, lass dich nicht aufhalten«, gab ich zurück, obwohl ich ihn natürlich liebend gerne noch ein Weilchen von der Arbeit abgehalten hätte.

»Wann bringst du mir das Lassowerfen bei?«, fragte ich, als ich ihm die Peitsche reichte. Kane nahm sie entgegen und wickelte den Lederriemen auf.

»Alles zu seiner Zeit«, gab er lächelnd zurück.

»Ich werde dich daran erinnern«, erwiderte ich und setzte dann hinzu: »Ich habe auch noch im Stall zu tun.«

»Kommst du klar oder soll ich dir Jeff zur Verstärkung schicken?«, fragte Kane und blickte mich dabei unverwandt an. Ich schüttelte den Kopf.

»Nein, es geht schon«, flunkerte ich.

Kane nickte. Dann sehen wir uns sicher später«, erwiderte er und drehte sich um. Aber bevor er endgültig gehen konnte, hielt ich ihn zurück.

»Kann ich mir heute Nachmittag deinen Pick-up leihen?«

Kane schaute mich fragend an.

»Na ja, Roger hat mein Auto auseinandergenommen und ich wollte nach Feierabend noch einen kleinen Ausflug nach Riverside machen. Also, kann ich mir den Pick-up leihen?«

Kane zuckte mit den Schultern. »Klar, meinetwegen. Der Schlüssel liegt in meinem Büro auf dem Schreibtisch. Du kannst ihn dir jederzeit nehmen. Aber erwarte nicht zu viel von Riverside. Die Stadt hat nichts Besonderes zu bieten.«

Lässig zuckte ich mit den Schultern. »Das macht gar nichts. Ich will mich nur ein bisschen umsehen.«

»Na dann, viel Spaß.«

»Danke«, gab ich zurück und blickte Kane nach, der Richtung Haus lief.

Schwer atmend drehte ich mich um und ging zurück in die Scheune, um meine Schubkarre zu beladen. Ich hatte noch eine Menge zu tun und es wurde Zeit, dass ich mich wieder an die Arbeit machte.

• • •

Als ich endlich mit der Reinigung des Stalls fertig war, lief ich erschöpft zum Haus zurück. Ich schwitzte und wollte so schnell wie möglich unter die Dusche.

Mit geschlossenen Augen lehnte ich mich gegen die kalten Fliesen und ließ das warme Wasser über meinen Rücken rauschen. Das tat wirklich gut. Langsam entspannten sich meine Rückenmuskeln und die Schmerzen von vorhin ließen allmählich nach, bis sie ganz verschwunden waren. Schließlich drehte ich das Wasser ab, stieg aus der Dusche und griff mir eines der Handtücher. Ich trocknete mich ab und öffnete dann die Badezimmertür. Ich lauschte, doch als ich niemanden hören konnte, tapste ich, nur mit einem Handtuch bekleidet, durch den Flur zu meinem Zimmer und schloss die Tür hinter mir. Ich zog Unterwäsche an und streifte mir dann Shorts und T-Shirt über. Als ich fertig war, schnappte ich mir meine Handtasche und verließ mein Zimmer. In Kanes Büro legte ich einen kurzen Zwischenstopp ein und angelte den Autoschlüssel von seinem Schreibtisch. Wenige Minuten später war ich in seinem Pick-up auf dem Weg nach Riverside.

Kane hatte recht gehabt, dachte ich, als ich mit dem Wagen über die Hauptstraße fuhr und mich nach allen Seiten umschaute. Auf den ersten Blick schien Riverside wirklich nicht viel zu bieten zu haben. Aber das machte mir nichts aus. Schließlich wollte ich nur ein paar neue Klamotten shoppen. Die wenigen Sachen, die ich dabei hatte, waren durch die Arbeit mittlerweile ziemlich in Mitleidenschaft gezogen worden. Eine neue Jeans und ein paar neue Shirts konnten also nicht schaden. Ich parkte meinen Wagen am Straßenrand, stieg aus und machte mich auf, die Stadt zu erkunden.

Es war toll, inkognito spazieren zu gehen. Die Leute gingen an mir vorüber und grüßten freundlich, aber niemand schien mich zu erkennen. Immer wieder blieb ich stehen und schaute mir die hübsch dekorierten Schaufenster an. Und dann wurde ich tatsächlich fündig. Ich entdeckte eine nette kleine Boutique.

Die Türglocke läutete, als ich den Laden betrat. Das Geschäft war nicht besonders groß und das Angebot schien überschaubar. Dennoch blickte ich mich interessiert um.

»Kann ich Ihnen behilflich sein? Suchen Sie etwas Bestimmtes?«, fragte mich eine Verkäuferin mittleren Alters mit einem modernen Kurzhaarschnitt. An ihrer Brust war ein Namensschild befestigt. Sie hieß Angela.

»Ja, ich brauche eine neue Jeans, und ein paar T-Shirts benötige ich auch.«

»Die Jeans liegen dort drüben«, erklärte die Frau und deutete mit dem Kopf in besagte Richtung, »und die T-Shirts hängen gleich hier.«

Sie zeigte mir den Kleiderständer, auf dem ein paar Shirts ordentlich aufgereiht waren.

»Vielen Dank«, erwiderte ich und suchte mir ein paar Sachen raus, die ich mit in die Umkleidekabine nahm.

Alles passte wie angegossen und ich ging schließlich zur Kasse, um die Sachen zu bezahlen.

Während Angela die Etiketten scannte, deutete sie auf eine karierte Bluse, die neben ihr auf dem Tresen lag.

»Die Bluse wurde heute erst geliefert. Ich glaube, die würde Ihnen hervorragend stehen.«

Neugierig nahm ich die Bluse in die Hand und befühlte den weichen Stoff. Dann hielt ich sie in die Höhe und schaute sie mir genauer an.

»Denken Sie nicht, dass die Fransen ein bisschen viel sein könnten?«, fragte ich skeptisch.

Umgehend schüttelte sie den Kopf. »Nein, diese Blusen sind hier gerade der letzte Schrei.«

Nachdenklich blickte ich Angela an und versuchte auszuloten, ob ich ihr glauben konnte.

Riverside konnte man nun wirklich nicht mit L.A. vergleichen. Dort ging so eine Bluse nämlich gar nicht.

»Probieren Sie die Bluse doch einfach an, dann werden Sie sehen, ob sie Ihnen steht«, schlug Angela vor.

Ich blieb argwöhnisch, ging aber dann in die Umkleidekabine zurück und streifte mir das gute Stück über. Angela folgte mir unaufgefordert. Als ich mich angezogen hatte, öffnete ich den Vorhang, damit sie mich sehen konnte, und betrachtete mich nachdenklich im Spiegel, während ich die letzten beiden Perlmuttknöpfe der Bluse schloss.

»Finden Sie, dass ich albern aussehe?«

Angela schüttelte vehement den Kopf. »Ganz und gar nicht. Die Bluse steht Ihnen ausgezeichnet. Sie sehen fantastisch aus. Die Farbe betont auf interessante Weise Ihre Augen.«

Wieder musterte ich mein Spiegelbild. In L.A. könnte ich mich in so einem Aufzug niemals blicken lassen. Ich dachte an Amanda. Wenn die mich in dem Outfit sehen würde, würde sie mit Sicherheit einen Herzinfarkt erleiden. Nur schwerlich verkniff ich mir beim Gedanken an meine beste Freundin ein breites Grinsen.

Aber jetzt war ich ja nicht Samantha Davenport, sondern Samantha Stewart. Und Angela hatte recht. Jetzt sah ich aus wie ein waschechtes Cowgirl. Aus einer verrückten Laue heraus wandte ich mich an Angela: »Ich kaufe die Bluse. Bitte packen Sie sie mir ein.«

»Gute Entscheidung«, erwiderte Angela freundlich lächelnd. »Das freut mich. Ich packe sie zu den anderen Einkäufen.«

Ich verschwand wieder hinter dem Vorhang. Als ich mich umgezogen hatte, reichte ich Angela, die noch immer vor der Umkleidekabine wartete, die Bluse.

»Das macht dann 157 Dollar und 25 Cent«, sagte sie und packte alles in eine Tüte. Während ich ihr die Scheine auf den Tresen legte, fragte ich: »Wissen Sie, wo ich hier einen Kaffee bekommen kann?«

Angela sortierte die Scheine in ihrer Kassenschublade ein und gab mir mein Wechselgeld. »Den besten Kaffee gibt es in Joe's Diner, gleich um die Ecke.«

Ich nickte, nahm mein Wechselgeld entgegen und schob meine Geldbörse zurück in meine Handtasche.

»Danke für den Tipp«, erwiderte ich und machte mich nach einer knappen Verabschiedung auf den Weg zum Diner.

Ich musste Angela recht geben, dachte ich später, als ich meinen Becher Kaffee in der Hand hielt und weiter durch Riverside schlenderte. Das war wirklich der beste Kaffee, den ich seit einiger Zeit getrunken hatte. Ich überlegte, zurück zur Ranch zu fahren, doch als ich weiter durch die Stadt bummelte, entdeckte ich einen kleinen Park. Wunderschöne bunte Blumen wuchsen dort und hohe Bäume spendeten ausreichend Schatten. Kurzentschlossen setzte ich mich auf eine der Bänke, trank meinen Kaffee und begann mich zu entspannen. Leute schlenderten vorbei. In einiger Entfernung spielten ein paar Kinder Ball. Eine ältere Dame, die mit ihrem Hund unterwegs war, setzte sich neben mich auf die Bank. Wir begannen eine zwanglose Plauderei über das schöne Wetter. Alles war so wunderbar normal. Niemand erkannte mich und das war genau, was ich mir gewünscht hatte. Es tat gut, sich frei bewegen zu können und nicht im Rampenlicht zu stehen. Ein Gefühl, an das ich mich durchaus gewöhnen könnte, schoss es mir durch den Kopf. Rundum zufrieden trank ich meinen Kaffee aus. Aber ich fuhr noch nicht zurück. Ich blieb einfach sitzen und genoss das schöne Wetter. Morgen war ein neuer Tag und dann hatte Kane sicher wieder ein paar undankbare Aufgaben für mich. Bis dahin kostete ich das Gefühl aus, mal nichts tun zu müssen.

Kapitel 9

Kane

Überrascht blickte ich auf, als Sam zu meiner offenen Bürotür hereingestolpert kam. Sie hielt sich den linken Arm und fluchte leise.

»Was ist denn passiert?«, fragte ich.

»Das Mistvieh hat mich gehackt«, presste Sam wütend hervor.

»Welches Mistvieh?«

Ich stand von meinem Stuhl hinter dem Schreibtisch auf und ging auf Sam zu. Der Papierkram musste erst mal warten.

»Als ob du das nicht wüsstest! Eines deiner blöden Hühner natürlich.«

Ich verkniff mir tunlichst ein Grinsen. Auch wenn es mir wirklich sehr schwerfiel.

»Zeig mal her«, forderte ich sie auf und sie streckte mir zögerlich den Arm entgegen.

Ich hielt sie fest und begutachtete ihre Wunde, dabei entging mir nicht, wie nah sie vor mir stand. Ich musste an den vergangenen Abend denken. Seit gestern hatte sich etwas zwischen uns verändert. Kam es nur mir so vor oder empfand sie genauso? Ich hätte sie gerne gefragt, wusste aber nicht so recht, wie ich es anstellen sollte. Also ließ ich es sein. Während ich sie festhielt, schaute sie mir in die Augen und mein Herz geriet sofort ins Stolpern. Ich räusperte mich leise. Wovon hatten wir gerade gesprochen? Ach ja, meine Hühner.

»Ja, das war bestimmt Bertha. Sie lässt sich nur schwer ihre Eier abnehmen.«

»Bertha? Du gibst deinen Hühnern Namen?«

Ich zuckte leichtfertig mit den Schultern. »Nicht allen, nur ihr. Bertha ist eben ein ganz besonderes Huhn«, fügte ich vielsagend hinzu und entlockte Sam damit tatsächlich ein schwaches Lächeln.

»Das habe ich gemerkt.«

Noch immer hielt ich sie fest. »Es ist nur ein Kratzer und der ist zum Glück nicht besonders tief. Bist du geimpft?«, wollte ich sicherheitshalber wissen und ließ dann lieber ihren Arm los.

Sam blickte zu mir auf. Schaute sie mich gerade wirklich sehnsuchtsvoll an oder bildete ich mir das nur ein? Ich sollte lieber nicht darüber nachdenken.

»Was?«, fragte sie und bekam ganz rote Wangen.

Amüsiert bemerkte ich, dass sie mir gerade gar nicht richtig zugehört hatte. Woran sie wohl gedacht hatte?

»Tetanus? Bist du geimpft?«

Samantha nickte langsam. »Ja, ja, bin ich«, stammelte sie.

»Gut, sonst hätte ich dich zum Arzt schicken müssen. Nicht, dass du noch eine Blutvergiftung bekommst, oder Wundstarrkrampf.«

Ich trat einen Schritt zurück, brachte etwas Abstand zwischen uns. Mir war es fast lieber, wir gerieten aneinander, als uns so nahe zu kommen. Das war gefährlich, schließlich hatte ich fest vor, mich von ihr fernzuhalten. In letzter Zeit brachten Frauen mir nur Ärger. Ich reichte ihr schließlich das Pflaster, das ich aus einer Schublade meines Schreibtisches genommen hatte.

»Nicht, dass du mir noch verblutest.«

»Keine Sorge, da besteht keine Gefahr.«

»Um dich mache ich mir keine Sorgen. Eher um mein schönes Büro. Außerdem wer sollte die Sauerei dann saubermachen?«

Mit ihr verbal ein bisschen zu rangeln war besser, als ihr schmachtende Blicke zuzuwerfen.

Sam grinste leicht und klebte sich das Pflaster auf den Kratzer. Gut, jetzt befanden wir uns wieder auf sicherem Terrain. Sie drückte mir die leere Verpackung in die Hand.

»Danke für das Pflaster«, sagte sie und machte Anstalten, mein Büro zu verlassen.

»Wer kümmert sich jetzt um meine Eier?«, rief ich ihr nach. Und bereute den Satz sogleich. So wollte ich das eigentlich nicht formulieren. Sam streckte prompt den Kopf wieder zur Tür herein. Ihr Gesicht zierte ein hinreißendes Lächeln.

»Um die musst du dich wohl vorerst selbst kümmern«, erwiderte sie trocken. »Was deine Hühner betrifft, halte ich mich von dieser zänkischen Bertha fern und gehe nachsehen, ob Henry meine Hilfe bei den Pferden braucht.«

Ich fing mich beachtlich schnell wieder und gab schlagfertig zurück: »Schade, dabei dachte ich, dass ihr beiden euch super verstehen müsstet.«

Sam grinste noch breiter. »So früh am Morgen und schon so witzig. Wirklich kaum zu glauben.«

Dann verschwand sie und ich ließ mich seufzend auf die Tischkante sinken. Meine Wangen glühten. *Wer kümmert sich jetzt um meine Eier?* Oh Gott, hätte ich noch eine blödere Frage stellen können? Am liebsten würde ich vor Peinlichkeit im Boden versinken. Das Klingeln meines Telefons rettete mich und brachte mich auf andere Gedanken. Ich atmete tief durch, verscheuchte Sam vorerst erfolgreich aus meinem Kopf und nahm das Gespräch an.

»Hey, Kane, ich habe ein Angebot für dich, das du unmöglich ausschlagen kannst«, begrüßte mich Mike Flanagan. Seine Ranch lag meiner am nächsten und wir waren ganz gut befreundet.

»Und dieses Angebot wäre?«, fragte ich nach kurzem Zögern und war gespannt, was Mike so Dringendes zu erzählen hatte. Ich war ganz Ohr, als Mike endlich zu reden begann.

• • •

Das Angebot ist wirklich gut, dachte ich eine halbe Stunde später nach meinem Gespräch mit Mike noch immer. Ich hatte ihn um Bedenkzeit gebeten, damit ich mir seinen Vorschlag in Ruhe überlegen konnte, und jetzt griff ich zum Telefon, um ihn zurückzurufen und zuzusagen.

»Du wirst es nicht bereuen«, sagte Mike und freute sich über meine Zusage. »Allerdings fürchte ich, es könnte ein Problem geben. So kurzfristig mehrere Trucks zu mieten, um die Rinder abzuholen, könnte schwierig werden«, gab er zu bedenken.

Da hatte er mit Sicherheit recht.

»Lass mich mal rumtelefonieren und sobald ich weiß, wie ich die Tiere von dir abhole, melde ich mich wieder bei dir.«

»Alles klar, Kane. Dann bleiben wir in Kontakt. Viel Glück.«

»Danke, das werde ich brauchen«, erwiderte ich und legte nach einer knappen Verabschiedung auf.

Die nächsten zwei Stunden telefonierte ich mir die Finger wund und redete mir den Mund fusselig. Aber Mike hatte zu meinem Verdruss leider recht behalten. So kurzfristig mehrere Trucks zu mieten, war nicht drin.

Also musste ich den Deal entweder sausen lassen oder mir etwas anderes einfallen lassen. Ich entschied mich für zweiteres.

Als ich über den Hof lief, traf ich die Jungs beim Pferdestall an. Es war gleich Feierabend und sie brachten gerade die Pferde zurück.

»Ich habe eine gute und eine schlechte Nachricht«, verkündete ich, als ich mich zu ihnen gesellt hatte. »Welche wollt ihr zuerst hören?«

Chris, der gerade damit beschäftigt war, seinem Pferd Sattel und Decke abzunehmen, entgegnete: »Lieber die gute Nachricht zuerst.«

Roger, Jeff, Jason und Henry nickten zustimmend.

»Ja genau, gute Nachrichten hört man doch immer wieder gerne«, meinte Jason und ich nickte.

Dann erzählte ich ihnen von Mikes Anruf.

»Und warum verkauft er seine Rinder so plötzlich?«, hakte Roger nach, der gerade damit beschäftigt war, sein Pferd trocken zu reiben.

»Mike meinte, dass er schon lange über diesen Schritt nachdenken würde. Und jetzt hat er sich tatsächlich dazu entschieden, die Rinder zu verkaufen und sich ganz der Pferdezucht zu widmen.«

Jason nickte. »Das Angebot klingt wirklich nicht schlecht. Heißt das, dass du es annimmst?«

Ich nickte. »Ja, das würde ich gerne. Aber es gibt da ein Problem. Und das ist die schlechte Nachricht, von der ich gerade gesprochen habe. Mike will sie nämlich so schnell wie möglich verkaufen und in den nächsten zwei Wochen habe ich keine Chance, einen Truck zu mieten, der groß genug wäre, die Tiere zu transportieren.«

»Und wie wäre es, wenn wir zwei oder mehrere kleinere Trucks mieten würden?«, schlug Henry vor.

Aber ich schüttelte bedauernd den Kopf.

»Ich habe es wirklich versucht. Aber im Moment sieht es einfach verdammt schlecht aus. Irgendwelche Ideen, wie wir die Rinder von Mike nach Seven Hills bekommen?«

Wartend blickte ich in die Runde, als sich Chris' Miene aufhellte.

»Ich glaube, ich habe tatsächlich eine Idee. Wie wäre es, wenn wir die Tiere einfach hertreiben?«, schlug er vor.

Ich dachte über seinen Vorschlag nach. So übel war der gar nicht. Erleichtert stellte ich fest, dass die anderen es genauso sahen.

»Allerdings würde die Tour mindestens einen Tag dauern«, wandte ich ein.

Jeff zuckte mit den Schultern. »Ich finde die Idee trotzdem gut. Ist irgendwer dagegen?«, fragte er dann in die Runde. Niemand meldete sich zu Wort.

»Okay, dann lasst es uns so machen. Ich sage Mike Bescheid. Ich muss noch ein paar Vorkehrungen treffen, aber in den nächsten Tagen brechen wir auf«, beschloss ich und die anderen nickten zustimmend.

»Wieso darf ich bei eurer kleinen Zusammenkunft nicht dabei sein?«, vernahm ich auf einmal Sams Stimme hinter mir und drehte mich zu ihr um. Sie war noch zwei Schritte entfernt und kam jetzt auf uns zu. An Sam hatte ich gerade einmal nicht gedacht. Was sollte ich mit ihr machen, wenn wir einen ganzen Tag lang nicht da waren? Ich ließ sie nur ungern allein auf der Ranch zurück. Vielleicht konnte einer der Jungs bei ihr bleiben, überlegte ich weiter, als sich Chris zu Wort meldete.

»Kane hat uns gerade erzählt, dass er von Mike Flanagan ein paar Dutzend Rinder kaufen kann. Leider können wir momentan keine Trucks mieten, um die Tiere auf die Ranch zu bringen«, schilderte er in knappen Worten das Problem und Sam hörte aufmerksam zu.

»Daher haben wir beschlossen, die Tiere herzutreiben. Allerdings werden wir einen ganzen Tag unterwegs sein«, ergänzte ich.

Sam nickte. »Klingt aufregend«, sagte sie und wurde sichtlich von einem Anflug Abenteuerlust gepackt.

»Darf ich auch mitkommen?«, fragte sie dann und Chris und die anderen warfen sich vielsagende Blicke zu.

»Einen ganzen Tag im Sattel zu verbringen ist kein Zuckerschlecken«, erhob ich Einspruch.

»Das macht mir nichts aus«, erwiderte Sam und ich hörte Chris lachen.

Sam ignorierte Chris geflissentlich. Stattdessen fragte sie: »Nehmt ihr mich nun mit?«

Chris' Grinsen wurde noch breiter, als er wiederholte: »Ja, Boss, nehmen wir sie mit?«

Ich hatte kein gutes Gefühl bei der Sache. Aber Sam alleine hierzulassen gefiel mir eben auch nicht.

»Na gut, meinetwegen, du kannst mitkommen«, lenkte ich schließlich ein und wandte mich an Sam. Dabei war ich mir allerdings ganz und gar nicht sicher, ob die Idee wirklich so gut war.

Samantha

Okay, warum hatte ich noch einmal darauf bestanden, mit zum Rindertreiben zu kommen?

Wir waren heute Morgen aufgebrochen, als es gerade erst hell wurde und die Sonne langsam hinter den Bergen hervorkroch. Jetzt waren wir schon eine gefühlte Ewigkeit unterwegs. Stunden, in denen wir alle fast ununterbrochen – mal abgesehen von einer viel zu kurzen Pause, um die Pferde trinken zu lassen – im Sattel saßen. Mir tat der Hintern weh und der Rücken und genaugenommen jeder Knochen im Leib. Ich wollte nach Hause. Einfach nur nach Hause. Aber mein Zuhause schien mir mittlerweile unüberwindbar weit entfernt.

Und das Schlimmste am heutigen Tag war eindeutig Chris. Er war der Schrecklichste der ganzen Bande. Immer wieder spürte ich seine Blicke auf mir. So als würde er nur darauf warten, dass ich das Handtuch warf und vor Erschöpfung vom Pferd kippte. Warum konnte er mich denn nicht leiden? Die meisten Leute fanden mich ziemlich liebenswert. Ich konnte mich beim besten Willen nicht erinnern, ihm irgendetwas getan zu haben. Hatte ich ihn vielleicht unabsichtlich beleidigt, überlegte ich. Aber nein, dachte ich dann kopfschüttelnd. Schon seit meinem ersten Tag auf Kanes Ranch wollte er nichts mit mir zu tun haben. Warum, blieb mir allerdings ein Rätsel.

»Brauchst du eine Pause?«, fragte Kane plötzlich, der nun mit seinem Pferd neben mir herritt. Ich warf einen Blick in die Runde. Den Jungs schien der Ritt nichts auszumachen. Aber sie waren es ja auch gewohnt, länger im Sattel zu sitzen. Ich hingegen war noch nie länger als eine Stunde ausgeritten.

Ich wollte gerade »Ja« sagen, als Chris zu uns beiden aufschloss. Er hatte Kanes Frage gehört und wiederholte nun: »Ja, brauchst du eine Pause, Sam?«, und dann merkte er blöd grinsend an: »Du siehst ziemlich fertig aus.«

Ich wandte meinen Blick von Chris ab und schüttelte dann den

Kopf. Ich atmete tief durch, dann sagte ich zu Kane: »Nein, ich brauche keine Pause. Mir geht es gut.«

Kanes Blick huschte von mir zu Chris und blieb dann wieder an mir hängen. »Bist du sicher? Es wäre nicht schlimm, wenn wir kurz ausruhen würden.«

Ich schüttelte abermals den Kopf. »Nein, wirklich, nicht nötig«, beharrte ich.

Schweigend ritten wir weiter und es dauerte nicht allzu lange und Kane setzte sich an die Spitze. Er zügelte sein Pferd, bis es zum Stehen kam, und der Rest der Truppe hielt ebenfalls an.

»Was gibt es denn, Boss?«, fragte Jason und lüftete seinen Hut, um sich Luft zuzufächeln. Es war wirklich warm heute.

»Ich brauche eine Pause«, sagte Kane plötzlich und ich hätte vor Dankbarkeit heulen können.

»Ja, ich auch«, erwiderte Jeff und auch Roger und Henry nickten zustimmend.

»Eine Pause kann wirklich nicht schaden«, stimmte Jason zu.

Der Einzige, der missmutig dreinblickte, war Chris.

»Gut«, meldete sich Kane erneut zu Wort. »Dort vorne bei den Bäumen ruhen wir aus. Dann können die Pferde auch wieder trinken.«

Zustimmendes Nicken und der Tross setzte sich noch einmal in Bewegung. Als wir gut zehn Minuten später bei der Baumgruppe ankamen, glitt ich erleichtert aus dem Sattel.

Ich nahm die Zügel meines Pferdes und führte es auf wackeligen Beinen zum Fluss hinunter. Das Wasser glitzerte wunderschön im Sonnenlicht und ich schaute zu, wie das Tier trank. Dann ließ ich mein Pferd einfach wie die anderen auf der Koppel stehen, damit es ausruhen und grasen konnte.

In der Zwischenzeit suchte ich mir einen Baum aus und achtete darauf, mich möglichst von Chris fernzuhalten. Seine Laune schien heute noch schlechter als sonst.

Genüsslich ließ ich mich schließlich zu Boden sinken, lehnte mich gegen den Stamm und trank aus meiner Wasserflasche. Seit ein paar

Wochen war ich nun schon auf Kanes Ranch und mittlerweile musste ich zugeben, dass der Job wirklich hart war. Kane hatte bei dem Gespräch in seinem Büro nicht übertrieben, wie ich anfangs geglaubt hatte.

»Geht es dir besser?«, fragte Kane und ließ sich neben mir ins Gras fallen. Überrascht blickte ich ihn an und nickte dann.

»Ja, danke.«

Kane schaute mich mit hochgezogenen Augenbrauen an. »Wofür denn?«

Meine Wangen glühten. »Na ja, dafür, dass du mir eine Pause verschafft hast, ohne mich vor den anderen bloßzustellen.«

Kane lächelte. »Kein Problem. Dafür sind Freunde doch da.«

Ich warf ihm einen Seitenblick zu. »Sind wir denn Freunde?«

Kanes Lächeln wurde breiter. »Ich denke, mittlerweile sind wir tatsächlich Freunde, oder?«

Ich lächelte ebenfalls und nickte. »Ja, sind wir.«

»Was läuft da eigentlich zwischen Chris und dir?«, fragte Kane schließlich und ich schüttelte entnervt den Kopf.

»Wenn ich das wüsste. Ich glaube, er mag mich einfach nicht«, erwiderte ich dann.

Kanes Lachen wurde noch breiter. »Warum bloß?«

Ich lachte ebenfalls. »Ja, warum eigentlich? Dabei bin ich doch so ein nettes, entspanntes Mädchen, das keine Allüren hat und nicht im Geringsten nervt oder anstrengend ist.«

Kane lachte laut auf. »Reden wir jetzt wirklich noch von dir?«, flachste er und ich grinste ihn belustigt an.

»Nein, im Ernst«, sagte er dann. »Gib ihm einfach noch ein bisschen Zeit. Ich bin mir sicher, dass er seine Meinung über dich ändern wird, wenn er dich erst ein bisschen besser kennengelernt hat.«

Ich nickte. »Kann sein«, gab ich zurück, glaubte aber nicht recht daran. Wenn man jemanden nicht leiden konnte, dann war das eben so und ließ sich nur schwer ändern.

»Wir sollten jetzt weiterreiten«, schlug Roger vor und Kane seufzte leise auf.

»Diese Idee war wirklich blöd«, flüsterte er mir leise zu und ich konnte mir ein Lachen nicht verkneifen. »Und ich kann es kaum erwarten, wieder zu Hause zu sein. Mein Hintern hat mir lange nicht mehr so wehgetan«, fügte er augenzwinkernd hinzu.

»Geht mir genauso«, gab ich zu und Kane musste wieder lachen. »Das dachte ich mir. Ich hoffe, die Pause hat dir geholfen.«

Ich nickte. »Auf jeden Fall.«

»Glaubst du, dass du es schaffst?«, fragte Kane. Aber nicht, weil er wollte, das ich versage, sondern weil er sich Sorgen machte. Zumindest hatte ich diesen Eindruck.

Tapfer gab ich zurück: »Ich beiße einfach die Zähne zusammen und werde es überstehen.«

Kane nickte. »Was anderes hatte ich auch nicht von dir erwartet. Du bist zäher und härter, als ich es dir am Anfang zugetraut hätte.«

Damit stand er auf und ich freute mich wirklich sehr über dieses Kompliment. Aus seinem Mund bedeutete das etwas.

Ich hatte bereits nicht mehr daran geglaubt, aber wir schafften es tatsächlich zu Mike Flanagans Ranch und kamen dort am frühen Nachmittag an. Chris wirkte munter, von Erschöpfung keine Spur. Auch den anderen merkte man den langen Ritt nicht an. Nur ich war fix und fertig. Einzig allein mein Stolz ließ mich Haltung wahren.

Kane wickelte seinen Deal ab und wir anderen ruhten uns aus und konnten uns frisch machen und etwas essen. Am frühen Abend machten wir uns bereits auf den Weg zurück nach Seven Hills. Mir wäre es lieber gewesen, wir hätten bei Mike übernachtet, aber er hatte einfach nicht die Kapazität, uns alle in seinem Haus unterzubringen.

Die Jungs trieben die gekauften Rinder vor sich her, während ich mich eher abseits hielt. Es fiel mir schwer, mit den anderen mitzuhalten, denn ich war noch immer ziemlich am Ende. Die Pause bei den Flanagans hatte daran leider auch nichts geändert. Das Einzige, das mich aufrecht im Sattel hielt, war meine Selbstachtung. Ich wollte nicht als Schwächling gelten und Chris keine neue Angriffsfläche bieten. Und so tat ich genau das, was ich Kane gegenüber angekündigt hatte: Ich biss die Zähne zusammen und hielt irgendwie durch.

Als es langsam dunkel wurde, hielten wir an, um unser Nachtlager aufzuschlagen. Draußen zu übernachten hatte ich mir in meiner Fantasie immer sehr romantisch vorgestellt. Aber das war es ganz und gar nicht. Die Rinder blökten, die Jungs rissen doofe Witze und die Schmerzen in meinem Rücken und in meinem Allerwertesten brachten mich fast um. Außerdem hatte ich Hunger und musste dringend für kleine Mädchen.

Roger, Jason und Henry hatten derweil Feuerholz gesammelt und zündeten ein Lagerfeuer an. Kane kümmerte sich um das Abendessen. Es gab Instantsuppe für alle. Na super!

Ich saß auf einer Decke und schaute den Jungs zu, wie sie ihre Schlafsäcke um die Feuerstelle ausrollten. Leise seufzend stand ich schließlich auf und holte meinen eigenen Schlafsack. Er war an meinem Sattel befestigt. Ich legte ihn etwas abseits, was den Nachteil hatte, dass ich zu weit vom Feuer entfernt lag und deshalb weniger Wärme abbekommen würde. Aber mir war es lieber so. Ich würde diese Nacht schon irgendwie überleben.

Die Jungs hatten es sich mittlerweile bequem gemacht und löffelten ihre Suppe. Ich fragte mich, ob die gar nicht merkten, wie scheußlich die Brühe schmeckte, oder ob es ihnen schlicht und einfach egal war. Tapfer zwang ich mir wenigstens die Hälfte der Suppe rein. Wenn ich heute Nacht schon an Unterkühlung leiden musste, dann wenigstens nicht auch noch an Hunger.

Mittlerweile war es fast dunkel. Kane hatte mir seine Taschenlampe überlassen, dafür war ich ihm wirklich dankbar. Aber noch spendete das Lagerfeuer genügend Licht. Als ich von meiner provisorischen Toilette, sprich hinter dem weitentferntesten Busch, zurückkam, war ich so müde, dass es mir schon fast gleichgültig war, wo ich schlief. Ich freute mich sogar darauf, dass ich mich jetzt endlich in meinen Schlafsack kuscheln und die Augen schließen konnte. Der morgige Tag würde sicher wieder schrecklich anstrengend werden. Während Roger und Jason schon zu schlafen schienen, saßen Jeff, Kane, Henry und Chris noch ums Lagerfeuer herum und quatschten. Ich hätte mich zu ihnen gesellen können, aber ich legte keinen gesteigerten Wert darauf, mich aufziehen zu lassen.

»Setz dich doch noch zu uns«, schlug Henry plötzlich vor, als er mich bemerkte.

Aber ich schüttelte den Kopf. »Lieber nicht. Ich bin müde und lege mich schon mal schlafen.«

Henry nickte, Chris blieb stumm und Kane lächelte mich mitfühlend an. Ich glaube, er wusste genau, wie ich mir gerade zumute war. »Dann gute Nacht«, gab Henry zurück und Kanes Lächeln ließ mein Herz gleich ein bisschen schneller klopfen.

Die Nacht war hereingebrochen und ich schaltete die Taschenlampe aus. Die Flammen züngelten um die Holzscheite und das Feuer knisterte, während kleine glühende Funken durch die Luft schwebten. Schließlich klappte ich meinen Schlafsack auf und kroch selig hinein. Ich versuchte es mir so gemütlich wie irgend möglich zu machen, als mich plötzlich etwas am Bein berührte. Im Halbdunkel sah ich nur etwas Langes, Dünnes, Gewundenes und schrie vor Schreck laut auf. Panisch versuchte ich aus dem Schlafsack zu kommen, aber der Reißverschluss hatte sich verklemmt. Wie eine Irre riss und zerrte ich, bis ich mich endlich befreien konnte. Ich fiel rückwärts und landete auf meinem Hintern, während mir der Schreck in den Gliedern saß und ich vor Angst zitterte. Kane war sofort an meiner Seite.

»Verflucht, was ist passiert?«, wollte er wissen.

Ich wollte wirklich nicht weinen, aber ich konnte es nicht verhindern. Dicke Tränen liefen über mein Gesicht, als ich aufgeregt schluchzte: »Da ist eine Schlange in meinem Schlafsack.«

Mittlerweile war ich auch von den anderen umringt. Sogar Roger und Jason waren aufgewacht und standen nun um mich herum, während sich Kane die Taschenlampe schnappte und meinen Schlafsack durchsuchte.

»Sei vorsichtig«, sagte ich und wischte mir die Tränen weg. Dann hatte Kane das Mistvieh gefangen und hielt es sogar in die Höhe.

»Das ist nur eine alte Schlangenhaut«, sagte er und streckte mir das ekelhafte Ding hin. Ich schreckte schreiend zurück.

»Sorry«, sagte Kane schnell. »Ich wollte dich nicht noch mal erschrecken.«

Kane warf die Haut in weitem Bogen beiseite. »Geht es dir gut?«, fragte er dann und sah dabei reichlich besorgt aus.

Ich schniefte und mein Herz hämmerte so heftig in meiner Brust, dass ich das Gefühl hatte, meine Rippen würden brechen. Vor Angst hatte ich kaum Luft bekommen.

Ich schüttelte den Kopf. »Nein, es geht mir nicht gut«, erwiderte ich und weinte dann vor Erleichterung.

»Nur eine blöde Schlangenhaut«, flüsterte ich zitternd, um den Vorfall zu verstehen und zu verarbeiten.

Kane beugte sich zu mir und strich mir die Haare zurück. »Das wird wieder«, sagte er, während die anderen nur ratlos dreinschauten. Schließlich richtete sich Kane auf und baute sich mit verschränkten Armen vor seinen Männern auf.

»Wer von euch war das?«, fragte er knapp, während ich immer noch zitternd auf dem Boden saß.

Blicke wurden getauscht und alle sahen betroffen aus. Alle bis auf einen – Chris. Der lächelte und die Flammen tanzten auf seinem Gesicht. Ich konnte sehen, wie sich Kanes Miene verfinsterte.

»Was hast du dir dabei gedacht?«, fragte er aufgebracht.

Chris zuckte mit den Schultern. »Ich wollte nur einen kleinen Scherz machen«, rechtfertigte er sich.

»Das ist aber nicht witzig«, gab Kane erbost zurück. »Das ist total idiotisch. Verdammt, ich sollte dich feuern.«

Kane war sauer, richtig sauer. Stinkwütend traf es am allerbesten. Und wenn ich selbst nicht dermaßen neben mir gestanden hätte, wäre ich Chris mit Sicherheit an die Gurgel gesprungen. Aber er hatte Glück, ich musste mich erst einmal neu sortieren.

Kane ließ Chris überhaupt nicht zu Wort kommen, stattdessen presste er grimmig hervor: »Ich warne dich, noch so einen geschmacklosen Scherz und du fliegst hochkant raus! Kapiert?«

Im Schein des Feuers sah ich, dass sich Chris Wangen rot färbten. Dass Kane so reagieren würde, hatte er anscheinend nicht erwartet.

»Ja, ich habe es kapiert«, erwiderte er kleinlaut.

»Gut«, meinte Kane. »Und jetzt sollten wir alle schlafen gehen. Der Tag morgen wird anstrengend.«

Die Jungs nickten und bald darauf hatten sich alle auf ihrem Nachtlager ausgestreckt. Kane half mir derweil auf die Beine.

»Geht's wieder?«, fragte er. »Chris hat sich wie ein Idiot benommen. Das tut mir leid. Ich habe keine Ahnung, wo er die Schlangenhaut herhat. Vermutlich hat er sie zufällig gefunden.«

Ich zitterte noch immer am ganzen Körper. Jetzt ließ das Adrenalin nach und ich fühlte mich hundeelend.

Aber dann versuchte ich mich zusammenzureißen. »Es geht schon wieder«, log ich und bückte mich, um meinen Schlafsack aufzuschütteln. Als ich ihn wieder auf dem Boden ausbreiten wollte, hielt Kane meine Hand fest. Überrascht sah ich zu ihm auf.

»Du zitterst ja«, stellte er fest und entschied kurzerhand: »Du schläfst heute Nacht bei mir.«

Ich zögerte kurz. »Was werden die anderen denken?«

»Das ist mir egal«, erwiderte Kane sofort. »Du wirkst, als würdest du unter Schock stehen. Außerdem ist es abseits vom Feuer sowieso viel zu kalt. Also komm schon. Ich kann dich aufwärmen.«

Ich ließ mich nicht zweimal bitten. Als mir Kane seine Hand hinstreckte, griff ich zu.

Wenn es ihm egal war, was die anderen dachten und sagten, war es mir auch egal.

Kane schlug seinen Schlafsack auf und ließ mir den Vortritt. Erleichtert kroch ich hinein. Es war eng zu zweit im Schlafsack und am Anfang hatte ich Berührungsängste, aber dann legte er sich ganz nah hinter mich und in diesem Augenblick gab es nichts Schöneres, als mich an seine breite, warme Brust zu schmiegen. Er legte beschützend einen Arm um mich und es dauerte nicht lange, bis mir die Augen zufielen. Das Letzte, was ich hörte, war Kanes Stimme, die ganz nah an meinem Ohr flüsterte: »Hab keine Angst. Ich beschütze dich. Schlaf jetzt und ruh dich aus.«

Ich kuschelte mich an ihn und genoss die wohlige Wärme in seinen Armen. Noch nie hatte ich mich so sicher gefühlt und schließlich schlief ich mit dem Rücken an seine Brust geschmiegt ein.

Der Tag brach gerade erst an, als mich Kanes Stimme weckte. Er lag noch immer hinter mir, einen Arm um meine Taille geschmiegt. »Wir müssen jetzt aufstehen, weil wir noch einen weiten Weg vor uns haben. Und ich will so früh wie möglich wieder zu Hause sein«, flüsterte er.

Ich nickte immer noch ein bisschen benommen und rieb mir den Schlaf aus den Augen. Viel lieber wäre ich noch hier mit Kane im Schlafsack liegen geblieben. Als er mich schließlich losließ und aufstand, vermisste ich sofort seine Körperwärme.

Wir packten zusammen und ich spürte, dass mich die Jungs mit neugierigen Blicken taxierten. Keinem war es entgangen, dass Kane und ich die Nacht in seinem Schlafsack verbracht hatten. Aber zu meiner großen Erleichterung verlor keiner darüber ein Wort. Sie erlaubten sich nicht einmal einen Witz, was mich sehr verwunderte.

Schließlich brachen wir auf und kamen Stunden später endlich auf der Ranch an. Jeff und Roger kümmerten sich um die Rinder, während wir anderen die Pferde zum Stall brachten. Erleichtert stieg ich ab. Meine Beine fühlten sich wie Gummi an und das Stehen fiel mir schwer, als ich die Gurte löste und meiner Stute den Sattel abnehmen wollte.

Kane tauchte neben mir auf. »Lass nur. Ich kümmere mich um dein Pferd. Wenn du magst, kannst du dich ausruhen«, schlug er vor und fügte schmunzelnd hinzu: »Da ich ein wirklich netter Boss bin, hast du den restlichen Tag frei und morgen auch, wenn du möchtest.«

Ich hätte mich stur stellen können, behaupten können, dass mir der gestrige Tag nichts ausgemacht hätte. Aber zum Glück musste ich Kane nichts mehr beweisen und so war ich einfach vernünftig und nahm sein Angebot dankbar an.

Ich nickte erleichtert. »Das musst du mir nicht zweimal sagen«, erwiderte ich und übergab ihm die Zügel meines Pferdes.

»Danke«, flüsterte ich. »Irgendwann revanchiere ich mich dafür. Versprochen!«

Kane lächelte. »Das merke ich mir, und jetzt verschwinde schon!«

»Zu Befehl, Boss«, gab ich lachend zurück und suchte schleunigst das Weite.

• • •

Die warmen Sonnenstrahlen weckten mich am nächsten Morgen. Langsam streckte ich mich im Bett aus und fühlte mich bei Weitem nicht mehr so elend wie gestern, als wir endlich wieder auf Seven Hills angekommen waren.

Kane hatte mir freigegeben und ich konnte so lange im Bett faulenzen wie ich wollte. Einfach herrlich. Ich drehte mich auf die Seite und kuschelte mich tiefer in die Kissen. Noch einen kurzen Augenblick wollte ich es genießen, einfach nur zu relaxen. Aber natürlich würde ich nicht den ganzen Tag im Bett bleiben, dafür war meine freie Zeit viel zu kostbar.

Allen guten Vorsätzen zum Trotz döste ich wieder ein. Der gestrige Tag steckte mir noch zu sehr in den Knochen.

Als ich eine gute Stunde später wieder aufwachte, rappelte ich mich schließlich auf und ließ die nackten Beine über die Bettkante baumeln, als mein Blick auf mein Handy fiel, das auf dem Nachttisch lag. Das schlechte Gewissen packte mich. Amanda hatte versucht mich zu erreichen, aber ich hatte mein Handy nicht bei mir gehabt. Und ich hatte es bis jetzt auch noch nicht geschafft, sie zurückzurufen. Daher angelte ich mein Telefon vom Nachtisch und wählte schuldbewusst die Nummer meiner besten Freundin. Nach zwei Freizeichen nahm Amanda das Gespräch an.

»Hey, Sam, ich befürchtete schon, du bist im Nirgendwo verschwunden. Wie nett, dass du endlich mal zurückrufst«, begrüßte sie mich und klang ein klitzekleines bisschen verärgert.

»Tut mir wirklich leid, dass ich mich erst heute melde«, erwiderte ich zerknirscht. »Aber hier war so viel los. Ich hatte einfach keine Zeit anzurufen.«

»Na, du bist mir ja eine tolle Freundin. Da taucht ein schnuckeliger Typ auf und schon bin ich Geschichte«, erwiderte sie und dabei hörte ich sie jetzt leise lachen. Okay, dann war sie zum Glück doch nicht sauer auf mich.

»Jetzt aber Schluss mit den Entschuldigungen. Erzähl schon, wie läuft es auf der Ranch in den Weiten Montanas?«

In den letzten Tagen war schrecklich viel passiert und ich hätte Amanda eine Menge erzählen können. Allein der gestrige Tag bot allerhand Gesprächsstoff. Zum Beispiel die Tortur, den ganzen Tag im Sattel zu verbringen, Chris' dämliche Aktion und dass ich die Nacht mit Kane zusammen in seinem Schlafsack verbracht hatte. Und dann fiel mir Kanes Spruch über seine Eier ein und ich musste unwillkürlich breit grinsen. Ich dachte auch an seine geplatzte Hochzeit und überlegte kurz, ob ich Amanda davon erzählen sollte, entschied mich dann jedoch dagegen. Das war schließlich Kanes Privatsache. Außerdem hatte ich ja nun wirklich genug andere Dinge, die ich ihr erzählen konnte.

»Ich muss hier richtig schuften«, begann ich und dann berichtete ich ihr von dem Tag, an dem ich den Stall ausmisten musste, und vom Putzen des Zaumzeugs, und ich ließ auch nicht aus, wie ich den Geräteschuppen aufräumen musste, und von Bertha, der garstigen Henne, berichtete ich Amanda natürlich auch. Dann erzählte ich ihr von dem Abend, den ich mit Kane im Pub verbracht hatte, und von den gestrigen Ereignissen. Nur von meiner Nacht in Kanes Schlafsack erzählte ich ihr nicht. Das wollte ich noch ein bisschen für mich allein genießen.

Amanda schwieg einen Augenblick. Wahrscheinlich musste sie meinen Redeschwall erst einmal verarbeiten, dann bemerkte sie: »Ich habe zwar nicht mitgezählt, aber ich glaube, du hast Kanes Namen mindestens fünfzehnmal erwähnt. Läuft da was zwischen euch?« Amanda, sehr romantisch veranlagt, witterte bereits eine große Liebesgeschichte.

Ob das, was gerade zwischen Kane und mir passierte, mehr als ein Flirt war, wusste ich nicht so recht. Freunde waren wir allerdings geworden. Und ohne seine Hilfe hätte ich den gestrigen Tag nicht überstanden, so viel stand auf jeden Fall fest.

Er hatte mir beigestanden und sich für mich eingesetzt, und als ich ihn ganz dringend gebraucht hatte, war er für mich dagewesen. Kane bedeutete mir mittlerweile eine ganze Menge.

»Hey, Sam, bist du noch dran?« Amandas Stimme riss mich aus meinen Gedanken. Kane spukte mir mittlerweile andauernd im Kopf herum.

»Ja, bin ich. Sorry, aber ich muss dich leider enttäuschen. Wir sind wirklich nur gute Freunde«, sagte ich und brachte Amanda schon wieder zum Lachen.

»Ich glaube dir kein Wort«, entgegnete sie kichernd und fügte dann bedauernd hinzu: »Sam, ich muss jetzt leider los. Aber halt mich auf dem Laufenden. Ich will unbedingt wissen, wie es zwischen euch weitergeht.«

Da war Amanda nicht die Einzige. Auch ich fragte mich, wie es zwischen Kane und mir weitergehen würde.

Mittlerweile regte sich das schlechte Gewissen in mir, weil er so nett zu mir war und ich ihm bis jetzt nicht die Wahrheit über mich gesagt hatte.

»Geht klar. Ich melde mich wieder.«

Wir verabschiedeten uns und ich legte auf und ließ mich wieder in die Kissen fallen.

Das schöne Wetter lockte mich schließlich aus dem Bett. Ich schnappte mir Jeansshorts, T-Shirt, Unterwäsche und meine Sandalen und marschierte ins Bad. Nach einer ausgiebigen Dusche und einem Frühstück wollte ich endlich nach Riverside fahren. Ich musste unbedingt in Erfahrung bringen, wo man dort eine gute Mani- und Pediküre bekommen konnte, und gegen eine Rückenmassage hätte ich auch nichts einzuwenden gehabt. Zum Glück hatte Roger mein Auto wieder auf Vordermann gebracht, sodass einer Spritztour nichts mehr im Wege stand.

Barfuß lief ich durch den Flur Richtung Badezimmer und riss einen Moment später die Tür auf. Vor Schreck ließ ich meine Sandalen fallen und stieß einen kleinen Schrei aus. Kane, der gerade unter der Dusche stand und dabei war, sich am ganzen Körper einzuseifen, fuhr erschrocken herum und versuchte, sofort alle heiklen Stellen mit den Händen zu verdecken. Aber zwecklos. Ich hatte alles gesehen.

»Was willst du denn hier?«, fragte er und riss am Duschvorhang, der sich zu meinem Glück an der Stange verhakt hatte. Schnell hatte ich mich von diesem kleinen Schreck erholt und beobachtete amüsiert Kanes Bemühungen, sich vor meinen neugierigen Blicken zu schützen.

»Das Gleiche wie du. Duschen natürlich. Ich habe heute meinen freien Tag. Vergessen?«, sagte ich leichthin, als wäre es völlig normal, ihn nackt zu sehen.

Kane schüttelte den Kopf und dann gelang es ihm dummerweise, den Duschvorhang zu schließen. »Habe ich nicht«, presste er hervor. »Ich dachte, du wärst längst weg.«

Ich hob meine Sandalen vom Boden auf, während ich antwortete: »Nein, heute habe ich richtig ausgeschlafen. Kein lästiges Weckerklingeln und kein Aufstehen im Morgengrauen. Wirklich toll. Aber die Frage ist doch eher, was machst du eigentlich um diese Uhrzeit unter der Dusche?«

Es war schließlich schon später Vormittag und sonst war Kane um diese Zeit längst mit der Arbeit beschäftigt.

»Weil es gestern so anstrengend war, haben wir heute alle erst später mit der Arbeit begonnen und gerade die Paddocks fertig aufgestellt. Allerdings habe ich nachher noch im Büro zu tun, deshalb wollte ich vorher schnell duschen«, erklärte er über das Wasserrauschen hinweg.

Dann drehte er die Dusche ab und spähte hinter dem weißen Duschvorhang hervor.

»Warum bist du eigentlich immer noch hier?«, fragte er mit hochgezogenen Augenbrauen.

Ich lächelte ein bisschen anzüglich. »Ich dachte, bei der Gelegenheit sollte ich mir die besagten Eier mal ansehen. Oder was meinst du?«

Kane lief rot an und ich grinste noch ein bisschen breiter.

Aber dann fing er sich wieder und erwiderte: »Wenn du sowieso gerade hier herumstehst, kannst du mir ja das Handtuch geben.«

Ich tat ihm den Gefallen und reichte es Kane, der die Hand bereits danach ausstreckte.

»Danke«, murmelte er und griff schnell zu.

Ich hingegen lehnte mich entspannt gegen die Badezimmertür und wartete darauf, dass er sich fertig abgetrocknet hatte und seine Deckung hinter dem Duschvorhang aufgab.

Abermals spähte Kane hinter dem Vorhang hervor und blickte mich erneut fragend an. »Wäre es nicht an der Zeit für dich zu gehen?«

»Ist die Show etwa schon vorbei? Schade, ich hatte gehofft, es gibt noch mehr zu sehen.«

Mit dieser Antwort entlockte ich ihm ein Lächeln.

»Ich meine es ernst, verschwinde jetzt, okay?«

»Ich hätte nicht gedacht, dass du nach der gestrigen Nacht so schüchtern bist. Aber gut, ich gehe ja schon.«

Und das tat ich wirklich, obwohl ich ehrlich gesagt nichts dagegen gehabt hätte, noch zu bleiben. An der geöffneten Badezimmertür blieb ich stehen und schaute mich noch einmal nach Kane um. Er hatte sich mittlerweile aus der Dusche herausgetraut. Das weiße Handtuch war um seine Hüften geschlungen und ich konnte den Anblick seines Waschbrettbauches noch einmal genießen. Konnte seine starken Arme, den breiten, muskulösen Oberkörper, der sich zu einer schmalen Taille verjüngte, begutachten. Sein Brustkorb hob und senkte sich in schnellen Atemzügen.

»Du weißt ja, wo die Tür ist, wenn du dann damit fertig bist, mich anzustarren.«

Ich hätte ihn noch eine ganze Weile anstarren können und allmählich schien er auch gar nicht mehr so schüchtern und zurückhaltend.

»Keine Sorge, die Tür werde ich schon finden. Nur eins noch, es gibt wirklich nichts, wofür du dich schämen müsstest. Ganz im Gegenteil.« Ich lächelte und fügte dann augenzwinkernd hinzu: »Wirklich beeindruckend.«

Seine Wangen färbten sich rot und dann verließ ich schweren Herzens das Badezimmer und verschob meine Dusche auf später.

• • •

»Darf ich reinkommen? Oder bist du wieder nackt?«, rief ich durch die geschlossene Bürotür. Ich bekam ein leicht genervtes »Komm rein« zu hören und betrat Kanes Büro.

»Warum sollte ich jetzt nackt sein?«, fragte er, während er den Papierkram auf seinem Tisch zu ordnen schien. Ich zuckte mit den Schultern. »Man wird ja wohl noch hoffen dürfen«, gab ich locker zurück.

Kane blickte mich perplex an. »Bist du nur hier, um mir meine Zeit zu stehlen, oder hast du einen echten Grund herzukommen?«

»Wow, schon wieder so charmant. Dabei ist es gerade mal Mittag«, erwiderte ich, rückte dann aber mit meinem wahren Anliegen heraus: »Ich wollte eigentlich nur von dir wissen, ob es in Riverside ein Spa gibt? Ich brauche dringend eine Pediküre.«

Kane blickte mich an. »Woher soll ich das denn wissen?«

»Vielleicht weil du hier wohnst«, erwiderte ich leicht verwirrt.

Kane räusperte sich. »Ich glaube nicht. Versuch es lieber in Bozeman. Da könntest du mehr Glück haben.«

Ich nickte. »Danke für den Tipp. Wir sehen uns später.«

Kane nickte und wandte sich dann wieder den Papieren auf seinem Schreibtisch zu. Doch bevor ich sein Büro verließ, sagte er plötzlich:

»Viel Spaß.« Als ich mich überrascht nach ihm umsah, lächelte er und mein Herz machte einen kleinen Hüpfer.

Die ganze Fahrt nach Bozeman musste ich an Kane denken und wie weit wir seit unserer ersten Begegnung gekommen waren. Es hatte sich herausgestellt, dass Kane nicht nur klug war, sondern auch ein richtig witziger Typ, mit dem man sicher sehr viel Spaß haben konnte. Versonnen dachte ich zum wiederholten Mal an den Augenblick, als ich ins Badezimmer geplatzt war. Der Mann war wirklich in Topform. Leise seufzend konzentrierte ich mich auf die Straße und bereute es fast, ihm so schnell das Handtuch gereicht zu haben. Diesen Moment hätte ich ein bisschen länger auskosten sollen, dachte ich und lächelte vor mich hin.

Kapitel 10

Kane

Nachdem Sam aus meinem Büro verschwunden war, versuchte ich mich auf den Papierkram zu konzentrieren, den ich unbedingt erledigen musste. Aber vergeblich. Sie ging mir einfach nicht aus dem Kopf. Es hatte sich so einiges zwischen uns geändert, seitdem sie zum ersten Mal auf Seven Hills aufgetaucht war. Sam war nicht die Hippiebraut, für die ich sie anfangs gehalten hatte. Nein, stattdessen hatte sich herausgestellt, dass sie wirklich intelligent und zielstrebig war. Und jetzt, wo ich sie näher kannte, fand ich sie auch weitaus weniger nervig. Ganz im Gegenteil, sie war lustig und leider auch verflucht sexy. Auch wenn ich es nur ungern zugab, aber ich freute mich jeden Morgen darauf, sie zu sehen. Ich dachte an unser erstes Gespräch zurück. Damals war sie mit Roger in mein Büro marschiert und hatte mich während unserer Unterhaltung bezichtigt, ihr den Job nur nicht geben zu wollen, weil sie eine Frau war. An diesem Tag hatte sie mir prophezeit, dass ich sie nach den drei Monaten nicht mehr gehen lassen wollen würde. Und heute fürchtete ich, sie könnte damit recht behalten. Seit gestern Nacht war alles schrecklich kompliziert, und dass sie mich vorhin nackt gesehen hatte, machte das Ganze nicht einfacher. Mir fielen ihre Worte wieder ein. *Es gibt nichts, wofür du dich schämen müsstest*, hatte sie gesagt. Ich musste daran denken, wie sie mich dabei angeschaut hatte, und mir wurde ganz heiß. Schließlich atmete ich tief durch. Es wurde Zeit, dass ich mich endlich zusammenriss und aufhörte, von Sam zu träumen.

Der Papierstapel auf meinem Schreibtisch wollte nicht kleiner werden. So sehr ich auch versuchte, mich auf meine Aufgaben zu konzentrieren, es wollte mir nicht gelingen. Immer wieder drifteten meine Gedanken ab. War sie schon in Bozeman angekommen und was tat sie gerade? Ich konnte es nicht erwarten, dass sie endlich wiederkam. Das war verrückt, absolut und völlig verrückt.

Der Tag zog sich träge dahin und die Stunden waren so zäh wie Kaugummi. Als das Telefon auf meinem Schreibtisch klingelte, war ich fast schon froh, stellte dies doch eine willkommene Abwechslung dar. Mit einem schnöden »Hallo« meldete ich mich und bekam prompt ein »Ich bin ja so froh, dass ich dich erreiche« entgegengeschleudert. Sams Stimme zu hören ließ mein Herz wie von selbst schneller klopfen.

Ich legte meinen Stift beiseite und fragte: »Was ist passiert? Du klingst ziemlich aufgeregt.«

Sam zögerte kurz, dann antwortete sie: »Ich brauche dringend deine Hilfe.«

»Wobei?«, fragte ich alarmiert. Ihr war doch hoffentlich nichts zugestoßen. Während mir unzählige Horrorszenarien durch den Kopf schossen, gab sie zurück: »Nein, bei mir ist alles okay.« Erleichtert atmete ich auf, als ich schließlich fragte: »Was kann ich denn tun?«

Sam zögerte zum zweiten Mal, doch dann sagte sie: »Kannst du nach Bozeman kommen?«

»Jetzt?«, fragte ich überrascht. Ich würde Stunden brauchen, um dahin zu fahren.

»Ich weiß, es ist viel verlangt. Aber es ist wirklich wichtig. Und bring bitte deinen Pferdeanhänger mit.«

Ich fiel aus allen Wolken.

»Sag nicht, du hast dir ein Pferd gekauft?«

»Doch, genau das habe ich getan. Und jetzt brauche ich deinen Anhänger, um es zur Ranch zu bringen«, erklärte sie, als wäre es das Normalste der Welt, sich so eben mal ein Pferd zuzulegen.

»Dir ist schon klar, dass du wegen einer Pediküre nach Bozeman wolltest und dir stattdessen ein Pferd gekauft hast?«, wiederholte ich ungläubig.

»Ich habe mir eine Pediküre machen lassen und eine Maniküre auch, wenn du es genau wissen willst. Und das Pferd habe ich mir danach gekauft«, erwiderte sie gelassen.

Die Fahrt nach Bozeman würde mich um Stunden in meiner Arbeit zurückwerfen und eigentlich musste ich den Papierkram hier endlich fertig bekommen.

Aber dann wurde Sams Stimme sanfter. »Bitte, Kane. Ich würde dich nicht fragen, wenn es nicht so wichtig wäre.«

Ich seufzte leise auf. Sie hätte mich auch bitten können, nach Kanada zu fahren, und ich hätte es getan.

»Na gut, ich komme. Aber es wird ein paar Stunden dauern.« Als ob sie das nicht selbst wüsste. Sehr intelligent.

»Danke. Dafür bin ich dir etwas schuldig«, jubelte sie erleichtert.

»Darauf komme ich zurück. Jetzt gib mir schon die Adresse«, forderte ich, während ich von meinem Schreibtisch aufstand und mir die Autoschlüssel schnappte.

Sie nannte mir die Adresse und ich wusste gleich, wo ich hinfahren musste. Ungläubig fragte ich: »Du hast doch nicht wirklich einen alten Gaul vom Abdecker gekauft?«

»Doch«, erwiderte sie mit fester Stimme. »Und er ist nicht alt«, fügte sie sicherheitshalber hinzu. »Er braucht nur ein bisschen Pflege.«

Ich seufzte auf. »Die Pferde landen nicht umsonst dort«, gab ich zu bedenken. Aber an ihrer Stimme erkannte ich, dass es zwecklos war. Ohne das Pferd würde sie nicht aus Bozeman zurückkommen. Vor ein paar Tagen wäre mir das egal gewesen. Ganz im Gegenteil, diese Entwicklung hätte ich sogar sehr begrüßt. Aber jetzt wollte ich sie unbedingt wieder hier haben. Also lief ich aus dem Haus, um mich mitsamt dem Anhänger auf den Weg zu machen.

Während der Fahrt nach Bozeman dachte ich ungefähr eine Million Mal, dass ich komplett verrückt sein musste. Und dieser Gedanke bestätigte sich, als ich auf den Hof des Abdeckers einbog und Sam neben einem abgehalfterten Gaul stehen sah. Die Aussage, er brauchte nur ein bisschen Pflege, war stark untertrieben. Er brauchte wirklich mehr als das. Da würden eine Menge Tierarztkosten auf Sam zukommen.

Ich parkte das Auto und stieg aus. Als ich auf die beiden zuging, reichte Sam gerade einem großgewachsenen Mann mit Vollbart einen Scheck. Vermutlich gehörte ihm der Hof. Er warf einen Blick auf das Stück Papier und lachte einen Augenblick später zufrieden. Keine Frage, so wie der Mann grinste, hatte er Sam wohl gerade mächtig über den Tisch gezogen. Ich wollte mir die horrende Summe, die sie für dieses Pferd bezahlt hatte, gar nicht vorstellen.

»Ihre Freundin hat ein gutes Herz«, sagte der Mann, als ich neben die beiden trat und er mir zur Begrüßung die Hand gab. Ich schaute Sam fragend an. Sie machte keine Anstalten, den Mann zu verbessern. Also tat ich es auch nicht. Schließlich waren wir jetzt ja wirklich Freunde.

Ich deutete mit einem leichten Nicken auf das Pferd. »Zu gut, würde ich sagen.«

Der Mann grinste. »Ich hätte auch lieber Wurst aus dem Gaul gemacht. Dann wäre er wenigstens noch zu was nütze gewesen.«

Sam warf dem Kerl einen bitterbösen Blick zu und ihr lag mit Sicherheit ein derber Kommentar auf der Zunge. Aber überraschenderweise hielt sie ihren Mund. Was mich sehr verwunderte.

»Wir sollten gehen«, schlug ich sicherheitshalber vor und Sam wandte sich mir zu. Sie nickte. »Ja, sollten wir.«

Der Mann steckte den Scheck in die Brusttasche seines Hemdes. »War nett, mit Ihnen Geschäfte zu machen. Kommen Sie jederzeit wieder.« Das hätte er wohl gerne.

Sams Lippen bildeten einen schmalen Strich.

»Auf Wiedersehen«, presste sie mühsam hervor und zog sanft am Führstrick, worauf sich der Klepper in Bewegung setzte.

Der Kerl stand breit grinsend auf seinem Hof und schaute uns zu, wie wir das Pferd zum Anhänger führten.

»Wenn Sie Hilfe beim Verladen brauchen, sagen Sie Bescheid. Das kostet allerdings extra.« Er lachte dümmlich, laut und ziemlich unangenehm, und ging mir bereits tierisch auf die Nerven.

»Wir kommen schon klar«, gab ich allerdings betont locker zurück. Mit ihm Streit anzufangen lohnte nicht.

Ich schloss die Klappe des Anhängers und blieb neben Sam stehen, die ihr Pferd besorgt musterte. »Und du bist sicher, dass Tornado im Anhänger nichts passiert?«, fragte sie sorgenvoll.

Erstaunt blickte ich sie an. »Das Pferd ist wahrscheinlich das lahmste seiner Art und du gibst ihm den Namen Tornado! Ernsthaft?« Einen unpassenderen Namen für ein Pferd hatte ich wirklich noch nie gehört. Sam sah zu mir auf. Der Blick ihrer blaugrauen Augen ließ mein Herz erweichen.

»Ich werde ihn schon wieder auf Trab bringen. Du wirst schon sehen. Er wird noch das schnellste Pferd werden, das du je kennengelernt hast.« Und dann fuhr sie ein bisschen traurig fort: »Aber vor allem muss er was auf die Rippen bekommen. Er ist viel zu dürr. Ich muss Dave anrufen. Er muss Tornado so schnell es geht untersuchen.«

Ich nickte. »Das solltest du wirklich. Die Tierarztrechnungen werden dich eine schöne Stange Geld kosten.«

Sam wandte den Blick von mir ab, während sie näher an den Anhänger herantrat. Sie streichelte sanft Tornados Hals. Sein Fell war stumpf und glanzlos. Aber ich hatte das Gefühl, dass er in Sams Augen das tollste Pferd der Welt war.

»Das macht nichts«, gab sie zurück. »Das Geld ist nicht das Problem. Das treibe ich schon auf.«

»Ich könnte dir auch was leihen«, bot ich an. Aber Sam schüttelte den Kopf. »Nein, nicht nötig. Das ist mein Problem und ich werde das regeln. Du hast doch schon genug für mich getan. Danke, dass du extra hergefahren bist.«

Mein Herz klopfte heftig in der Brust. Was hätte ich nicht alles dafür gegeben, um sie jetzt küssen zu dürfen.

»Kein Problem«, stammelte ich stattdessen und versuchte mühsam, meine Gefühle in den Griff zu bekommen und sie vor Sam zu verbergen, während sie mir ein bezauberndes Lächeln schenkte, das meinen Herzschlag vor Freude fast aussetzen ließ.

»Lass uns lieber verschwinden. «

»Was ist mit meinem Auto?«, fragte sie.

»Henry und Jason haben in ein paar Tagen in Bozeman zu tun. Sie können es mitbringen.« Sam nickte und machte sich auch schon auf den Weg zur Beifahrertür Ich verriegelte den Anhänger und folgte ihr dann zum Auto.

Als ich vom Hof bog, drehte sich Sam um und lehnte sich über die Kopfstütze ihres Beifahrersitzes. Nervös schaute sie durch die Heckscheibe nach draußen.

»Tornado passiert schon nichts. Vertrau mir. Wir bringen ihn sicher zur Ranch.«

Sam riss ihren Blick schweren Herzens vom Anhänger los und ließ sich wieder in ihren Sitz sinken.

»Ich vertraue dir doch«, entgegnete sie und lehnte dann den Kopf nach hinten.

»Du kannst nicht alle Pferde retten«, sagte ich schließlich und Sam warf mir einen kurzen Seitenblick zu.

Sie seufzte leise. »Das ist mir schon klar, aber Tornado konnte ich wenigstens retten.«

Ich nickte leicht, während ich mich auf die Straße und den Verkehr konzentrierte.

»Wie hast du Tornado überhaupt gefunden?«, wollte ich nun wissen.

Sam seufzte leise. »Ehrlich gesagt war das reiner Zufall. Ich habe mich verfahren und bin hier gelandet. Dann habe ich die Pferde gesehen. Sie taten mir schrecklich leid. Ich konnte nicht einfach wegfahren. Und Tornado hat es mir auf den ersten Blick angetan.«

Ich schwieg einen Augenblick, dann erwiderte ich: »Das kann ich verstehen. Hoffnungslose Fälle können ziemlich anziehend sein. Als Kind hatte ich eine dreibeinige Katze.«

Sam schaute mich mit hochgezogenen Augenbrauen an.

»Wirklich? Oder nimmst du mich auf den Arm?«

Ich lachte. »So denkst du also über mich! Das würde ich mich niemals trauen«, fügte ich augenzwinkernd hinzu. »Nein, es stimmt wirklich. Du kannst Riley fragen, wenn du mir nicht glaubst. Sein Name war übrigens Herkules.«

Sam grinste breit, als sie erwiderte: »Du hast deine dreibeinige Katze Herkules genannt und schüttelst über mich den Kopf, wenn ich mein Pferd Tornado nenne?«

Ich zuckte mit den Schultern. »Auch wieder wahr.« Und dann erzählte ich weiter: »Niemand wollte die Katze haben. Sie war ein Streuner und sollte eingeschläfert werden. Aber das konnte ich nicht zulassen. Also habe ich meine Eltern so lange bearbeitet, bis sie mir erlaubt haben, sie zu behalten, und habe ihr den Namen Herkules gegeben.«

»Dann weißt du ja, warum ich Tornado gekauft habe«, meinte Sam nachdenklich.

Ich nickte, als ich erwiderte: »Und deshalb bin ich auch hergefahren. Wir scheinen uns ähnlicher zu sein, als ich gedacht hatte.«

»Scheint mir auch so«, gab sie zurück.

Schweigend fuhren wir weiter, während sich Sam schon viel entspannter im Sitz zurücklehnte.

»Apropos hoffnungslose Fälle – ging es dir beim Kauf der Ranch ähnlich?«, wechselte Sam das Thema.

Ich warf ihr einen fragenden Seitenblick zu.

»Was meinst du?«

»Na ja, Roger hat mir erzählt, dass du beim Kauf von Seven Hills eigentlich andere Pläne mit der Ranch hattest. Stimmt das?«

»Das stimmt«, antwortete ich.

Abermals senkte sich Stille über uns.

»Und das war's jetzt oder was? Mehr willst du mir nicht verraten? Ich weiß, du kannst ganz schön wortkarg sein, aber ein bisschen mehr könntest du mir schon erzählen.«

Wieder warf ich ihr einen kurzen Blick zu.

»Du hast doch auch noch nichts über dich erzählt«, gab ich zurück.

Und es stimmte. Ich wusste im Grunde genommen überhaupt nichts von Sam, außer ihren Namen und dass sie aus Kalifornien kam.

»Stimmt. Aber jetzt reden wir ja nicht über mich. Außerdem habe ich zuerst gefragt. Und verrätst du mir jetzt, welche Pläne du für dieses Land hattest?«

Ich seufzte leise, setzte den Blinker und bog rechts ab. Sie würde mit ihrer Fragerei nicht lockerlassen und was machte es schon, ihr davon zu erzählen.

»Anfangs hatte ich überlegt, in die Pferdezucht einzusteigen, aber das hat sich zerschlagen. Und dann hatte ich die Idee, ein Work and Travel aufzuziehen. Ich wollte spezielle Programme für Touristen anbieten, die daran interessiert sind, ihre Ferien auf dem Land zu verbringen, mit allem Drum und Dran.«

Sam lächelte. »Mit Drum und Dran meinst du sicherlich Ställe ausmisten und Rinder treiben, oder?«

»Hey, lach nicht darüber! Außerdem meinte ich Reitkurse anzubieten, den Touristen das Lassowerfen beizubringen und abends am Lagerfeuer zu sitzen und Marshmallows zu rösten. Diese Art von Urlaub ist mittlerweile ziemlich beliebt. Familien finden es toll, ihre Ferien auf einer Ranch zu verbringen. Vor allem Familien mit Kindern. Überleg nur, wie viel Spaß sie dabei hätten, die Tiere zu füttern, sich um sie zu kümmern und die gute alte Bertha im Hühnerstall zu besuchen.«

Sam überlegte kurz, dann lächelte sie. »Hört sich super an. Warum tust du es nicht?«

Ich zuckte mit den Schultern. »Im Moment noch nicht. Aber wer sagt, dass ich es nicht mehr vorhabe. Mein Zeitplan hat sich nur etwas nach hinten verschoben.«

Jetzt war es Sam, die mich fragend anschaute. »Und warum?«

»Ich arbeite noch an der Finanzierung«, erwiderte ich gelassen.

Sam schlussfolgerte völlig richtig: »Heißt also, dass du es dir momentan einfach nicht leisten kannst.«

Ich nickte. »So ist es. Um die Idee umzusetzen, bräuchte ich Unterkünfte und weiteres Personal. Aber ich habe mir fest vorgenommen, dieses Projekt irgendwann auch auf die Beine zu stellen. Ich weiß noch nicht wie, aber ich kriege es auf jeden Fall hin. Allein schon, um es meinem Bruder zu beweisen.«

Sam lächelte und ich lächelte zurück. »Na, wenn das kein Ansporn ist«, erwiderte sie.

»Riley hat mir damals vom Kauf abgeraten. Er sagte, ich wäre vollkommen verrückt, und das bedeutet, ich will ihm natürlich das Gegenteil beweisen. Das muss ich sogar, wegen meines männlichen Stolzes«, scherzte ich grinsend.

Sam nickte lachend.

»Ihr beiden steht euch nahe, stimmt's?«, fragte sie und ich bejahte sofort. »Er hat mir geholfen, das Haus zu renovieren. Ohne Riley hätte ich es nicht geschafft, die Ranch auf Vordermann zu bringen. Seven Hills war mehr als nur heruntergekommen. Das Land lag seit Jahren brach und niemand hat es sich zugetraut, sein Geld zu investieren.«

»Aber du hast es getan«, stellte Sam anerkennend fest.

Ich seufzte abermals und gab zu: »Stimmt. Aber es gab auch Zeiten, da wünschte ich, ich hätte es nicht getan.«

Während ich einen Truck überholte, forderte ich sie auf: »Und jetzt erzähl mir was von dir!«

Sam schaute mich an. »Na gut, was willst du denn wissen?«

Ich überlegte. »Hast du Geschwister?«, fragte ich und bekam prompt ein Kopfschütteln zurück. »Nein, ich bin Einzelkind.«

»Und du, hast du noch mehr Geschwister, außer Riley meine ich?«

Und schon waren wir wieder bei mir angelangt. Obwohl ich doch eigentlich etwas über ihr Leben wissen wollte.

Ich nickte. »Noch einen Bruder. Sein Name ist Tom. Er lebt in Boston.«

»Seht ihr euch oft?«, wollte Sam wissen.

»So häufig wie möglich. Er ist ein Cop.«

Wieder Stille. »Lebt deine Familie auch in San Diego?«, fragte ich, während ich in die Auffahrt zur Ranch einbog. Die letzten Stunden waren wie im Flug vergangen.

Sam gab vor, angestrengt zum Fenster hinauszuschauen. Ich spürte, dass sie ihre Antwort absichtlich hinauszögerte. Sprach sie vielleicht nicht gerne über ihre Familie? Schließlich verneinte sie und erklärte knapp: »Meine Eltern leben in Los Angeles.«

Ich parkte den Pick-up samt Anhänger neben dem Pferdestall und schaltete den Motor aus.

Ich hatte noch so viele Fragen. Aber die musste ich ihr wohl oder übel zu einem späteren Zeitpunkt stellen.

»Wir sollten Tornado lieber abladen und reinbringen. Wir haben noch leere Boxen im Stall. Du kannst dir gerne eine aussuchen«, bot ich an und deutete Richtung Pferdestall. Sam strahlte übers ganze Gesicht. »Danke«, gab sie zurück und stieg eilig aus. Sie konnte es gar nicht erwarten, ihr Pferd abzuladen. Ich folgte ihr aus dem Auto und öffnete die Verriegelung und Sam die Ladeklappe.

»So mein Großer, wir sind endlich da«, flüsterte sie, als ich die Gurte löste und wir Tornado ganz langsam rückwärts aus dem Anhänger führten. Sam nahm den Führstrick in die Hand und gemeinsam liefen wir zum Pferdestall.

Ich zeigte Sam die leeren Boxen und sie suchte eine für Tornado aus. Schließlich bedeutete ich ihr zu warten, bis ich mit der Schubkarre ausreichend Stroh und Heu herangekarrt hatte. Gemeinsam verteilten wir es in der Box und machten es Tornado richtig gemütlich. Sam lächelte mich zufrieden an, als sie den Hengst in die Box führte.

»Jetzt kannst du dich ausruhen«, flüsterte sie und strich sanft über das struppige Fell des Pferdes.

Sam schaute mich an, ich lehnte an der Wand und beobachtete sie. »Glaubst du, es ist zu spät, um Dave anzurufen?«

Ich warf einen kurzen Blick auf die Uhr und schüttelte den Kopf. »Ich denke nicht. Ich kann ihn für dich anrufen, wenn du magst.«

»Das würdest du tun?«

»Klar, warum denn nicht? Ist doch kein Ding.«

Per Handy versuchte ich Dave zu erreichen und wir hatten Glück, er war tatsächlich noch wach. In Kurzfassung erzählte ich dem Tierarzt von Sams Rettungsaktion.

»Die Frau hat ein weiches Herz«, stellte Dave fest.

»Das höre ich heute nicht zum ersten Mal. Also, was ist nun? Kannst du morgen zu uns kommen? Bei der Gelegenheit könntest du dir auch gleich noch meine Kühe anschauen. Ich denke, der Bulle hat gute Arbeit geleistet. Es scheinen einige trächtig zu sein.«

Ich hörte Dave lächeln. »Ja, ja, auf den Bullen ist wirklich Verlass. Ich habe am Vormittag noch einen anderen Termin. Aber ich denke, ich kann euch vorher dazwischenquetschen.«

»Super. Dann sehen wir uns morgen«, gab ich zufrieden zurück. Auf Dave konnte man wirklich immer zählen.

»Geht klar. Bis morgen«, verabschiedete er sich und legte auf. Ich ließ mein Handy in die Tasche meines Sweatshirts gleiten. »Dave kommt morgen früh als Erstes zu uns und schaut sich Tornado an.«

Sam seufzte erleichtert auf und kuschelte sich an Tornados Hals. »Bald wird es dir besser gehen, mein Freund.«

»Bei Dave ist er in guten Händen«, erwiderte ich und fügte dann hinzu: »Wir sollten auch ins Bett gehen. Es ist schon spät.«

Der Satz hatte noch nicht mal richtig meinen Mund verlassen, da hätte ich ihn am liebsten zurückgenommen.

»Ähm, ich meine natürlich nicht, dass wir zusammen ins Bett gehen sollen«, stammelte ich und machte mich mal wieder voll zum Deppen. Sam allerdings lächelte. »Keine Sorge, ich weiß schon, was du meinst. Geh ruhig. Ich glaube, ich bleibe lieber noch ein bisschen hier.«

Mit hochgezogenen Augenbrauen schaute ich sie an.

»Tornado geht es gut. In seiner Box fehlt es ihm an nichts«, versuchte ich sie zu beruhigen. Obwohl ich genau wusste, was sie vorhatte.

»Du wirst hier übernachten! Stimmt's?«, fragte ich und kannte die Antwort schon.

Sam nickte zur Bestätigung. »Du kannst mich ruhig für verrückt halten. Aber ich werde nicht von seiner Seite weichen, bis Dave ihn untersucht hat.«

»Und ich brauche wohl nicht zu versuchen, dich vom Gegenteil zu überzeugen.«

Sam schüttelte entschieden den Kopf. »Nein, keine Chance.«

Ich schob die Hände in die Taschen meiner Jeans. »Okay, dann bleibt mir nichts anderes übrig, als dir gute Nacht zu sagen. Wir sehen uns morgen.«

Sam nickte und als ich mich schon umgedreht hatte und auf dem Weg nach draußen war, kam sie plötzlich hinter mir her und packte mich am Sweatshirt.

Überrascht blickte ich mich zu ihr um. »Ist noch irgendwas?«, fragte ich verdutzt.

Ohne zu antworten drückte sie sich an mich. Schlang ihre Arme um meine Taille und presste sich fest gegen mich. Mein Herz hörte vor Überraschung fast auf zu schlagen und mein Puls galoppierte so schnell wie Tornado wohl in seinen besten Zeiten. Sie heute zu berühren war noch schöner als gestern.

»Danke, dass du das heute für mich gemacht hast«, flüsterte sie gegen meine Brust. Gerade, als ich ihre Berührung erwidern wollte, ließ sie mich los und trat einen Schritt zurück.

Im schwachen Schein der Stallbeleuchtung sah ich, dass sich ihre Wangen pudrig rot gefärbt hatten. Für einen ganz kurzen Moment wirkte sie verunsichert. Aber dann fing sie sich wieder.

Sam trat einen weiteren Schritt zurück. »Bis morgen«, verabschiedete sie sich. Dann drehte sie sich um und ging zurück zu Tornado, um die ganze Nacht bei ihm zu verbringen. Der Glückliche! Ich blieb noch einen Augenblick stehen und blickte Sam nach. Dann zwang ich mich zu gehen und suchte schleunigst das Weite.

Später in dieser Nacht lief ich unruhig in meiner Küche hin und her. Erst hatte ich versucht einzuschlafen, aber einfach keine Ruhe gefunden, weil ich ständig an Sam denken musste. Schließlich war ich aufgestanden und ziellos durchs Haus gewandert. Und nun stand ich in meiner Küche und wusste nicht, was ich tun sollte. Zu ihr gehen? Oder sie lieber in Ruhe lassen? Ich war verrückt, denn ich schaffte es nicht, mich von ihr fernzuhalten. Ich hätte gut daran getan, wieder ins Bett zu gehen, denn morgen wartete ein weiterer harter Arbeitstag auf mich. Aber an Schlaf war nicht zu denken. Nicht, wenn ich wusste, dass Sam die ganze Nacht allein im Pferdestall verbrachte. Also zog ich mir Jeans und Sweatshirt an, bereitete ein paar Sandwiches zu und schnappte mir zwei Flaschen Wasser. Aus dem Wohnzimmer holte ich eine Decke und dann machte ich mich auf den Weg zu Sam.

Als ich im Stall ankam, saß Sam im Stroh und lehnte mit dem Rücken an der Boxenwand. Ihre Augen waren geschlossen und ihr Brustkorb hob sich in gleichmäßigen Atemzügen. Sie war während ihrer Nachtwache eingeschlafen. Tornado blickte mich aus großen braunen Augen an, als ich die Box betrat.

Vorsichtig kniete ich mich neben Sam ins Stroh und breitete die Decke über ihre Beine. Sie seufzte leise und schaute mich einen Augenblick später schlaftrunken an.

»Sorry, ich hatte nicht vor, dich zu wecken«, sagte ich schnell. Das war wirklich nicht meine Absicht gewesen.

»Kein Problem. Was machst du denn schon wieder hier? Ist was mit Tornado?«

Benommen schaute sie auf ihre Uhr. Es war weit nach Mitternacht. Langsam streckte sie sich und gähnte vor Müdigkeit.

Ja genau, was tat ich eigentlich hier?

Ich zögerte einen Augenblick und sagte dann wahrheitsgemäß: »Ich lasse dich hier nicht gerne allein und außerdem ist mir eingefallen, dass wir seit heute Nachmittag nichts gegessen haben.« Ich zauberte die Sandwiches hervor. »Und da dachte ich, ich mache uns schnell einen kleinen Snack.«

Sam lächelte dankbar.

»Ich habe tatsächlich ziemlichen Hunger. Jetzt rettest du mich schon zum zweiten Mal an diesem Tag. Wie soll ich mich dafür nur revanchieren?«, fragte sie und blickte mich schmunzelnd an.

Da kamen mir wirklich Dutzende Dinge in den Sinn.

»Keine Sorge«, gab ich vielsagend zurück, »Da fällt mir bestimmt etwas ein. Aber bevor es so weit ist, lass uns die Sandwiches essen.«

Sam nickte. »Hervorragende Idee.«

Einladend klopfte sie auf den Boden neben sich und ich ließ mich nur allzu gern neben ihr ins Stroh sinken. Wir aßen unsere Brote und als wir fertig waren, schob Sam die Decke von sich, aber nur, um sie über uns beiden auszubreiten.

»Leistest du mir noch Gesellschaft?«, fragte sie, nachdem sie uns beide zugedeckt hatte. Ich nickte, während sich mein Hals ganz trocken anfühlte vor Verlangen, sie zu küssen.

Seit gestern fuhren meine Gefühle Achterbahn. Sam schien von dem Chaos, in dem ich mich befand, überhaupt nichts mitzubekommen. Entspannt lehnte sie sich gegen meine Schulter. Ich überlegte krampfhaft, was ich sagen könnte, um ein Gespräch in Gang zu bringen. Aber einen Augenblick später begriff ich, dass es gar nicht nötig war. Denn ihr Atem ging jetzt wieder ruhig und gleichmäßig. Da wusste ich, sie war wieder eingeschlafen. Also lehnte ich mich gegen die Boxenwand und es dauerte nicht lange, bis mir ebenfalls die Augen zufielen.

Samantha

Ich wurde wach, weil irgendetwas sanft gegen meinen Fuß stieß. Träge öffnete ich die Augen und stellte überrascht fest, dass ich an Kanes Schulter lehnte. Langsam streckte ich mich, weil mein Rücken ziemlich wehtat, und blickte schließlich auf. Vor uns stand Dave und grinste breit.

»Störe ich vielleicht? Ich kann auch später wiederkommen. Aber gestern klang es ziemlich dringend.«

»Hallo! Nein, schon okay. Wir wollten Tornado nicht alleinlassen. Deshalb haben wir Wache gehalten und sind dann wohl eingeschlafen«, erklärte ich verlegen. Dave grinste noch ein bisschen breiter, obwohl das kaum noch möglich schien. Ich hingegen rammte Kane meinen Ellenbogen in die Seite, damit er endlich aufwachte. Er zuckte zusammen und schien sofort hellwach zu sein.

»Morgen, Kumpel«, wandte sich Dave an Kane und dann fügte er vielsagend hinzu: »Scheint, als hättest du eine ziemlich gute Nacht gehabt.«

Kanes Blick glitt kurz zu mir. Dann rappelte er sich auf und klopfte sich das Stroh von den Jeans.

»Hör auf, Reden zu schwingen, und schau dir lieber das Pferd an«, sagte er zu Dave und fuhr sich dabei durch die zerwühlten Haare. Oh Mann, der verschlafene Look stand ihm ausgezeichnet. Dave stellte seine Tasche ab und ich stand nun ebenfalls endlich auf.

»Dann wollen wir mal«, sagte Dave und begann damit, Tornado zu begutachten.

Angespannt beobachtete ich ihn dabei.

»Der Bursche ist ziemlich abgemagert«, erklärte Dave. »Mit gutem Futter und ausreichend Flüssigkeit bekommt ihr das aber wieder hin. Außerdem braucht er eine Wurmkur. Man hat sich nicht besonders gut um ihn gekümmert.«

»Natürlich nicht! Der Gaul ist vom Abdecker. Der arme Kerl sollte zu Wurst verarbeitet werden«, meinte Kane und mir wurde bei dem Gedanken, dass Tornado fast geschlachtet worden wäre, richtig schlecht.

»Ja, ja. Es soll Leute geben, die gerne Pferdewurst essen. Ich persönlich verzichte aber lieber darauf«, verkündete Dave und Kane nickte zustimmend.

»Er wird doch wieder gesund?«, fragte ich angespannt und Dave nickte sofort. »Aber sicher doch. Wir bekommen dein Pferd schon fit. Ich nehme noch Blut ab und schicke die Probe gleich ins Labor. Sobald ich Näheres weiß, melde ich mich. Aber ich denke, es werden auf jeden Fall ein paar Impfungen fällig sein. Das könnte übrigens ziemlich kostspielig werden.«

»Das ist kein Problem«, entgegnete ich schnell.

Dave nickte kurz. »Gut. Allerdings solltet ihr Tornado nicht zu den anderen Pferden auf die Koppel lassen. Nur solange, bis der Laborbefund da ist. Erst dann können wir ausschließen, dass er keine ansteckenden Krankheiten hat. Aber keine Sorge, ich mache Druck, dass wir die Ergebnisse so schnell wie möglich bekommen«, versprach er. Dave war ein richtiger Engel

Kane nickte. »Geht klar. Wir sind vorsichtig und halten ihn vorerst getrennt von den anderen Tieren.«

Als Dave alles erledigt hatte, packte er seine Sachen zusammen.

»Okay, mit Tornado bin ich erst mal fertig.« Er machte seine Tasche zu. »Nun will ich mir noch deine Kühe ansehen.« Dave zwinkerte. »Wie ich höre, hat Gordon seinem Namen alle Ehre gemacht. Ich bin gespannt, wie viele deiner Tiere trächtig sind.«

Kane nickte. »Ja, wir sollten anfangen. Außerdem muss ich dann gemeinsam mit Roger das Dach der Scheune flicken, bevor der nächste Regen kommt.«

Dave nickte. »Na, dann mal ran an die Arbeit.« Er wandte sich an mich. »Wir sehen uns dann hoffentlich später, Sam.«

Ich nickte. »Ja, bis später und vielen Dank, dass du gleich vorbeigekommen bist.«

Dave zuckte kurz mit den Schultern. »Kein Problem. Das ist schließlich mein Job. Außerdem lohnt es sich, seitdem du hier bist, immer herzukommen.« Er lächelte schelmisch.

»Flirten Sie etwa mit mir, Dr. Johnson?«,

Dave grinste noch ein bisschen breiter. »Das würde ich mir doch nie erlauben, Miss Stewart.«

Ich lachte laut auf. Dave war wirklich ein witziger Kerl und immer für einen kleinen Spaß zu haben.

Mein Blick fiel auf Kane, der neben Dave stand und unser Geplänkel mit undurchdringlicher Miene verfolgte.

»Los jetzt, Mann! Ich habe nicht den ganzen Tag Zeit«, sagte er schließlich und trat unruhig von einem Bein auf das andere. War er etwa eifersüchtig?

»Oh, hier wird jemand unruhig«, flachste Dave weiter und nickte aber dabei. »Na komm schon, fangen wir an.«

Dann verschwanden die beiden und ich blieb noch ein bisschen bei Tornado im Stall.

Schließlich ging ich mit Tornado zu den neuen Paddocks. Ich öffnete das Tor und führte mein Pferd hinein. Ich gab ihm ein bisschen Zeit, um sich an die neue Umgebung zu gewöhnen, und dann führte ich ihn auf Daves Anraten hin langsam im Kreis herum. Dave hatte wirklich recht, die Bewegung schien ihm sehr gut zu tun. Ich dachte an meinen ersten Ausritt mit Tornado, auf den ich hoffentlich nicht mehr allzu lange warten musste.

»Es scheint ihm schon besser zu gehen«, riss Kanes Stimme mich aus meinen Gedanken. Überrascht, ihn so schnell wiederzusehen, blickte ich auf. Er lehnte am Zaun und beobachtete mich.

Ich nickte. »Ja, das kommt mir auch so vor. Hoffentlich können wir bald zusammen ausreiten.«

Kane lächelte, seine finstere Miene von vorhin war verschwunden. Also doch keine Spur von Eifersucht.

»Ich fürchte, da wirst du dich noch ein Weilchen gedulden müssen. Zuerst muss er wieder richtig fit sein, bevor ihr euren ersten Ausritt unternehmen könnt. Ich bin auf die Laborergebnisse gespannt. Außerdem hast du erst einmal etwas anderes zu tun.«

Ich blieb stehen und ging mit Tornado am Zügel zu Kane hinüber.

»Und das wäre?«, fragte ich, als ich mich neben ihn an den Zaun der Paddocks lehnte.

Ich schaute ihn an und bemerkte zum ersten Mal die kleine Narbe über seiner rechten Augenbraue. Nur eine feine weiße Linie.

»Ich brauche dich heute zum Tränken schrubben. Allerdings wird dir Chris dabei behilflich sein. Der Rest der Truppe ist leider schon anderweitig beschäftigt. Ich hoffe, Chris macht dir nicht wieder Ärger«, sagte Kane.

»Und was wird aus Tornado?«, fragte ich sofort. Ich wollte mein Pferd eigentlich nicht allein lassen.

»Der kommt sicher auch mal ohne dich klar«, erwiderte Kane. Ich seufzte leise auf. Eigentlich hatte ich gehofft, mich ein paar Tage ausschließlich um Tornado kümmern zu können.

»Ich muss einen Betrieb leiten«, erinnerte er mich, als hätte er meine Gedanken gelesen.

»Das ist mir schon klar«, gab ich zurück und konnte nicht verhindern, dabei ein wenig verärgert zu klingen.

»Wenn dir das nicht passt, muss ich den Job jemand anderem geben«, setzte er noch eins drauf.

Okay, also war er doch aus irgendeinem Grund sauer auf mich. Vor ein paar Stunden hatte ich das Gefühl gehabt, dass wir uns ganz nah waren, und nun drohte er schon wieder damit, mich zu feuern. Innerlich musste ich allerdings grinsen. Also war er wohl doch eifersüchtig. Sonst würde er sich jetzt nicht wie ein Blödmann verhalten.

»Schon gut«, sagte ich beschwichtigend. »Lass mich Tornado nur kurz zurück in seine Box bringen.« Aber Kane schüttelte den Kopf. »Nicht nötig. Er braucht frische Luft. Ich bringe ihn auf die Koppel hinter dem Haus. Dort ist er allein und kann in Ruhe grasen.«

»Na gut«, gab ich mich schließlich geschlagen. »Du bist der Boss.« Damit übergab ich Kane Tornados Zügel.

»Danke«, sagte er. »Chris wartet am Geräteschuppen auf dich. Er ist schon dabei, alles Nötige auf den Pick-up zu laden.«

»Schon unterwegs«, sagte ich und salutierte aus Spaß. Kanes Mundwinkel verzogen sich zu einem kleinen Lächeln.

Dann führte er Tornado Richtung Koppel und ich lief so schnell wie möglich zum Geräteschuppen, denn es war besser, Chris nicht allzu lange warten zu lassen.

Als ich ankam, bewahrheiteten sich meine Befürchtungen. Chris lehnte mit verschränkten Armen an der Karosserie des Pick-ups und blickte mir missmutig entgegen. Na toll. Seine Laune schien ziemlich mies zu sein. Das konnte ja heiter werden. Seit seiner dämlichen Aktion mit der Schlangenhaut hatten wir nicht mehr miteinander gesprochen. Einzig und allein um Kane einen Gefallen zu tun, bemühte ich mich, Chris gegenüber nicht nachtragend zu sein.

»Da bin ich schon«, versuchte ich es mit einem kleinen Scherz. Gute Laune soll ja hin und wieder ansteckend sein. Chris, leider dafür völlig unempfänglich, maulte nur: »Wird ja auch Zeit, dass du endlich auftauchst. Jetzt steig ein, uns läuft die Zeit davon.«

Genervt über Chris' Verhalten verdrehte ich die Augen, fügte mich aber meinem Schicksal und stieg auf der Beifahrerseite ein. Dann startete er den Wagen und wir fuhren los. Chris lungerte lässig in seinem Sitz, eine Hand am Lenkrad, die andere am Steuerknüppel. Seine Augen waren vom Basecap verdeckt. Wenn er mal lächeln und sich nicht wie der allergrößte Idiot seit Menschengedenken verhalten würde, könnte er wahrscheinlich ganz süß aussehen. Schweigend saß ich neben ihm und lenkte mich damit ab, aus dem Fenster zu schauen und die wunderschöne Landschaft zu bewundern.

Schließlich hielt Chris an. »Wir sind da«, murrte er, während er den Motor abschaltete und auch schon dabei war, auszusteigen.

»Danke, das sehe ich selbst«, gab ich zickig zurück, während er seine Tür zuknallte. Wenn er weiterhin so griesgrämig sein wollte, dann gab es auch für mich keinen Grund mehr, nett zu ihm zu sein, Kane hin oder her.

Ich kletterte aus dem Pick-up und lief zur Ladeklappe. Chris, der auf der Ladefläche stand, griff sich Eimer und Bürste und sprang dann wieder herunter. Ich streckte automatisch die Hand nach den Sachen aus. Chris grinste nur dämlich, als er sagte: »Das ist meins. Schnapp dir dein Zeug selber und dann komm mit.«

Natürlich hielt er es nicht für nötig, auf mich zu warten. Was für ein Arsch!

Missmutig krabbelte ich auf die schmutzige Ladefläche und nahm mir einen Eimer und eine Bürste. Dann stieg ich wieder hinunter und hechtete hinter dem Blödmann her.

Als er schon bei der ersten Tränke angekommen war, holte ich ihn endlich ein. Chris füllte Wasser in seinen Eimer und blickte mich dann fragend an. »Schon mal Tränken gereinigt?«

Ich schüttelte den Kopf und erntete ein Schnauben. »Habe ich mir schon gedacht. Dann schau einfach zu.«

Als ob das so furchtbar schwierig wäre, dachte ich höhnisch und sah Chris dabei zu, wie er mit der Arbeit begann. Er schrubbte kraftvoll, tauchte die Bürste immer wieder ins Wasser und begann von Neuem. Nach einer Weile richtete er sich auf.

»Kapiert?«, fragte er knapp und schaute mich an, als ob ich nicht ganz richtig im Kopf wäre.

»Sicher«, zischte ich. »Bürste eintauchen und schrubben. Keine Wissenschaft.«

Chris entblößte seine weißen Zähne und lächelte breit. »Die Frage ist doch, wie schnell du bist. Wie wäre es mit einer kleinen Wette?«

Nachdenklich blickte ich ihn an. Dem Kerl eine Abreibung zu verpassen würde meine Laune mit Sicherheit wieder erheblich bessern.

»Was schlägst du vor?«, fragte ich und stellte Eimer mitsamt Bürste auf dem Boden ab.

Chris lächelte noch breiter. »Du übernimmst die Tränken hier und ich fahre nach Skinny Blue und übernehme die Tränken dort. Wenn ich fertig bin, komme ich wieder und hole dich ab. Dann werden wir sehen, wer von uns beiden schneller gewesen ist.«

Ich überlegte und war mir ziemlich sicher, dass er mich irgendwie reinlegen wollte. Aber ich ging trotzdem auf seine Wette ein, einfach um dem Typen zu beweisen, dass ich schneller sein konnte als er.

»Okay, ich bin dabei«, sagte ich daher. »Wenn du wieder da bist, werde ich schon unter dem Baum dort sitzen und auf dich warten«, prophezeite ich.

Chris lachte laut auf. »Vergiss es, nie und nimmer schaffst du es, die Tränken schneller zu reinigen als ich«, hielt er dagegen.

Ich lachte grimmig. »Das werden wir ja sehen«, erwiderte ich und hielt ihm die Hand hin. Chris schlug ein. »Die Wette gilt«, sagte er und ich nickte siegessicher.

Mit einem mulmigen Gefühl schaute ich Chris nach. Doch dieses Gefühl wich dem Drang zu gewinnen. Eine Abreibung war mehr als fällig. Also stürzte ich mich in die Arbeit. Als ich mit der ersten Tränke fertig war, nahm ich mir die nächste vor und dann immer so weiter. Ich schrubbte die Tränken, als wäre der Teufel höchstpersönlich hinter mir her, bis ich mich völlig verausgabt hatte. Als ich mit der letzten Tränke fertig war und aufstand, zitterten mir vor Anspannung die Beine. Völlig erschöpft wischte ich mir mit der flachen Hand den Schweiß von der Stirn und genehmigte mir einen Schluck Wasser. Ich war so durstig, dass ich die halbe Flasche fast in einem Zug leerte. Keuchend und schnaufend ließ ich sie schließlich sinken und hielt sie in meiner noch immer leicht zitternden Hand. Langsam beruhigte ich mich und blickte mich nachdenklich um. Von Chris keine Spur. Ich setzte mich wie prophezeit unter den Baum und war mit mir hochzufrieden. Chris würde seinen Augen nicht trauen, wenn er mich endlich abholen kam. Und so wartete ich und wartete. Aber es kam niemand und als die Sonne schon schräg am Himmel stand, wurde mir klar, dass auch niemand kommen würde. Zumindest nicht Chris. Der Blödmann hatte nie vorgehabt, mich wieder abzuholen. Er hatte mich reingelegt und von Anfang an total verarscht.

Leicht panisch blickte ich mich um und versuchte mir den Weg, den wir im Pick-up gefahren waren, in Erinnerung zu rufen. Leider fiel mir das ungeheuer schwer, weil ich auf der Herfahrt zu sehr damit beschäftigt gewesen war, einen gewissen Vollidioten zu verteufeln. Und nun saß ich hier fest und hatte nichts zu essen, aber dafür wenigstens zu trinken. Ich erinnerte mich an die Dreierregel: drei Minuten ohne Luft, drei Tage ohne Wasser, drei Wochen ohne Essen, und bis dahin würde mich hoffentlich jemand vermissen. Oder auch nicht, überlegte ich knappe anderthalb Stunden später. Weder Chris noch irgendjemand anders war aufgetaucht. Die Sonne schickte ihre letzten warmen Strahlen über das Weideland und versank dann langsam hinter dem mächtigen Bergmassiv mit seinen schneebedeckten Gipfeln. Nervös blieb ich sitzen und versuchte mich zu beruhigen. Aber als die Dämmerung einsetzte, bekam ich es mit der Angst zu tun. Ich wollte nicht allein hier draußen bleiben. Hier gab es nichts, außer diesem doofen Baum und hügeligem Weideland. Schließlich rappelte ich mich auf und begann unruhig auf- und abzulaufen. Hilfesuchend blickte ich mich um und lief dann die kleine Anhöhe hinunter. Ich entdeckte einen malerischen See inmitten der sanft gewellten Graslandschaft, als ich jedoch näherkam, entpuppte er sich als kleiner Tümpel. Immerhin stand am Rand eine windschiefe, verwitterte Bretterbude. Vor Glück hätte ich heulen können. Eilig rannte ich weiter den Hügel hinab, bis ich unten ankam. Neugierig besah ich mir meinen Unterschlupf, der nicht gerade vertrauenerweckend wirkte. Allemal besser, als im Freien zu schlafen. Der Mond war mittlerweile am Himmel aufgestiegen. Die hereinbrechende Dunkelheit schickte ihre langen Schatten über das Land. Bald würde es so finster sein, dass ich nicht mal mehr die eigene Hand vor Augen sehen konnte. Die Angst schnürte mir die Luft ab und Tränen stiegen in mir hoch. In Gedanken wünschte ich Chris die Pest an den Hals. Langsam wurde es kalt und ich begann, nur mit Shorts und T-Shirt bekleidet, zu frieren. Zitternd kroch ich in meinen Unterschlupf und zog die Beine nah an den Körper. Ich schloss die Augen und sank mit dem Kopf auf meine Knie. Die Tränen kämpften sich langsam an die Oberfläche, in die Stille mischten sich die Geräusche der Nacht. In der Ferne meinte ich ein Heulen zu hören. War das vielleicht ein Wolf? In Montana gab es Bären und andere wilde Tiere. Vor Wut, Angst und Zorn hätte ich laut aufschreien können. Irgendjemand würde mich suchen, irgendjemand würde mich finden, versuchte ich mich selbst zu trösten. Ich musste nur geduldig sein und abwarten und aufpassen, dass ich dabei nicht von einem Bären gefressen wurde, dachte ich grimmig.

Kapitel 11

Kane

Als die Sonne hinter den Bergen versank, legte ich mein Werkzeug beiseite und streckte mich. Langsam stieg ich von der Leiter herunter. Die Reparatur des Scheunendaches hatte länger gedauert als gedacht und wir waren noch immer nicht ganz fertig.

»Zeit, Feierabend zu machen. Wir bringen die Reparatur morgen zu Ende«, wandte ich mich an Roger, der nicht weit von mir entfernt ebenfalls auf einer Leiter stand.

»Soll mir nur recht sein, Boss. Mir tun sowieso schon die Knochen weh. Außerdem wird es bald dunkel und wir werden eh nichts mehr ausrichten können«, entgegnete Roger und stieg von seiner Leiter.

Unten angekommen klopfte er sich den Dreck von den verschlissenen Jeans. Nachdem wir die Werkzeuge in den Schuppen zurückgebracht hatten, machte sich Roger auf den Heimweg und ich lief zurück zum Haus. Chris und Jeff hockten auf meiner Veranda und tranken ein Feierabendbier. Ich nickte ihnen kurz zu und verschwand dann im Haus. Ich brauchte dringend eine Dusche.

Das warme Wasser strömte über meine verspannten Muskeln. Ich schloss die Augen und merkte, wie ich langsam müde wurde. Die harte Arbeit forderte ihren Tribut. Ich wollte nur noch ins Bett. Ich stellte den Strahl auf die härteste Stufe und ließ das Wasser auf meinen Rücken trommeln. Ein gutes Gefühl. Schließlich drehte ich das Wasser ab und griff mir ein Handtuch. Nachdem ich mich abgetrocknet hatte, schlüpfte ich in saubere Jeans und T-Shirt. Dann machte ich mich auf den Weg nach unten in die Küche, um mir ein schnelles Abendessen zu bereiten. Ein Sandwich musste heute genügen. Gewohnheitsmäßig warf ich einen kurzen Blick aus dem Fenster, während ich mein Brot mit Butter beschmierte. Verdutzt stellte ich fest, dass Tornado noch immer auf der Koppel hinter dem Haus stand, obwohl es jetzt bereits fast dunkel war. Seltsam, ich hatte angenommen, dass Sam sich sofort um ihr Pferd kümmern würde, sobald sie vom Tränken schrubben zurück war. Und dann fiel mir ein, dass ich sie seit heute Nachmittag noch gar nicht wiedergesehen hatte. Mit dem Sandwich in der einen Hand und einem Glas Wasser in der anderen gesellte ich mich zu Chris und Jeff, die ihr Bier inzwischen fast geleert hatten. Erschöpft aber zufrieden ließ ich mich auf einen freien Stuhl sinken. Ich hatte nichts dagegen, dass die Jungs nach Feierabend hin und wieder bei mir herumhingen.

»Gute Arbeit heute«, sagte ich und biss in mein Sandwich. Kauend wandte ich mich an Chris. »Hast du eine Ahnung, wo Sam steckt? Ich habe sie seit heute Nachmittag nicht mehr gesehen.«

Chris grinste breit, als er erwiderte: »Und wahrscheinlich wirst du die Nervensäge auch erst morgen wieder zu Gesicht bekommen. Es sei denn, die Kleine ist so verrückt und läuft den ganzen Weg zurück zur Ranch.«

Alarmiert ließ ich mein Sandwich sinken. »Was soll das heißen, sie läuft zurück?«

Chris und Jeff lachten um die Wette und ich wusste nicht, wem ich als Erstes eine verpassen sollte, denn ich hatte so eine Ahnung, worüber die beiden sich so köstlich amüsierten.

Chris zuckte leichtfertig mit den Schultern, als er erklärte: »Sie ist noch draußen auf der Weide, wo wir die Tränken geschrubbt haben. Wahrscheinlich hat sie sich vor Angst schon in die Hosen gemacht.«

Ich sprang von meinem Stuhl auf, dass der gefährlich kippte.

»Bist du irre?«, fragte ich geschockt. »Sag, dass das ein kranker Scherz ist. Du hast sie doch nicht wirklich da draußen zurückgelassen!«

Chris' Lächeln verschwand und auch Jeff hörte auf zu feixen.

»Ach, komm schon. Der passiert schon nichts. Eine kleine Abreibung hat noch keinem geschadet«, behauptete Chris und ich hätte ihm vor Wut am liebsten seine Visage poliert.

»Dein dämlicher Scherz mit der Schlangenhaut war schon idiotisch. Aber was zum Teufel hast du dir jetzt dabei gedacht?«, fuhr ich ihn an und stellte mein nunmehr leeres Glas auf den Tisch. »Allein da draußen könnte ihr etwas passieren«, herrschte ich ihn an.

Chris, der ebenfalls aufgestanden war, erwiderte: »Dann kapiert sie vielleicht endlich mal, dass sie nicht hierhergehört.«

»Das entscheidest aber nicht du«, polterte ich und wurde richtig zornig.

Chris war nun ebenfalls auf hundertachtzig und baute sich vor mir auf. Wütend funkelte er mich an. »Sie hat keine Ahnung von Landwirtschaft, und weißt du, was ich glaube?«

Ich trat einen Schritt auf ihn zu. Jeff, der sich lieber im Hintergrund hielt, beobachtete die Situation angespannt.

»Nein, aber du wirst es mir sicher gleich verraten«, gab ich mindestens genauso wutentbrannt zurück.

»Ich denke, der einzige Grund, weshalb du ihr den Job gegeben hast, ist, weil du sie flachlegen willst«, traute er sich doch tatsächlich zu sagen.

Ich ballte meine Hände zu Fäusten und musste mich schwer zusammenreißen, nicht die Kontrolle zu verlieren. Jeff, nahezu lebensmüde, mischte sich in unseren Streit ein, indem er seinen Kumpel am Arm packte.

»Krieg dich mal wieder ein, Chris«, versuchte er auf seinen Freund einzuwirken. Dann wandte er sich an mich. »Hör zu, Boss, er hat es bestimmt nicht so gemeint. Wir sollten alle mal runterkommen.«

»Nein, werden wir nicht«, zischte ich und trat auf Chris zu.

»Du wirst mir jetzt genau zuhören«, befahl ich. »Du hast Sam in Gefahr gebracht und du bist ganz kurz davor, rauszufliegen. Dann kannst du deine Brötchen woanders verdienen. Verstanden?«

Chris, der an seinem Job hing, nickte mit verkniffener Miene, obwohl er wahrscheinlich lieber einen deftigen Spruch erwidert hätte.

»Deinetwegen muss ich jetzt los und sie suchen. Und wehe dir, wenn ihr irgendetwas zugestoßen ist«, drohte ich und funkelte Chris zornig an.

Chris knickte ein. Mit zusammengebissenen Zähnen stieß er hervor: »Kommt nicht wieder vor, Boss.«

»Das hoffe ich für dich«, gab ich gefährlich ruhig zurück. Dann wandte ich mich ab, ließ Chris und Jeff auf meiner Veranda zurück und rannte fast schon zu meinem Pick-up. Ich musste Sam unbedingt finden, bevor ihr wirklich noch etwas zustieß.

Angestrengt konzentrierte ich mich auf die Fahrbahn. Meine Augen suchten immer wieder die Umgebung ab. Wenn Sam sich tatsächlich zu Fuß auf den Weg zurück nach Hause gemacht hätte, dann hätte sie sich mit Sicherheit schon gnadenlos verlaufen. Ich konnte nur hoffen, dass sie an Ort und Stelle geblieben war und ich sie bald finden würde. Wenn nicht, würden wir einen Suchtrupp zusammenstellen müssen. Mein Puls raste, als ich besagter Koppel näherkam. Schließlich hielt ich an, schnappte mir meine Taschenlampe und stieg eilig aus. Ich leuchtete die Umgebung ab. Mittlerweile war es stockdunkel. Von Sam keine Spur. Langsam bekam ich Panik. Wo war sie denn bloß? Verdammter Chris, fluchte ich leise. Die Tränken waren weitläufig auf der Koppel verteilt. An einer fand ich Eimer und Bürste, aber von Sam noch immer nichts zu sehen. Ich überlegte, wo ich noch suchen konnte. Dann beschloss ich die kleine Anhöhe hinabzulaufen. Vielleicht hatte sie irgendwo Schutz gesucht und hoffentlich auch gefunden.

»Sam, wo bist du?«, rief ich in die Dunkelheit. Dann war ich still und lauschte auf eine Antwort.

Und endlich hörte ich ein leises »Hier bin ich«. Sofort leuchtete ich mit meiner Taschenlampe in die Richtung, aus der ich den zaghaften Ruf gehört hatte, und tatsächlich – Sam rannte die kleine Anhöhe vom See zu mir herauf und ich lief ihr ein Stück entgegen. Auf halbem Weg fiel sie mir auch schon in die Arme, so heftig, dass ich die Taschenlampe versehentlich fallen ließ.

Sie hielt sich an mir fest, als würde sie mich am liebsten nie wieder loslassen wollen. »Danke«, flüsterte sie in meinen Armen. »Danke, dass du nach mir gesucht und mich gefunden hast.« Ich hielt sie einfach fest und war heilfroh, dass ihr augenscheinlich nichts weiter passiert war.

»Wie geht es dir? Ist alles okay?«, fragte ich schließlich und hielt sie eine Armeslänge von mir.

Sam nickte, aber in ihren Augen schimmerten Tränen. Sie war immer so stark, aber in diesem Moment wusste ich, dass sie wirklich Angst gehabt hatte, und ich auch.

»Alles in Ordnung«, antwortete sie und ich zog sie erneut in meine Arme, weil ich es wollte und weil ich gar nicht anders konnte.

Plötzlich spürte ich Sams samtweiche Lippen an meinem Hals, sie streiften meine Haut und mein Puls begann augenblicklich zu rasen. Sie drängte sich gegen mich, sah mit flatternden Lidern zu mir auf, während sie mir auf Zehenspitzen stehend entgegenkam. Vor Aufregung hielt ich die Luft an und mein Herz würde wohl gleich aussetzen. Und dann küsste sie mich endlich, drückte ihre Lippen ganz sanft auf meine, und ich seufzte an ihrem Mund leise auf. Das Gefühl, so federleicht von ihr berührt zu werden, war das schönste, was ich je empfunden hatte. Zumindest dachte ich das in diesem einen einzigartigen Moment. Ich erwiderte ihre Berührungen, öffnete meine Lippen und wir küssten uns endlich richtig. Mein Bauch zog sich vor Verlangen zusammen, als der Kuss heißer, drängender, intensiver wurde. Ich wollte nicht aufhören, wollte nicht, dass dieser Augenblick jemals endete. Aber das musste er und zwar sofort. Langsam löste ich mich von ihr und schaute Sam ins Gesicht. Sanft strich ich ihr eine Haarsträhne, die sich aus ihrem Pferdeschwanz gelöst hatte, hinters Ohr und wünschte mir abermals, die Zeit möge stehen bleiben.

»Ich bringe dich jetzt lieber nach Hause«, raunte ich leise und versuchte das heftige Verlangen, das in mir tobte, niederzukämpfen. Ihr Zittern war mir nicht entgangen. Sam musste sich dringend ausruhen, etwas Warmes essen und trinken und dann sollte sie schlafen. Es war ein harter Tag gewesen. Sie nickte und trat dann einen Schritt zurück. Ihre Hand glitt in meine, als sie flüsterte: »Ja, bitte bring mich nach Hause.«

Als wir endlich auf der Ranch ankamen, wartete Chris vor dem Haus und machte einen zerknirschten Eindruck. Ich stoppte den Pick-up und noch bevor ich richtig zum Halten kam, riss Sam auch schon die Beifahrertür auf und sprang aus dem Auto.

Sie stürzte auf Chris zu und stieß ihre beiden Hände kraftvoll gegen seine Brust. Er wehrte sich nicht und taumelte ein Stück nach hinten, als Sam ihm abermals einen kräftigen Schubs gab.

»Was hast du dir dabei gedacht?«, rief sie aufgebracht und schäumte vor Wut. Mumm hatte sie, keine Frage.

Ich eilte zu ihr. Wollte ihr zu Hilfe kommen, aber das war völlig unnötig. Sie kam sehr gut allein zurecht. Also blieb ich einfach neben ihr stehen, vorerst ohne mich einzumischen.

»Tut mir leid«, entgegnete Chris kleinlaut. »Ich habe nicht nachgedacht.«

»Nein«, entgegnete Sam. »Denken scheint nicht gerade deine Stärke zu sein. Ich hätte draufgehen können, ist dir das eigentlich klar?«, schrie sie ungehalten und schien sich gar nicht wieder beruhigen zu können. Und das war in meinen Augen mehr als verständlich. Chris hatte richtig Mist gebaut.

»Ich sagte doch schon, dass es mir leidtut«, gab er lahm zurück. »Was soll ich denn noch tun?«

Sam schwieg. Vielleicht hatte sie darauf auch keine Antwort.

Tja, was sollte Chris noch machen? Er hätte auch vor Sam zu Kreuze kriechen können. Aber Tatsache war nun mal, dass er das Geschehene nicht mehr ändern konnte. Und ich durfte ihm diese Aktion einfach nicht durchgehen lassen. So leid mir das Ganze auch tat.

»Du bist gefeuert«, sagte ich in die entstandene Stille hinein. Sam wirkte wie versteinert und Chris blickte mich aus weit aufgerissenen

Augen völlig überrascht an. Er war ein guter Arbeiter. Ihn zu verlieren würde ich nur schwer verkraften können. Aber was blieb mir anderes übrig? Er hatte sich einfach unverzeihlich benommen.

»Das kannst du doch nicht machen!«, sagte Chris aufgebracht.

»Doch, ich kann und ich werde dich feuern. Außerdem hatte ich dich gewarnt«, erwiderte ich hart.

Kopfschüttelnd schaute mich Chris an. »Ich sagte doch, sie bringt nur Ärger. Hättest du sie doch nicht eingestellt.«

»Das ist ja wohl kaum meine Schuld«, meldete sich Sam energisch zu Wort. »Du hast mich doch in der Pampa ausgesetzt und wolltest mich dort am liebsten verrotten lassen, aus welchem Grund auch immer! Ich habe dir überhaupt nichts getan.«

Chris, jetzt mindestens ebenso wütend wie Sam, entgegnete: »Weil du nervst, okay? Als ich das letzte Mal mit dir die Zäune reparieren musste, hast du mir zehn Minuten das Ohr abgekaut, weil du dir einen verdammten Fingernagel abgebrochen hast.« Nach einer knappen Pause fügte er hinzu: »Du passt einfach nicht hierher. Du bringst nur alles durcheinander. Und weißt du was? Eigentlich tut es mir gar nicht leid, die Abreibung hast du verdient.«

Sam hielt vor Wut den Atem an und ich dachte, sie würde gleich umkippen. Chris wandte sich an mich, weil er noch nicht fertig war, Dampf abzulassen. »Wenn du nicht mehr mit dem Schwanz denkst, lass es mich wissen«, stieß er zwischen zusammengepressten Zähnen hervor. Dann ließ er uns stehen und marschierte davon. Damit verlor ich einen meiner besten Mitarbeiter. Schöner Mist!

Als sich der Tumult vor dem Haus endlich aufgelöst hatte, ging ich in die Küche. Ich war hundemüde, aber an Schlaf war nicht zu denken, ich war viel zu aufgewühlt. Gedankenversunken lehnte ich an der Küchenzeile und trank einen Espresso. Ich dachte darüber nach, wie ich ohne Chris zurechtkommen sollte und ob es ein Fehler gewesen war, ihn einfach mir nichts, dir nichts an die Luft zu setzen. Aber ich konnte ihm diese Dummheit doch auch nicht durchgehen lassen. Hatte er vielleicht recht? Ließ ich mich von meinen Gefühlen für Sam beeinflussen? Hatte ich ihr den Job wirklich nur gegeben, weil ich mich von Anfang an zu ihr hingezogen gefühlt hatte? Vielleicht ja, vielleicht nein. Ich wusste es selbst nicht. Und wie ging es jetzt zwischen uns beiden weiter? Hatte sie mich nur aus Dankbarkeit geküsst? Dankbarkeit hin oder her, irgendwie war ich froh, dass sie es getan hatte.

»Ich brauche unbedingt deine Autoschlüssel.«

Sams Stimme ließ mich vor Schreck zusammenzucken.

Mit heftig klopfendem Herzen drehte ich mich um. Sie lehnte in der offenen Küchentür und sah immer noch ziemlich mitgenommen aus.

»Ich dachte, du bist längst im Bett und schläfst tief und fest«, entgegnete ich.

Sam schüttelte den Kopf. »Nicht, bevor ich meine Kette wiedergefunden habe«, sagte sie hektisch.

»Kette?«, fragte ich leicht verwirrt. »Was denn für eine Kette?«

Automatisch berührte Sam ihren Hals und griff dabei ins Leere. »Sie hat meiner Großmutter gehört und ich trage sie eigentlich immer. Ich habe sie auch gestern getragen. Und jetzt ist sie weg. Ich muss sie verloren haben. Vielleicht im Auto oder beim Tränken schrubben. Sie könnte auch irgendwo unten am See liegen oder auf der Koppel verloren gegangen sein. Ich weiß es nicht, verdammt. Aber ich weiß, dass ich sie unbedingt wiederfinden muss.«

Sam klang richtig verzweifelt. Schien so, als würde ihr das Schmuckstück tatsächlich eine ganze Menge bedeuten.

»Beruhige dich erst mal«, versuchte ich sie zu beschwichtigen. »Wir werden sie schon wiederfinden. Aber nicht jetzt. Es ist dunkel und wie du bereits sagtest, du könntest sie überall verloren haben.«

Sam nickte nachdenklich. »Na gut«, lenkte sie schließlich ein. »Aber morgen früh werde ich sie auf jeden Fall suchen.«

Ich nickte, froh darüber, dass sie jetzt nicht auf stur schaltete. »Wenn du willst, kann ich dir helfen. Doch jetzt solltest du schlafen gehen«, sagte ich eindringlich.

»Du hast recht. Ich kann mich sowieso kaum noch auf den Beinen halten, so schrecklich müde bin ich.«

Ich warf einen schnellen Blick auf die Uhr, die über der Küchentür hing. Es war weit nach Mitternacht.

Und dann riss Sam vor Schreck die Augen auf. »Tornado! Ich habe Tornado vergessen. Ich muss ihn noch in den Stall bringen.«

»Das hat Jeff erledigt«, unterbrach ich sie und Sam atmete erleichtert auf. »Und jetzt geh endlich ins Bett«, drängte ich sie weiter. Ich ging auf Sam zu und lotste sie langsam aus der Küche.

Widerwillig ließ sie es geschehen, dann sagte sie allerdings: »Ich will lieber noch einmal nach Tornado sehen.«

»Geh endlich zu Bett«, sagte ich streng und Sam verdrehte die Augen. »Du kannst echt nerven«, entgegnete sie.

»Nicht so sehr wie du«, gab ich zurück.

Sam rang sich ein leichtes Lächeln ab.

»Meinetwegen. Dann gehe ich jetzt. Gute Nacht und noch mal danke.« Auf dem ersten Treppenabsatz blieb sie stehen und sah sich noch einmal nach mir um. »Tut mir wirklich leid, dass du Chris feuern musstest. Ich fühle mich richtig schuldig deswegen.«

»Musst du nicht«, versuchte ich sie zu beruhigen.

»Wirst du ohne ihn klarkommen?«, fragte sie weiter. Ich zuckte leichtfertig mit den Schultern. »Aber sicher«, log ich.

Sam zögerte, dann nickte sie. »Ich gehe dann. Gute Nacht.«

»Gute Nacht«, erwiderte ich und sah ihr nach, wie sie die Treppen nach oben stieg. Auf mich wartete eine schlaflose Nacht. Wie zum Teufel sollte ich Chris ersetzen?

Samantha

Niedergeschlagen und völlig erschöpft ließ ich mich auf die Bettkante sinken und vergrub den Kopf in den Händen. Ich hatte alles vermasselt und Chris hatte recht. Ich hatte wirklich alles durcheinandergebracht.

Meinetwegen hatte er seinen Job verloren. Na ja, vielleicht nicht nur. Er hätte mich ja nicht in der Wildnis aussetzen und meinem Schicksal überlassen müssen. Ach, wäre ich doch bloß nicht hergekommen! Warum war ich nicht einfach in Los Angeles geblieben und bereitete mich wie jede andere Schauspielerin auf ihre Rolle vor? Stattdessen stiftete ich überall, wo ich auftauchte, nur Unruhe, und was mich mittlerweile am meisten bedrückte, war das Geheimnis, das ich mit mir herumschleppte. War es schon zu spät, Kane und den anderen meine wahre Identität zu verraten? Seufzend ließ ich mich nach hinten in die Kissen fallen. Ich war so erschöpft, dass mir augenblicklich die Augen zufielen und ich schließlich über diesen trüben Gedanken einschlief.

Am nächsten Morgen wurde ich von lauten Motorengeräuschen geweckt, die durch das Fenster in mein Schlafzimmer drangen. Ich setzte mich auf und schwang die Beine aus dem Bett. Schnell stand ich auf und tapste zum Fenster hinüber. Ich schob die Vorhänge beiseite und schaute hinaus. Auf dem Hof herrschte schon rege Betriebsamkeit. Ich konnte Roger sehen, der scheinbar auf dem Weg zur Scheune war. Ach ja, er wollte weiter mit Kane das Dach reparieren. Und dann entdeckte ich Jeff, der auf dem Weg in den Pferdestall war. Kane konnte ich aber nirgendwo entdecken. Wie es Tornado wohl heute ging? Hoffentlich hatte wenigstens er die letzte Nacht gut überstanden.

Ich schnappte mir meine Klamotten und lief schnell ins Bad, um kurz unter die Dusche zu springen. Als ich damit fertig war, ging ich eilig in die Küche, bereitete mir ein Sandwich zu und ging dann kauend nach draußen. Ich musste mir unbedingt Kanes Pick-up leihen und noch mal zur Koppel rausfahren. Ich durfte gar nicht daran denken, dass meine Kette für immer verschwunden sein könnte. Doch der Pick-up war nicht da, stellte ich enttäuscht fest, und mein Auto leider völlig ungeeignet, um damit über unwegsames Gelände zu fahren.

Ich überlegte, wo Kane sein könnte. Vielleicht in der Stadt, ein paar Besorgungen machen? Ich sah, wie Roger gerade von der Leiter, die an die Scheune gelehnt war, stieg. Schnell rannte ich zu ihm und schob mir dabei den letzten Rest meines Sandwiches in den Mund.

»Hey, guten Morgen. Hast du eine Ahnung, wo Kane steckt?«, überfiel ich ihn ohne Vorwarnung und mit vollem Mund.

Roger schüttelte den Kopf. »Nein, ich habe ihn vorhin nur kurz gesehen, er hat uns die Aufgaben für den Tag erklärt und ist dann verschwunden. Er meinte, er habe noch etwas zu erledigen. Was gibt es denn so Dringendes? Ist was mit Tornado nicht in Ordnung? Gestern Abend ging es ihm gut. Bevor ich nach Hause gefahren bin, hatte ich mich noch einmal davon überzeugt.«

»Und das war wirklich lieb von dir. Aber nein, ich denke, mit ihm ist alles okay. Obwohl ich heute Morgen noch gar keine Gelegenheit hatte, nach ihm zu sehen. Aber das hole ich gleich nach. Ich wollte mir vorher nur schnell Kanes Pick-up leihen«, erklärte ich.

Roger blickte bedauernd drein. »Na ja, ich habe gesehen, dass Kane selbst heute Morgen mit dem Auto weggefahren ist. Er wird sicher bald zurückkommen.«

Ich nickte. »Ja, hoffentlich. Na gut, dann will ich dich nicht weiter von der Arbeit abhalten.«

»Tust du gar nicht«, fiel mir Roger ins Wort. »Ich wollte sowieso gerade eine kleine Pause machen und einen Kaffee trinken. Leistest du mir Gesellschaft?«

»Leider nein«, erwiderte ich bedauernd. »Bis Kane zurück ist, kümmere ich mich lieber um Tornado. Ich hoffe, dass Dave ganz schnell gute Nachrichten für mich hat und wir ihn bald aufgepäppelt haben.«

Roger nickte gutmütig. »Du hast wirklich ein großes Herz. Nicht jeder würde ein Pferd vom Abdecker retten. Du bist schon etwas Besonderes«, sagte er fast schon anerkennend und ich war über seine Worte richtig gerührt. »Tut mir leid, was Chris gestern Abend gemacht hat. Das war wirklich total daneben. Ich hoffe, du hast dich von seiner blöden Aktion wieder erholt.«

Sobald ich an den gestrigen Tag dachte, stieg die Wut wieder in mir hoch. Ich hatte gestern Nacht solche Angst gehabt wie selten in meinem Leben, und mich völlig machtlos gefühlt.

»Es geht mir ganz gut«, schwindelte ich. Aber nur, weil ich nicht mehr darüber reden wollte. Ich wollte diesen Schreck lieber so schnell es ging vergessen.

Roger räusperte sich leise. »Na, da bin ich beruhigt. So, und nun genehmige ich mir meinen wohlverdienten Kaffee«, fügte er lächelnd hinzu.

»Lass ihn dir schmecken. Wir sehen uns später. Und falls du Kane siehst, sag ihm bitte, dass ich nach ihm suche.«

»Geht klar.« Damit machte Roger kehrt und ging Richtung Haus, während ich zum Pferdestall lief.

Als ich im Stall ankam, stand Tornado in seiner Box und wirkte ziemlich zufrieden. Ich ging zu ihm.

»Hallo, mein Großer«, begrüßte ich ihn und streichelte über sein braunes, etwas struppiges Fell.

»So wie es aussieht, geht es dir schon viel besser«, stellte ich erfreut fest. »Keine Sorge, hier bist du in Sicherheit, und deine Freunde sind es nun auch.«

Erleichtert dachte ich an die anderen Pferde, die ich ebenfalls vom Abdecker gekauft hatte und die mittlerweile wohlbehalten auf einem Gestüt in Kalifornien angekommen waren. Dafür hatte ich gesorgt. Nur von Tornado hatte ich mich nicht trennen können. Deshalb hatte ich an jenem Tag auch Kane angerufen, um ihn herzubringen.

Schließlich begann ich damit, die Box auszumisten, ihm frisches Wasser und Futter zu geben, und am Ende bürstete ich ihm kräftig das Fell. Ja, das gefiel ihm.

Ich bereitete Tornado gerade fertig vor, damit ich ihn wieder auf die Koppel bringen konnte, als mich Kanes Stimme herumfahren ließ.

»Hier steckst du also. Hätte ich mir eigentlich denken können. Wie geht es dir?«

»Es geht mir gut«, erwiderte ich, während ich dem Hengst den Führstrick anlegte. »Ich wollte Tornado gerade raus auf die Koppel hinter dem Haus bringen«, erzählte ich und fragte dann: »Außerdem wollte ich dich fragen, ob ich mir danach deinen Pick-up leihen kann. Ich habe dir doch von der Kette erzählt. Ich muss sie wirklich ganz dringend wiederfinden.«

»Ja, das sagtest du. Aber du brauchst den Pick-up nicht.« Fragend blickte ich ihn an. »Was meinst du mit ich brauche ihn nicht?« Lächelnd zog Kane meine Kette mitsamt Anhänger aus der Tasche seiner zerschlissenen Jeans.

»Weil ich sie heute Morgen schon gesucht habe. Und wie du siehst, war ich erfolgreich.«

Kane ließ die Kette von seinen Fingern baumeln und hielt sie mir hin. »Bitteschön, da hast du das gute Stück wieder.«

Lachend ließ ich den Führstrick fallen, griff nach der Kette, und als ich sie endlich wieder in der Hand hielt, fiel ich Kane dankbar um den Hals. Erleichtert drückte ich mich an ihn und umarmte ihn fest. Kane zögerte, doch dann schloss er mich in seine starken Arme, und das wiederum fühlte sich mindestens genauso toll an wie gestern Nacht.

»Wo hast du sie gefunden?«, fragte ich schließlich und machte mich von Kane los, um mir die Kette um den Hals zu legen.

»Unten am See, bei dem Unterstand«, erklärte er und wich einen kleinen Schritt zurück. Ich war überglücklich, mein Schmuckstück wiederzuhaben.

»Danke, du weißt nicht, was die für mich bedeutet.«

»Kein Problem. Das habe ich gerne gemacht.«

Mein Herz machte einen Hüpfer und schlug heftig in meiner Brust. Kane war für mich nach Bozeman gefahren, er hatte die ganze Nacht mit mir im Stall Wache gehalten. Er hatte nach mir gesucht und mich gerettet und jetzt hatte er auch noch meine Kette für mich wiedergefunden. Was er alles für mich tat, war einfach unglaublich. Kane war unglaublich. Nämlich unglaublich toll. Nur ihn zu küssen war noch ein kleines bisschen toller, dachte ich und erinnerte mich an unseren leidenschaftlichen Kuss gestern Nacht auf der Koppel. Wie würde er reagieren, wenn ich ihn jetzt wieder küssen würde, fragte ich mich und schaute Kane tief in die Augen. Wir hatten noch gar nicht über den Kuss geredet. Nun, da gab es wohl nur eine Möglichkeit, es herauszufinden.

Während ich Kanes Blick festhielt, trat ich auf ihn zu. Er schaute mich gespannt an. Seine Lippen zitterten leicht und sein Brustkorb hob und senkte sich in tiefen Atemzügen.

»Ich will dich jetzt unbedingt küssen«, flüsterte ich leise, als ich ganz nah vor ihm stand. Kane räusperte sich und neigte sich mir ein Stückchen entgegen.

»Dann tu es doch«, forderte er mich auf. Verlangen und Lust blitzten in seinen Augen auf, als ich ihm auf Zehenspitzen entgegenkam. Meine Hände glitten über seine Brust bis hinauf zu seinem Hals. Mit den Fingerspitzen berührte ich schließlich die stoppelige Haut an seinem Kinn. Kane beugte sich weiter zu mir hinab und ich rieb meine Wange sanft an seinem Dreitagebart. Meine Lippen suchten und fanden schließlich seinen Mund. Unter leisem, süßem Stöhnen öffnete er seine Lippen und ich berührte sie sanft mit meinen. Kane seufzte kaum hörbar auf. Ein wunderbarer, verlockender Laut, von dem ich gar nicht genug bekommen konnte. Und dann packte er mich plötzlich, zog mich an sich und ich presste mich der Länge nach gegen ihn. Unser Kuss wurde intensiver und leidenschaftlicher. Meine Hände tauchten in seine Haare, während seine auf Wanderschaft über meinen Rücken gingen und oberhalb meines Hinterns liegen blieben und sanft zudrückten.

Ein lautes Räuspern holte uns in die Gegenwart zurück und ließ uns aufschrecken. Augenblicklich ließen wir voneinander ab und blickten uns erschrocken zu dem Störenfried um.

»Komme ich gerade ungelegen?«, witzelte Dave und blickte uns dabei breit grinsend an.

Meine Wangen glühten und Kane strich sich verlegen die Haare zurück.

»Dich hätte ich nicht so schnell zurückerwartet«, sagte Kane und machte einen Schritt von mir weg.

»Gibt es etwa schon etwas Neues wegen Tornados Blutproben?«, fragte ich hoffnungsvoll und Dave nickte hochzufrieden.

»Genau. Die Laborergebnisse sind da und es ist wirklich alles in Ordnung. Seine Werte sind völlig normal. Das bedeutet, ihr könnt ihn jetzt bedenkenlos zu den anderen Pferden auf die Koppel lassen.«

Erleichtert atmete ich auf und auch Kane freute sich. »Das sind wirklich gute Neuigkeiten«, sagte er zufrieden.

»Wie hast du die Ergebnisse bloß so schnell bekommen?«, fragte ich anerkennend und Dave zwinkerte mir vergnügt zu.

»Die meisten Krankheiten wurden per Schnelltest ausgeschlossen. Außerdem muss man nur Freunde in den richtigen Positionen haben«, erwiderte er vielsagend.

Da hatte er auf jeden Fall recht.

»Das heißt dann ja wohl, ich kann endlich einen ersten Ausritt mit Tornado machen.«

Dave nickte. »Ja, dem steht nichts mehr im Wege. Allerdings solltest du es langsam angehen. Überfordere Tornado nicht. Und vorher würde ich ihn gerne noch einmal kurz untersuchen.«

»Aber natürlich«, erwiderte ich schnell und freute mich wie ein Schneekönig. In Gedanken sah ich mich schon mit Tornado über die satten grünen Wiesen galoppieren und konnte meinen ersten Ausritt mit ihm gar nicht mehr erwarten.

Dave waltete seines Amtes und untersuchte den Hengst gründlich. »Man sieht dem Jungen an, dass es ihm schon viel besser geht. Hat er gut gefressen und getrunken?«, wollte er wissen und Kane und ich nickten gleichzeitig, dabei mussten wir lachen.

»Ja, auf jeden Fall«, sagte Kane. »Gestern war er fast den ganzen Tag auf der Koppel hinter dem Haus. Die frische Luft hat ihm sicher auch sehr gutgetan.«

Dave nickte zustimmend. »Da gebe ich dir recht, mein Freund.«

Der Tierarzt bückte sich. um seinen Koffer zu schließen und mir die Rechnung für seine Behandlungen zu überreichen.

»Für meine Dienste«, sagte er und lächelte. »Ich hoffe, du warst zufrieden.«

Feixend nahm ich die Rechnung entgegen. »Mehr als zufrieden«, antwortete ich.

»Ihr könnte mich jederzeit anrufen«, entgegnete Dave, während er sich seine Tasche schnappte. »Ich muss jetzt zu den Sanders. Einige ihrer Kühe haben gestern gekalbt und ich will mir die Jungtiere anschauen.«

»Sag Bill einen schönen Gruß von mir.«

»Mach ich. Und ihr beiden macht am besten da weiter, wo ich euch gestört habe«, meinte Dave locker und ging dann mit federnden Schritten davon.

Schweigend blickten wir Dave nach. Kane wirkte genauso verlegen wie ich. Sollten wir über den Kuss reden? Über den von gestern und über das, was eben passiert war? Gerade, als ich überlegte, wie ich beginnen sollte, sagte Kane: »Also ich muss dann auch endlich an die Arbeit. Roger soll das Dach nicht allein reparieren müssen.«

»Okay«, gab ich einfallslos zurück und schob schnell ein »Dann sehen wir uns später« hinterher.

Kane nickte und dann war er auch schon verschwunden und ich blieb allein zurück.

Dachte ich zumindest, denn plötzlich näherten sich Schritte. Ich wirbelte herum und blickte in Jeffs Gesicht. War er etwa die ganze Zeit hier drin gewesen? Ich erinnerte mich daran, ihn heute Morgen aus meinem Fenster gesehen zu haben. Stimmt, er war auf dem Weg in den Stall gewesen.

Na super! Dann hatte er zweifellos mitbekommen, wie Kane und ich uns küssten. Die Gerüchteküche würde damit ordentlich anfangen zu brodeln.

»Ich wollte mich bei dir entschuldigen«, sagte er aber überraschenderweise.

»Warum denn?«, fragte ich zurück und blickte ihn mit hochgezogenen Brauen an.

Jeff wirkte verschämt, als er zugab: »Chris hat mir am Abend erzählt, dass er dich ganz allein zurückgelassen hat. Ich hätte es Kane gleich sagen sollen. Aber Chris meinte, du würdest schon zurechtkommen und er würde doch nur einen Spaß machen.«

Spaß war das nicht gerade gewesen. Ich war immer noch sauer. Aber ich war auch ein Mensch, der Fehler verzieh, deshalb sagte ich: »Schon gut. Mir ist ja nichts passiert. Aber sollte mich wieder mal jemand aussetzen und du weißt davon, dann bitte ich dich, Hilfe zu holen.«

Jeff lächelte verschmitzt. »Dann bist du nicht sauer auf mich?« Er seufzte erleichtert auf, als ich den Kopf schüttelte. »Weißt du, Chris hatte Unrecht. Du bist gar nicht so schlimm, wie er immer behauptet hat.«

Ich lächelte. »Na, dann vielen Dank für das Kompliment.«

»Ach und übrigens, was gerade zwischen dir und Kane passiert ist, habe ich nicht gesehen. Ich werde schweigen wie ein Grab«, versicherte er mir verschwörerisch und meine Wangen fühlten sich umgehend an, als stünden sie in Flammen.

»Gut zu wissen«, stammelte ich mit hochrotem Kopf.

»Tornado geht es also besser«, wechselte Jeff das Thema, worüber ich wirklich heilfroh war.

»Ja, ich mache nachher mit ihm meinen ersten Ausritt.«

»Reitet lieber nicht zu weit weg. Heute könnte es noch stürmisch werden«, prophezeite Jeff.

Ich warf einen kurzen Blick zu den geöffneten Stalltüren hinaus. »Aber am Himmel ist keine einzige Wolke zu sehen und die Sonne scheint.«

Jeff nickte. »Stimmt schon. Aber mit dem Wetter hier in Montana kenne ich mich aus. Glaub mir, heute wird es noch Regen geben.«

Mit gerunzelter Stirn blickte ich Jeff an. Na, wenn er meinte ... Obwohl ich beim besten Willen nicht glauben konnte, dass er recht hatte.

»Keine Sorge, ich reite nicht zu weit weg«, versprach ich.

»Außerdem solltest du nicht allein ausreiten«, erinnerte mich Jeff und ich dachte an Kanes blöde Regeln.

»Da habe ich ja Glück. Denn ich reite schließlich auf Tornado.

Bedeutet also, ich bin gar nicht allein.« Und ich fügte vertraulich hinzu: »Du wirst es Kane doch nicht verraten?«

Jetzt war es Jeff, der mich mit hochgezogenen Brauen anschaute, als er erwiderte: »Du weißt schon, dass der Boss merkt, dass du allein ausgeritten bist, wenn wir alle hier sind und nur du weg bist.«

Ich rollte mit den Augen. »Aber sicher. Doch bis es so weit ist, bin ich längst weg. Also Hauptsache, du verpfeifst mich nicht.«

Jeff wirkte leicht verunsichert. Er wollte wohl mit Kane keine Schwierigkeiten bekommen.

Dann allerdings nickte er. »Na gut. Ich werde nichts sagen. Auch wenn ich dafür in Teufelsküche komme. Schließlich bin ich dir etwas schuldig.«

»Ach Quatsch«, beruhigte ich Jeff. »Kane überlass mal mir.«

»Na dann mal los, mein Junge«, flüsterte ich an Tornados Hals und strich ihm sanft über die lange Mähne. Langsam setzte er sich in Bewegung. Wir ritten Schritt, das bedeutete, wir würden nicht sehr weit kommen, aber das war mir egal. Ich genoss diesen kleinen Ausflug trotzdem in vollen Zügen. Dabei dachte ich immer wieder an Daves Rat, Tornado nicht gleich zu viel zuzumuten. Deshalb machten wir oft Pause und ich ließ mein Pferd immer wieder am Fluss trinken. Langsam ritten wir über Wiesen und Koppeln, während sich der Himmel endlos über uns erstreckte. Die Zeit verging wie im Flug. Als wir schon eine ganze Weile unterwegs waren, dachte ich schließlich, dass es besser wäre, endlich den Heimweg anzutreten. Kane würde vor Wut sicher schon kochen. Hatte ich doch mit diesem Ausritt seine wichtigste Regel verletzt. In Gedanken malte ich mir aus, wie ich ihn besänftigen konnte, und da fiel mir spontan eine Menge Dinge ein.

Während meines Ausritts hatte ich dem Wetter kaum Beachtung geschenkt. Doch nun spürte ich, dass ein leichter Wind aufkam. Ich blickte Richtung Berge und stellte mit einem mulmigen Gefühl fest, dass sich dichte Wolken am Horizont auftürmten. Mir fiel Jeffs Prophezeiung ein. Sollte er etwa wirklich recht behalten? Sicherheitshalber trieb ich Tornado nun doch ein bisschen zur Eile an. Sollte tatsächlich ein Sturm aufziehen, wollte ich lieber nicht hier draußen sein, und bis zur Ranch war es ein gutes Stück. Tornado und ich waren weiter weggeritten, als ich es eigentlich vorgehabt hatte. Aber es ging ihm gut, und das war momentan die Hauptsache.

Als ich auf dem Hof einritt, hatte die Dämmerung längst eingesetzt und der Wind deutlich aufgefrischt. Dunkle, bedrohlich aussehende Wolken hatten sich am Himmel zusammengebraut. Mir hämmerte das Herz in der Brust, als ich absaß und Tornado in den Stall führte. Ich nahm ihm Sattel und Zaumzeug ab und rieb ihn trocken. Dann vergewisserte ich mich, dass er genügend Futter und Wasser hatte, und verließ schließlich den Stall. Die anderen Pferde standen ebenfalls in ihren Boxen. Auf der Ranch herrschte eine gespenstische Stille und ich beeilte mich ins Haus zu kommen. Ich fuhr erschrocken zusammen, als plötzlich der erste Donner grollte und grelle Blitze vom Himmel zuckten. Eilig rannte ich die Stufen zur Veranda hinauf und schloss dann erleichtert hinter mir die Haustür. Sofort umfing mich ein Gefühl der Sicherheit. Aus der Küche drangen laute Stimmen zu mir und gerade als ich nachschauen wollte, was dort vor sich ging, begegnete mir auf halbem Weg Kane und tatsächlich – er schäumte vor Wut.

»Wo zum Teufel bist du so lange gewesen?«, fragte er barsch.

»Ich habe mit Tornado einen Ausritt gemacht«, sagte ich und gab mich betont lässig. Von ihm ließ ich mich doch nicht einschüchtern.

»Hatte ich dir nicht klipp und klar gesagt, dass du nicht allein ausreitest?«, fragte er aufgebracht und kam bedrohlich nahe. Automatisch wich ich einen Schritt zurück. Ich befeuchtete meine Lippen mit der Zungenspitze.

»Genaugenommen war ich ja nicht allein. Tornado war bei mir.«

Kane machte den Eindruck, als würde er vor Wut gleich überschnappen. »Findest du das etwa witzig?«, herrschte er mich an. »Ich war kurz davor, nach dir suchen zu lassen. Hast du denn gar nicht gemerkt, dass ein Unwetter im Anmarsch ist?«

Langsam wurde mir die ganze Situation zu bunt. »Ich bin kein Baby«, gab ich aufgebracht zurück. »Also behandele mich nicht so. Und nein, ich habe nicht bemerkt, dass ein Unwetter aufzieht, denn ich bin kein verdammter Wetterfrosch. Und jetzt hör auf, mich anzumotzen.«

Kanes Augen verengten sich zu Schlitzen. »Dann hör du auf, so widerspenstig zu sein, und fang endlich an, zu machen, was ich dir sage«, wütete er.

Mein Brustkorb hob und senkte sich in schweren Atemzügen. Kane stand so nah vor mir, dass ich die hellen Sprenkel in seinen Augen sehen konnte. Er war mindestens so erbost wie ich und wir waren kurz davor, in einen handfesten Streit zu geraten. Ich war wütend auf ihn, weil er mich wie ein Kind behandelte, und ich wusste nicht, was ich mehr wollte – ihm eine runterhauen oder ihn packen und leidenschaftlich zu küssen. Die Entscheidung wurde mir abgenommen, letztendlich konnte ich nichts dergleichen tun, denn plötzlich tauchte Jeff im Flur auf.

»Da bist du ja endlich«, sagte er erleichtert. »Ich hatte dir doch gesagt, dass ein Sturm aufzieht und du nicht so weit wegreiten sollst«, erinnerte er mich.

Kane fuhr zu Jeff herum. »Du hast gewusst, dass sie allein ausreiten will, und hast sie nicht aufgehalten?«, donnerte er und Jeff zuckte reumütig zusammen.

»Das ist meine Schuld«, sagte ich schnell. »Ich habe ihn dazu überredet.« Kane platzte fast vor Wut.

»Manchmal frage ich mich, wer hier eigentlich der Boss ist«, schnaubte er zornig.

Ein ohrenbetäubender Donnerschlag ließ uns alle vor Schreck zusammenzucken. Das Licht flackerte bedrohlich und dann wurde es auf einen Schlag stockdunkel. Nun war nur noch der Regen zu hören, der mittlerweile eingesetzt hatte und gegen die Scheiben klatschte, und ich hörte Kane fluchen und traute mich nicht, mich vom Fleck zu rühren. Mein Herz klopfte zum Zerspringen in meiner Brust. Vor Gewitter hatte ich mich schon als Kind gefürchtet.

Als das Licht plötzlich wieder anging, stieß ich erleichtert die Luft aus. Kane schaute mich an. Er schien mir sofort anzumerken, dass ich gerade schreckliche Angst hatte.

Beruhigend sagte er: »Keine Sorge, die Generatoren versorgen uns mit Notstrom. Hier drinnen kann dir nichts passieren.«

Ich nickte erleichtert und dachte mit einem mulmigen Gefühl an die Pferde im Stall.

»Was ist mit deinen Tieren?«, fragte ich besorgt.

Kane sah ebenfalls besorgt aus, als er erwiderte: »Den Pferden passiert nichts, die sind im Stall gut aufgehoben. Den Hühnern fehlt es ebenfalls an nichts, nur für den Fall, dass du dich um die gute alte Bertha sorgst.« Ein kleines Lächeln blitzte auf seinem Gesicht auf, verschwand aber genauso schnell, wie es gekommen war.

»Nur um die Rinder mache ich mir Sorgen«, fuhr Kane fort.

Jeff nickte. »Die Jungtiere und die trächtigen Kühe sind im Stall. Denen passiert nichts. Aber der Rest der Herde ist auf der Weide unten am Fluss.«

Das stimmte. Ich hatte die Rinder aus der Ferne gesehen, als ich mit Tornado am Fluss entlanggeritten war.

»Was passiert mit den Tieren?«, fragte ich und rechnete mit einer blöden Antwort. Aber noch bevor jemand etwas auf meine Frage erwidern konnte, schwang die Haustür auf und Riley gefolgt von Roger stürmte zur Tür herein. Sie zogen sich die Kapuzen vom Kopf und waren pitschnass.

»Draußen ist die Hölle los«, sagte Riley und schüttelte sich die Regentropfen von der Jacke.

Roger nickte zustimmend. »Aber wir haben soweit alles befestigt. Hoffentlich richtet der Sturm nicht zu viele Schäden an.«

Rileys Blick fiel auf mich. »Zum Glück bist du wieder da. Wir waren kurz davor, uns auf die Suche nach dir zu machen.«

Meine Wangen färbten sich rosa. Ich wollte gerade etwas erwidern, als Roger fragte: »Was machen wir mit den Rindern?« Alle Augen richteten sich auf Kane. Er war der Boss, die Ranch gehörte ihm, also musste er auch entscheiden, was als Nächstes geschah. Abermals grollten die Donnerschläge, gefolgt von grellen Blitzen. Und jedes Mal zuckte ich schreckhaft zusammen. Aber ausnahmsweise machte sich mal niemand über mich lustig.

»Hätte ich doch nur auf dich gehört, Jeff. Dann hätten wir die Rinder längst in Sicherheit bringen können. Aber wer hätte denn gedacht, dass das Gewitter tatsächlich dermaßen heftig ausfallen würde?« Kane seufzte leise auf, als er hinzufügte: »Ich denke, uns bleibt nur, die Tiere doch noch wegzutreiben. Wir müssen sie so schnell wie möglich in den Stall zu den anderen bringen.«

Während mein erster Gedanke war, dass das eine absolut und völlig verrückte Idee war, nickten die anderen zustimmend.

»Wir können doch bei dem Wetter nicht nach draußen gehen«, platzte es aus mir heraus. »Riley hat gerade selbst gesagt, dass dort die Hölle los ist.«

Ich warf einen schnellen Blick aus dem Fenster und es sah tatsächlich aus, als würde die Welt jeden Moment untergehen.

»Aber es muss sein«, erklärte Roger. »Der heftige Regen lässt den Fluss anschwellen und das Wasser wird über die Ufer treten.«

»Außerdem ist der Boden knochentrocken. Seit Tagen hat es nicht geregnet. Das Wasser kann nicht im Boden versickern. Stattdessen wird sich die Wiese um den Fluss herum in eine Schlammgrube verwandeln. Die Tiere haben dann keine Chance, aus der Senke herauszukommen. Sie würden ertrinken oder vom Wasser mitgerissen werden«, fügte Kane hinzu.

»Das können wir nicht zulassen«, meldete sich nun auch Jeff zu Wort. »Dieses Risiko dürfen wir wirklich nicht eingehen. Und wir sollten uns lieber beeilen«, ergänzte er. »Bevor es zu spät ist.«

Das verstand ich ja alles. Vor Angst hatte ich trotzdem einen mächtigen Kloß im Hals.

»Dann lasst uns endlich gehen«, sagte Riley, der extra aus Riverside gekommen war, um seinem Bruder zu helfen. Kane und die anderen nickten zustimmend und schon begannen sie alle damit, ihre Jacken und Pullover überzuziehen. Trotz meiner Angst lief ich ebenfalls in den Flur und schnappte mir meine Jacke. Die anderen stürmten bereits zur Tür hinaus, als mich Kane am Arm packte und mich daran hinderte, ihnen nach draußen zu folgen

»Was ist?«, fragte ich eilig und schlüpfte, während ich auf Kanes Antwort wartete, in meine Regenjacke.

»Ich möchte nicht, dass du mitkommst«, sagte er eindringlich. Mit großen Augen schaute ich ihn an. »Aber alle gehen und ich arbeite genauso auf der Ranch. Das bedeutet, ich sollte auch mithelfen«, hielt ich dagegen, obwohl wir für lange Diskussionen nun wirklich keine Zeit hatten.

»Das weiß ich doch alles«, gab Kane eilig zurück. »Ich möchte trotzdem nicht, dass du uns begleitest. Einfach nur, weil ich abgelenkt sein werde, wenn du dabei bist. Denn dann hätte ich immerzu das Bedürfnis, dich zu beschützen und auf dich aufzupassen. Also, bitte, tue mir nur ein einziges Mal den Gefallen und mach, was ich dir sage«, beschwor er mich.

Mein Schweigen schien er als Zustimmung zu deuten. Zugegeben, ich fürchtete mich tatsächlich vor Gewitter. Doch hier im Warmen zu bleiben, während die Jungs draußen waren, fühlte sich falsch an und dass Kane mich ausgerechnet um diesen Gefallen bat, ging mir gehörig gegen den Strich.

»Das Satellitentelefon steht in meinem Büro, auf dem Schreibtisch in der Ladestation, solltest du es brauchen.«

Schließlich nickte ich, aber nur, weil ich spürte, dass ihm meine Sicherheit wirklich wichtig war.

»Na gut, ich bleibe hier. Aber passt bitte auf euch auf«, sagte ich sorgenvoll und versuchte mir meine Angst nicht allzu sehr anmerken zu lassen. Was mir mit Sicherheit mehr schlecht als recht gelang.

Angespannt blickte ich Kane nach, als er sich seine Kapuze aufsetzte und den anderen schließlich nach draußen folgte. Als die Tür hinter den Männern ins Schloss gefallen war, lief ich in die Küche. Von hier hatte man den besten Blick über den Hof. Manche liefen zum Stall, zwei andere rannten zum Pick-up. Wer was tat, konnte ich beim besten Willen nicht erkennen. Einmal meinte ich Kanes Jacke erkannt zu haben. Aber da konnte ich mich auch täuschen. Der Wind peitschte vom Himmel und die hohen Bäume, die das Haus säumten, bogen sich gefährlich im Sturm. Die Dachschindeln klapperten und mir war zumute, als würde ich gleich frische Unterwäsche brauchen.

Der Regen rauschte auf die schlammige Erde nieder, Blitze zuckten vom Himmel und tauchten den Hof und die Stallungen in gespenstisches Licht. Donner grollte und ließ mich schreckhaft zusammenfahren. Und jeder Donner und jeder neue Blitz kamen mir lauter und kräftiger vor als der letzte. Wann wurde der Sturm endlich schwächer?

Besorgt blickte ich weiter zum Küchenfenster hinaus und dann waren alle verschwunden und ich blieb allein im Haus zurück. Dieser Gedanke machte mir jetzt richtige Angst. Ich ging hinüber ins Wohnzimmer, weil es keinen Sinn hatte, noch länger aus dem Fenster zu starren. Der Wind heulte und pfiff weiter ums Haus und die Bäume wurden von den heftigen Windböen beängstigend hin- und hergeschüttelt. Hoffentlich knickten sie nicht ab. Unruhig ließ ich mich auf die Couch sinken und zog mir ein Kissen vor den Bauch, das ich krampfhaft festhielt, einfach um irgendetwas zu tun.

Als plötzlich die Haustür aufschwang, zuckte ich abermals vor Schreck zusammen und stieß einen kleinen Schrei aus. Ich warf das Kissen auf die Couch und rannte eilig zur Tür. »Ihr seid schon wieder da!«, rief ich erleichtert und wurde gleich darauf herb enttäuscht. Kane und der Rest der Truppe waren nicht zurück. Es war Chris, der tropfnass im Türrahmen stand und hastig hinter sich die Tür schloss. Während er die Kapuze vom Kopf zog, fragte er: »Wo sind der Boss und die anderen?«

Er schüttelte sich wie ein nasser Hund und die Regentropfen stoben von seinen Klamotten. Ich schluckte schwer, als ich erwiderte: »Sie sind zur Weide am Fluss gefahren. Die Rinder halten sich zu nah am Wasser auf und die Männer wollen die Tiere wegtreiben.«

Chris nickte und zog sich die Kapuze wieder über den Kopf.

»Was hast du vor?«, fragte ich besorgt.

»Rausfahren und helfen«, entgegnete er knapp und machte kehrt, um dem Sturm zu trotzen.

»Warte!«, rief ich und hielt Chris zurück. Fragend schaute er sich zu mir um, eine Hand auf der Türklinke.

»Ich komme mit«, erklärte ich eilig und Chris schüttelte sofort den Kopf.

»Vergiss es. Kane würde mich einen Kopf kürzer machen, wenn ich zuließe, dass du dich bei diesem Sturm nach draußen wagst.«

Ich verschränkte die Arme vor der Brust. »Du bist mir nach der Aktion was schuldig«, erinnerte ich Chris und er seufzte laut auf.

Nachdenklich musterte er mich, dann fluchte er so heftig, dass sogar ich rote Ohren bekam. Und schließlich sagte er: »Dann komm schon.« Hastig zog ich meine Jacke über, während Chris schon die Tür aufriss und nach draußen stürmte. Ich folgte ihm. Als mich die erste Windböe mit voller Wucht traf, blieb mir für ein paar Sekunden die Luft weg, so heftig war sie. Der Wind pfiff und heulte und der Regen klatschte mir ins Gesicht.

Ich lief einfach hinter Chris her, der zu seinem Pick-up rannte und dann auf der Fahrerseite einstieg. Ich riss die Beifahrertür auf und flüchtete mich keuchend ins Wageninnere.

Chris startete den Motor und wir fuhren los. Er schaute konzentriert aus dem Fenster, als wir durch das unwegsame Gelände fuhren. Die Scheibenwischer liefen auf Hochtouren und doch schafften sie es kaum, uns freie Sicht zu verschaffen.

Als wir die Weide endlich erreichten, konnten wir die anderen nur schemenhaft erkennen. Chris stoppte den Wagen und warf mir einen kurzen Blick zu. »Du kannst immer noch hier drin bleiben«, sagte er eindringlich. Aber ich schüttelte den Kopf. Ich wollte nicht nutzlos herumsitzen, sondern etwas tun. Einfach helfen, auch wenn ich schreckliche Angst hatte. Einen solchen Sturm hatte ich wirklich noch nie erlebt.

Chris klang nicht gerade überzeugt, als er erwiderte: »Ich hoffe, du weißt, was du tust.«

Eigentlich nicht. Ich riss trotzdem die Beifahrertür auf und sprang, gefolgt von Chris, aus dem Auto.

Meine Stiefel versanken tief im Matsch, als ich mich an Chris' Seite durch den Regen kämpfte. Ich zog mir die Kapuze tiefer ins Gesicht, aber es half alles nichts. Der Regen hatte uns längst komplett durchnässt.

»Was zum Teufel macht ihr denn hier?«, rief Kane Chris zu. »Bist du verrückt geworden, Sam hierherzubringen?« Und selbst unter dem Heulen des Windes konnte ich hören, wie wütend er auf uns war.

Chris schrie: »Ich dachte, ihr könntet jede Hilfe gebrauchen.« Kane presste die Lippen aufeinander und schließlich nickte er, während ihm der Regen ins Gesicht schlug.

»Wir müssen die Rinder vom Fluss wegtreiben und sie zur Ranch bringen«, schrie er gegen die Geräuschkulisse an. Chris nickte und rannte sofort zu den anderen hinüber, die versuchten, die verängstigten Tiere zu Pferd und zu Fuß zusammenzutreiben.

Kane packte mich am Arm und zog mich zu sich heran. Regentropfen hingen in seinen Wimpern.

»Du hattest mir ein Versprechen gegeben«, erinnerte er mich.

»Ich halte mich nicht an Regeln, das solltest du mittlerweile wissen.«

Abrupt ließ er mich los, sodass ich taumelte. »Darüber reden wir noch«, versprach er und daran zweifelte ich keine Sekunde.

Während sich die Naturgewalten über uns austobten, hörten wir Roger rufen. »Ich brauche hier drüben Hilfe.«

Kane rannte sofort zu ihm und ich folgte ihm auf dem Fuß. Mir klebte der Schlamm an den Stiefeln und ich kam im matschigen Boden kaum vorwärts. Dann sah auch ich es. Ein Rind steckte tief in einem Schlammloch fest.

»Wir brauchen ein Seil«, schrie Kane und ich sah Roger undeutlich nicken.

»Im Pick-up liegt eins«, rief Chris, der plötzlich neben uns auftauchte, und schon rannte er los, um es zu holen. Als er zurück war, banden sie das Seil mit einem Knoten, der sich nicht enger ziehen konnte, an dem panischen Tier fest. Dann zogen sie mit aller Kraft am Seil und Roger stemmte sich von hinten gegen das Tier, während Chris versuchte, die Beine des Rinds aus dem Matsch zu befreien. Kurzerhand kniete ich mich neben Chris und versuchte ihm zu helfen. Mit bloßen Händen wühlten wir im Schlamm und tatsächlich – endlich bewegte sich die verängstigte Kuh und war ein paar Sekunden später frei. Matsch spritzte uns auf Gesicht und Kleidung. Kane entfernte schnell den Strick und dann trieb er das Rind zu den anderen hinüber. Riley und Jeff, beide zu Pferd, versuchten die Herde zusammenzuhalten, was schwierig war, weil die Tiere völlig verstört waren. Aber langsam setzte sich die Herde in Bewegung.

»Wir brauchen mehr Licht«, schrie Jeff und Chris rannte erneut zum Pick-up.

»Du gehst mit ihm«, befahl Kane, der urplötzlich neben mir stand. Aber ich schüttelte den Kopf. Hier wurde ich viel nötiger gebraucht. »Nein, ich treibe die Rinder mit euch zusammen.«

Kane verzog ärgerlich das Gesicht. Aber jetzt konnten wir nicht streiten, das musste sogar er einsehen.

Also ging er wieder an die Arbeit und ließ mich in Ruhe. Zumindest vorerst.

Die Scheinwerfer des Pick-ups spendeten uns wenigstens ein bisschen Licht in dieser stürmischen Nacht. Es war gefährlich, im Dunkeln Vieh zu treiben. Man konnte die Zäune nicht sehen und Unebenheiten im Boden nicht erkennen. Die Tiere konnten sich die Beine brechen, wenn wir nicht aufpassten.

Und so kämpften wir uns vorwärts, der heftige Regen verwandelte Koppeln und Weiden in Schlammlöcher. Immer mühsamer wurde der Weg und immer langsamer kamen wir voran. Blitze zuckten vom Himmel und tauchten die Landschaft sekundenlang in grelles Licht, bevor es einen Augenblick später wieder stockdunkel wurde. Die Angst schnürte mir die Luft ab. Ich fror erbärmlich, weil ich bis auf die Unterwäsche durchnässt war. Als die wenigen Lichter der Ranch in Sicht kamen, stiegen mir vor lauter Erleichterung Tränen in die Augen. Tränen, die sich mit den Regentropfen vermischten.

Wir trieben die Tiere unermüdlich weiter, hielten die Herde zusammen und ließen keines zurück, bis wir den Stall erreichten. Die Rinder drängten ins Innere und damit endlich in Sicherheit. Als alle Tiere untergebracht waren, stemmten sich Riley, Kane und Jeff gegen die großen Tore, die vom Wind immer wieder aufgedrückt wurden. Endlich waren sie geschlossen und Kane schob schnell den schweren Riegel davor.

Und dann brachten wir so schnell wir konnten die Pferde in den Stall zurück, versorgten sie und überzeugten uns, dass es ihnen gutging.

»Nichts wie weg hier«, meinte Jeff schließlich und wir alle rannten zum Haus. Auf der Veranda warteten bereits Roger und Chris auf uns. Sie hatten die Kapuzen abgenommen und riefen uns zu, wir sollten uns beeilen. Wir stürzten alle nach drinnen. Die Jungs ließen sich völlig erledigt auf den Boden sinken oder lehnten sich an die Wand. Als die Haustür endlich ins Schloss gefallen war, lehnte auch ich mich mit klopfendem Herzen gegen die Wand und schloss die Augen. Meine Beine zitterten und meine Knie fühlten sich wie Wackelpudding an. Hoffentlich wurde ich jetzt nicht ohnmächtig. Als sich eine Hand auf meine Schulter legte, öffnete ich sie schnell wieder und schaute prompt in Kanes besorgtes Gesicht.

»Alles in Ordnung bei dir?«, fragte er, während er mir ein Handtuch reichte.

Dankbar nahm ich es entgegen und begann sofort damit, mein Gesicht und die Haare zu trocknen. Dabei nickte ich.

»Mir geht es gut«, gab ich erschöpft zurück und Kane nickte erleichtert.

Chris gesellte sich zu mir. Seine Haare waren tropfnass.

»Du hast dich gut geschlagen«, lobte er mich plötzlich und ich bekam rote Wangen. Ein Kompliment aus seinem Mund bedeutete wirklich etwas.

Kane mischte sich in unser Gespräch ein.

»Du hättest sie nicht mitnehmen dürfen«, sagte er streng. Chris zuckte mit den Schultern. »Wenn man Hilfe bekommt, sollte man sie annehmen, und zwar egal von wem«, meinte er schlicht zu Kane, der Chris noch immer mit zusammengepressten Lippen anstarrte.

Aber dann entspannten sich seine Gesichtszüge. »Danke, dass du gekommen bist. Danke, dass ihr beide gekommen seid.«

Unsere Blicke begegneten sich.

Chris klopfte Kane auf die Schulter. »Ich hätte euch niemals im Stich gelassen.«

Kane nickte. »Was den Job angeht ... der ist noch frei. Also, wenn du ihn wiederhaben willst, gehört er dir.«

Das war eine gute Entscheidung. Chris nickte sofort. »Nichts lieber als das. Danke, Boss.«

»Dann ist Chris jetzt offiziell wieder an Bord.«

Die Jungs klatschten und grölten und ich freute mich auch. Vielleicht war Chris gar nicht so übel, wie ich bisher gedacht hatte.

»Und jetzt zu dir«, sagte Kane streng und wandte sich an mich. »Ich hatte dir ausdrücklich gesagt, dass du im Haus bleiben sollst.« Jetzt würde ich wohl meine Standpauke kassieren.

»Warum kannst du nicht einmal auf mich hören?«

Wohl eher eine rhetorische Frage, oder erwartete er jetzt wirklich eine Antwort darauf?

Ich zuckte mit den Schultern und entgegnete dann kühl: »Das liegt einfach in meiner Natur.«

Kane kam ein bisschen näher und ich spürte fast, dass die anderen vor Spannung die Luft anhielten. Angesichts seiner Nähe war mir gleich gar nicht mehr so schrecklich kalt.

»Dann werde ich mir wohl eine Strafe für dich ausdenken müssen«, sagte er gedehnt und wieder grölte die Bande, während ich knallrot wurde.

»Na, da bin ich aber mal gespannt«, erwiderte ich und versuchte, so cool wie möglich rüberzukommen.

Die Jungs lachten und Jeff rief belustigt: »Das könnte spannend werden.«

Später saßen wir alle um den Küchentisch und tranken Bier. Sogar ich hatte eine Flasche in der Hand. Obwohl mir Bier eigentlich zuwider war.

Die Jungs waren ausgelassen und machten Späße, während sich der Sturm langsam zu beruhigen schien. Das Gewitter zog endlich weiter. Der Regen ließ nach und auch der Wind war deutlich abgeflaut.

Das Schlimmste schien überstanden.

»Auf Sam«, sagte Jeff plötzlich und hob seine Flasche. Die anderen erhoben ebenfalls ihre Getränke.

»Keiner von uns hätte geglaubt, dass du so mutig sein kannst. Du hast heute wirklich tolle Arbeit geleistet«, fügte Roger hinzu.

Alle nickten zustimmend.

»Jetzt bist du eine von uns«, brachte es Chris schließlich auf den Punkt.

Die Jungs nickten noch einmal und prosteten einander und mir zu. »Auf Sam.«

»Ja, auf Sam.«

Meine Wangen glühten vor Verlegenheit und Rührung. Ich warf Kane einen kurzen Blick zu. Er schenkte mir ein bezauberndes Lächeln, das meine Beine und Knie ganz weich werden ließ.

»Danke«, gab ich zurück. »Ihr wart übrigens auch nicht schlecht.« Meine Antwort entlockte den Jungs lautes Gelächter. Die Biere wurden geleert und als der Sturm endgültig vorbei war, verabschiedeten sie sich einer nach dem anderen, bis ich mit Kane allein zurückblieb.

Kane räumte die Flaschen weg, während ich noch immer durchnässt in der Küche stand, unschlüssig, was ich sagen, was ich tun sollte. Am liebsten hätte ich ihn wieder umarmt und geküsst, so sehr fühlte ich mich zu ihm hingezogen.

»Du brauchst eine heiße Dusche«, brach Kane das Schweigen, das sich über uns gesenkt hatte.

»Nicht nur ich«, gab ich zurück.

Kane lächelte. »Ich mache das hier fertig. Du darfst also zuerst ins Bad.«

Ich nickte, obwohl ich lieber gesagt hätte »Komm doch einfach mit mir«.

Unschlüssig trat ich von einem Bein aufs andere. Schließlich sagte ich »Bis später« und verschwand, ohne Kanes Antwort abzuwarten.

Als ich unter der heißen Dusche stand, spürte ich erst, wie sehr ich durchgefroren war. Anschließend wickelte ich mich in ein dickes weiches Handtuch und tapste zurück in mein Zimmer. Mit einem T-Shirt und Shorts bekleidet kuschelte ich mich ins Bett. Gleich darauf hörte ich Schritte im Flur. Das konnte nur Kane sein, der jetzt auch ins Bad ging, und gleich darauf hörte ich das Wasser rauschen. Unruhig lag ich im Bett und stand schließlich auf.

Kane blickte mich überrascht an, als ich plötzlich bei ihm im Badezimmer stand.

»Ich glaube, ich habe gerade ein Déjà-vu. Beim nächsten Mal sollte ich wohl besser die Tür abschließen«, sagte er und grinste von einem Ohr zum anderen und strafte seine Worte Lügen, denn diesmal hatte er es nicht besonders eilig, den Duschvorhang zuzuziehen. Ganz im Gegenteil, er machte überhaupt keine Anstalten.

»Warum bist du hier?«, fragte er ruhig. Meine Kehle fühlte sich staubtrocken an und mein Herz hämmerte wild in meiner Brust. Im Grunde wussten wir doch beide genau, warum ich gekommen war. Ohne Kane zu antworten, zog ich mein T-Shirt und meine Shorts aus und ließ beides achtlos zu Boden fallen. Kane ließ mich keine Sekunde aus den Augen. Dann nahm ich all meinen Mut zusammen und stieg zu ihm unter die Dusche. Ohne zu zögern, streckte er die Hand nach mir aus, packte mich und zog mich in seine starken Arme und damit auch unter den herrlich warmen Wasserstrahl. Ich drängte mich an seine muskulöse Brust, während er ungeniert seine Hände auf meinen Po legte und sanft zudrückte. Das warme Wasser rann über uns, während wir uns küssten. Ganz langsam erst, als hätten wir unser Leben lang Zeit. Mein Bauch kribbelte, als ich Kanes Zunge verführerisch an meinen Lippen spürte, und ich öffnete seufzend den Mund. Ich drängte mich näher und näher an ihn und konnte gar nicht genug von seinen Küssen bekommen.

»Ich hatte heute schreckliche Angst um dich«, raunte Kane plötzlich und schaute mich dabei ernst an.

Und gerade, als ich etwas erwidern wollte, flüsterte er: »Ich weiß nicht, was ich getan hätte, wenn dir etwas passiert wäre.«

Ich drückte ihm beruhigend einen Kuss auf die harte Brust. »Aber mir ist ja nichts geschehen«, gab ich leise zurück und sah dann zu ihm auf.

»Mach dir keine Sorgen. Ich passe schon auf mich auf«, flüsterte ich an seinen Lippen und küsste ihn abermals sanft auf den Mund. Er stöhnte leise und ich presste mich wieder gegen ihn. Ich wollte ihn so sehr, dass ich an nichts anderes mehr denken konnte. Das warme Wasser strömte über uns und ich ließ meine Hände über seinen kräftigen Rücken, zu seinem knackigen Po gleiten. Ich drückte zu und Kane raunte an meinem Mund: »Lass mich dich doch einfach ein bisschen beschützen.«

Ich lächelte leicht und biss ihn sanft in die Unterlippe. »Wenn du dich dann besser fühlst, kannst du das gerne tun«, gab ich zurück. Kane schluckte schwer, als er ein Stückchen zurückwich und mir tief in die Augen blickte. »Ich meine es ernst mit dir, Sam«, sagte er dann. »Für mich ist das hier kein Spiel. Ich glaube, ich bin auf dem besten Weg, mich in dich zu verlieben.«

Mit großen Augen schaute ich ihn an und augenblicklich meldete sich mein schlechtes Gewissen mit voller Wucht. Was machte ich hier eigentlich? Kane hatte recht. Das hier war kein Spiel. Auch für mich nicht. Und doch verhielt ich mich so. Ich führte ihn an der Nase herum, weil ich ihn von Anfang an nach Strich und Faden belogen hatte. Kane wollte sich zu mir beugen, mich küssen, aber ich drückte beide Hände auf seine breite Brust, um ihn aufzuhalten.

»Habe ich etwas Falsches gesagt?«, fragte er leise und ich schüttelte langsam den Kopf.

»Nein, hast du nicht«, gab ich genauso leise zurück und ließ Kane schweren Herzens los. Eine weitere Erklärung gab ich ihm nicht. Was hätte ich auch sagen sollen? Vielleicht hey, nur damit du es weißt: Ich habe dich von Anfang an belogen, denn mein Name ist gar nicht Samantha Stewart. Nein, in Wirklichkeit bin ich Samantha Davenport, die Schauspielerin. Wohl kaum! Stattdessen erwiderte ich: »Es tut mir leid, aber wir sollten das lieber nicht tun.« Ich fühlte mich elend, als ich ohne ein weiteres Wort aus der Dusche sprang. Ich schnappte mir meine Klamotten vom Fußboden und dann lief ich nass wie ich war nach draußen auf den Flur und schnurstracks in mein Zimmer.

Kapitel 12

Kane

Schweigsam ging ich neben Roger her. Es war früher Morgen und die Sonne stieg langsam hinter den Bergen auf. Keine Wolke war am makellos blauen Himmel zu sehen. Was das Wetter anging, zeugte nichts mehr von dem verheerenden Sturm gestern Nacht. Ich hatte gerade einmal drei Stunden geschlafen und war dementsprechend müde. Meine Gedanken kehrten zu Sam zurück. Warum musste ich meine Klappe aufreißen und ihr in diesem schwachen Moment gestehen, dass ich mich in sie verliebt hatte? Ich hätte den Mund halten sollen, dann wäre sie vermutlich nicht Hals über Kopf verschwunden.

Leise seufzend versuchte ich, Sam aus meinem Hirn zu vertreiben, was äußerst schwierig war, aber ich musste mich zusammenreißen. Die Arbeit konnte nicht warten. Bei den Paddocks blieben wir als Erstes stehen und ich notierte mir den Schaden auf meiner Liste. Mehrere Bäume waren umgeknickt und hatten den neuen Zaun an einigen Stellen beschädigt oder gar ganz zerstört. Der Sturm hat allerhand auf dem Gewissen, aber ich dachte, dass die Versicherung den Schaden, der mir durch das Unwetter entstanden war, regulieren würde. Deshalb machte ich mir noch nicht allzu viele Sorgen.

»Dieser verdammte Sturm hat wirklich alles ruiniert. Es ist einfach eine Schande.«

Während ich meinen Stift an das Klemmbrett steckte, das ich in der

Hand hielt, erwiderte ich: »Riley wird mir hoffentlich dabei helfen, die Zäune wieder instand zu setzen.«

Roger nickt zuversichtlich. »Das tut er bestimmt.« Und dann wechselte er abrupt das Thema.

»Sam ist eine tolle Frau«, stellte Roger plötzlich anerkennend fest und ich blickte ihn überrascht an.

Augenblicklich musste ich an die vergangene Nacht denken. Ich war müde gewesen, schrecklich müde sogar, und hätte wohl im Stehen einschlafen können. Aber dann war Sam ins Badezimmer geplatzt und meine Müdigkeit war augenblicklich verpufft.

Ich nickte knapp. Roger hatte ja keine Ahnung, wie toll Sam in Wirklichkeit war. Allein bei der Erwähnung ihres Namens wurde mir heiß. Ich konnte kaum aufhören, an sie zu denken, mich an letzte Nacht zu erinnern. Sie zu berühren, allein, sie nackt zu sehen, war unglaublich gewesen, und ich hätte mir gewünscht, diesen Moment anzuhalten, die Zeit einfach zu stoppen. Es hatte sich so schön, so richtig angefühlt, sie überall zu küssen, zu berühren, während das heiße Wasser über unsere nackte Haut rann. Aber dann hatte ich angefangen, dummes Zeug zu quatschen, und Sam hatte die Notbremse gezogen.

»Findest du nicht auch?«, riss mich Roger mit seinen Worten aus meinen Überlegungen und abermals nickte ich.

»Ganz toll«, gab ich murmelnd zurück.

»Wir sollten uns jetzt lieber wieder auf unsere Arbeit konzentrieren«, schlug ich sicherheitshalber vor. Wenn Roger weiter von Sam sprach, würde ich mich heute überhaupt nicht mehr konzentrieren können.

»Meinetwegen«, erwiderte Roger. Allerdings merkte ich ihm an, dass er das Thema Sam gerne vertieft hätte. Besser nicht. Im Moment hatte ich meine Gefühle nicht besonders gut unter Kontrolle.

»Haben sich Chris und Sam schon gemeldet?«, wollte Roger wissen und ich schüttelte den Kopf, erfreut über den neuerlichen Themawechsel. »Ich hoffe, der Sturm hat auf den Koppeln und Weiden nicht allzu viel kaputt gemacht.«

Jeff kam aus Richtung Stallungen zu uns gelaufen und blieb neben Roger und mir stehen.

»Den Rindern geht es scheinbar gut. Ich konnte keine Verletzungen feststellen. So wie es scheint, haben sie das nächtliche Treiben gut überstanden. Allerdings habe ich sicherheitshalber Dave angerufen und er schaut im Laufe des Tages bei uns vorbei. Mir wäre es lieber, wir gehen auf Nummer sicher.«

Ich nickte zustimmend. »Gut gemacht. Warst du schon bei den Pferden?«

Jeff schüttelte den Kopf. »Die schaue ich mir als Nächstes an.«

»Check auch die Stallungen. Wenn es Schäden am Gebäude gibt, muss ich das so schnell wie möglich an die Versicherung melden«, erklärte ich und Jeff nickte sofort. »Geht klar, Boss.« Und dann marschierte er auch schon wieder davon.

»Die Versicherung wird die Schäden hoffentlich tragen«, sagte Roger und kratzte sich nachdenklich am Kinn. »Ich hoffe es«, erwiderte ich. »Sonst steht es um die Ranch nicht gerade zum Besten.«

Mein Satellitentelefon klingelte und ich ging sofort ran. Es war Chris.

»Wie sieht es aus?«, kam ich gleich auf den Punkt.

»Nicht besonders gut«, entgegnete Chris und begann, die Schäden aufzuzählen.

»Auf Skinny Blue ist das Windrad kaputt und auf fast allen Koppeln haben die Tränken etwas abbekommen. Von den kaputten Zäunen und den umgestürzten Bäumen, die wir wegräumen müssen, will ich gar nicht erst reden.«

Ich stieß einen derben Fluch aus. Dieser Sturm hatte wirklich eine Spur der Verwüstung hinterlassen.

»Dokumentiert alle Schäden und vergesst nicht, brauchbare Fotos davon zu machen.«

»Wird erledigt. Wir sehen uns später.«

»Ja, bis dann.«

»Sind wir in Schwierigkeiten?«, fragte Roger und musterte mich besorgt.

Ich nickte wahrheitsgemäß. »Der Sturm hat Bäume umgeknickt und Zäune zerstört. Außerdem hat das Windrad seinen Geist aufgegeben.«

Roger schnalzte mit der Zunge. »Das hört sich nicht gut an«, bemerkte er und ich atmete seufzend auf, dann schlug ich vor: »Lass uns jetzt lieber weitermachen.«

Ich ging los, dicht gefolgt von Roger.

Wir schauten uns den ganzen Hof an, dokumentierten alle Sturmschäden, und am Nachmittag saß ich in meinem Büro und trommelte ungeduldig mit den Fingern auf meinen Schreibtisch.

»Ich weiß, was in der dämlichen Police steht«, raunzte ich ins Telefon und hätte mein Gegenüber am liebsten durch den Hörer gezerrt, um ihm höchstpersönlich eine zu verpassen. Doofer Schnösel.

»Dann verstehen Sie sicher, dass wir den Schaden daher nur teilweise regulieren können. Bitte schicken Sie uns alle Unterlagen und dann prüfen wir Ihren Fall so schnell wie möglich«, versprach er lahm. Dabei wussten wir beide, dass es Wochen dauern würde, bis ich eine Antwort bekäme. Bis dahin musste ich sehen, wie ich zurechtkam. Der Typ ließ nicht mit sich reden und da ich hier nichts weiter ausrichten konnte, legte ich nach einer dürftigen Verabschiedung auf und warf das Handy frustriert auf den Schreibtisch.

»Komme ich ungelegen?«

Sams Stimme ließ mich aufblicken. Sie drückte sich unsicher im Türrahmen meines Büros herum und ihr Anblick brachte meinen Puls sofort zum Rasen.

»Nein, gar nicht. Komm ruhig rein.«

Sam betrat mein Büro und bevor wir überhaupt dazu kamen, ein paar Worte zu wechseln, tauchte auch schon Chris auf und legte Zettel und Fotoapparat auf meinen Schreibtisch. »Alles aufgeschrieben und fotografiert«, sagte er knapp.

Ich nahm die Kamera zur Hand und scrollte mich durch die Bilder.

»Sieht wirklich schlimm aus. Das in Ordnung zu bringen wird Wochen, wenn nicht sogar Monate dauern«, stellte ich fest.

»Was können wir als Nächstes tun?« fragte Chris und Sams Blick huschte von mir zu ihm und blieb dann an mir hängen. Ich zuckte mit den Schultern. »Es gibt so viel zu tun. Im Moment weiß ich gar nicht, wo wir anfangen sollen. Ich habe vorhin mit Riley telefoniert. Er kommt noch heute vorbei und hilft uns bei den Paddocks.«

Chris nickte. »Das ist doch eine gute Nachricht.«

»Ja, und dann habe ich allerdings auch noch schlechte Nachrichten«, sagte ich seufzend.

Chris und Sam schauten mich fragend an. »Sag schon, was ist passiert?«, drängte Chris.

»So wie es aussieht, übernimmt die Versicherung nur einen kleinen Teil der Schäden. Um den Rest muss ich mich allein kümmern.«

»Mist«, stieß Chris fluchend hervor und Sam blickte betreten drein.

»Was gibt es denn hier zu fluchen?«, wollte Roger wissen, der gerade mit Jeff im Schlepptau in mein Büro marschierte.

»Schlechte Neuigkeiten«, entgegnete ich knapp und berichtete noch einmal von meinem Gespräch mit der Versicherung.

»Zur Meldung haben wir auch etwas beizutragen«, entgegnete Jeff und meine Laune sank augenblicklich auf den absoluten Tiefpunkt.

»Und die wären?«

»Der Sturm hat den größten Teil des Scheunendaches weggerissen.«

Das durfte nicht wahr sein!

»Was ist mit dem Heu und dem Stroh?«, fragte ich angespannt und kannte die Antwort schon, als ich in Jeffs Gesicht schaute.

Roger war letztendlich derjenige, der mir die schlechten Nachrichten überbrachte.

»Alles unbrauchbar«, erklärte er knapp. Zwei Worte, die dazu beitrugen, meine komplette Existenz zu ruinieren.

»Wirklich alles?«, wollte ich wissen. Ich hatte immer noch Hoffnung. Aber Jeffs folgende Worte zerstörten diese jäh.

Er nickte, als er fortfuhr: »Ich habe die meisten Ballen gecheckt. Sie sind alle nass.«

Ich schluckte schwer. Sämtliche Reparaturen selbst zu zahlen, würde kaum möglich sein. Den kompletten Winter lang Futter für die Tiere anzukaufen, war utopisch. Das konnte ich finanziell nicht stemmen.

Mutlos ließ ich mich auf meinen Stuhl sinken.

»Entschuldigt die Frage, aber kann das Stroh und das Heu nicht einfach getrocknet werden?«, meldete sich Sam zu Wort, die sich bis jetzt im Hintergrund gehalten hatte. Alle Augen richteten sich auf sie und Sams Wangen färbten sich augenblicklich rosa. Früher hätten die Jungs diese Steilvorlage genutzt, um sie ordentlich aufzuziehen. Aber heute nicht mehr, erstens, weil jeder wusste, was auf dem Spiel stand, und zweitens gehörte Sam jetzt dazu und solche Fragen wurden ihr großzügig verziehen.

»Unmöglich«, erklärte Chris schließlich. »Das Zeug lässt sich nicht trocknen. Und nass können wir es nicht lagern. Es verschimmelt und ist als Futter gänzlich unbrauchbar.

Sam ließ die Schultern sinken und dann blickte sie mir direkt in die Augen. »Es tut mir leid«, sagte sie leise.

Und mir erst, dachte ich. Schwieg aber.

»Wie geht es jetzt weiter?«, fragten Roger und Jeff, die beide nervös von einem Fuß auf den anderen traten. Mutlos zuckte ich mit den Schultern.

Schweigen breitete sich im Büro aus.

Schließlich sagte ich: »Die letzte Nacht war schrecklich anstrengend und es fehlt uns allen an Schlaf.« Ich schaffte es nicht, dabei Sam anzuschauen. »Am besten, wir machen für heute Feierabend und ihr geht erst mal nach Hause und ruht euch aus. Morgen sehen wir dann weiter«, schlug ich vor.

Zustimmendes Gemurmel wurde laut und nach und nach leerte sich mein Büro. Nur Sam und ich blieben allein zurück, mal wieder.

»Willst du über gestern reden?«, fragte ich geradeheraus. Aber Sam schüttelte den Kopf. »Ich glaube, du hast im Moment eine ganze Reihe anderer Probleme, um die du dich kümmern musst. Lass uns einfach so tun, als wäre das gestern Nacht nicht geschehen.«

Schnell stand ich von meinem Platz hinter dem Schreibtisch auf. Ich war aufgekratzt und gleichzeitig furchtbar müde. Ich sehnte mich nach Schlaf. Aber so wollte ich die Situation nicht stehen lassen. »Das will ich aber nicht«, entgegnete ich schnell. »Denn ich bereue nichts, was zwischen uns passiert ist. Tust du das etwa?« Ich musste unbedingt ihre Antwort wissen. Als Sam den Kopf schüttelte, fiel mir ein Stein vom Herzen. Erleichtert trat ich einen Schritt auf sie zu und berührte mit meinen Händen ihr Gesicht. Sam schmiegte ihre Wange in meine Hand und schloss kurz die Augen. Dann öffnete sie sie wieder und schaute mich leise seufzend an. »Natürlich nicht«, sagte sie.

Und dann stellte ich ihr endlich die Frage, die mir am meisten auf der Seele brannte: »Warum bist du gestern davongelaufen?« Schweigend erwiderte sie meinen Blick. »Es ist kompliziert. Mein Leben ist kompliziert. Ich weiß nicht, was ich als Nächstes vorhabe oder wo ich hingehe«, sagte sie vage.

»Ich wollte dir keinen Druck machen«, entgegnete ich und versuchte, aufrichtig verständnisvoll zu sein, was mir reichlich schwerfiel. Denn ich fragte mich immer wieder, würde sie bleiben oder weiterziehen? Ganz selbstsüchtig wünschte ich mir natürlich, sie würde hier bei mir bleiben.

Leise seufzte ich auf.

»Wie soll es zwischen uns weitergehen? Willst du überhaupt, dass es weitergeht? Und wenn ja, wie stellst du dir die Zukunft vor, wenn du dir noch nicht einmal im Klaren darüber bist, ob du hierbleibst oder lieber auf Nimmerwiedersehen verschwindest«, fragte ich geradeheraus. Ich brauchte eine Antwort. Aber die blieb aus. Stattdessen schwieg Sam und blickte mich schuldbewusst und nachdenklich an.

Samantha

In Gedanken versunken saß ich auf meiner Fensterbank und schaute hinaus. Ich betrachtete die Schäden, die der Sturm hinterlassen hatte, und ich dachte an Kane, an den sorgenvollen Gesichtsausdruck, mit dem er uns angesehen hatte. Durch das Unwetter war die Ranch in eine finanzielle Krise geschlittert. Ich könnte Kanes Geldprobleme auf einen Schlag lösen. Aber dazu müsste ich ihm die ganze Wahrheit über mich erzählen und dann würde ich ihn mit Sicherheit verlieren.

Warum war ich letzte Nacht nicht einfach in meinem Bett liegen geblieben? Nein, ich musste ja unbedingt zu ihm gehen und alles noch komplizierter machen, als es ohnehin schon war. Ich dachte an seine Küsse, seine Berührungen und wie unglaublich sich das alles angefühlt hatte. Doch dann hatte mich das schlechte Gewissen gepackt. Und ich hatte lieber das Weite gesucht. Jetzt schaffte ich es nicht, ihm die Wahrheit zu sagen. Wäre ich doch bloß nicht hergekommen, wünschte ich mir abermals. Aber dann hättest du Kane nicht kennengelernt, flüsterte mein Herz. Mein Herz, das sich unwiderruflich in Kane verliebt hatte. Das Klingeln meines Telefons ließ mich zusammenzucken. Ich schaute aufs Display. Es war Amanda.

»Hey, schön, dass du dich meldest«, begrüßte ich meine beste Freundin.

Aufgeregt erwiderte sie: »Ist bei euch alles in Ordnung? Laut den Nachrichten hat sich in der vergangenen Nacht über Montana und den umliegenden Bundesstaaten ein heftiges Unwetter ausgetobt. Habt ihr davon etwas mitbekommen?«

Ich lachte freudlos auf. »Das ist untertrieben. Amanda, ich schwöre dir, solch einen Sturm habe ich noch nicht erlebt. Es war schrecklich und ich hatte furchtbare Angst.«

»Das kann ich mir vorstellen. Geht es euch allen gut?«

»Es ist niemand zu Schaden gekommen. Nur Kanes Ranch hat ordentlich etwas abbekommen. Der heftige Wind hat das Dach seiner Scheue abgedeckt und der Regen hat sein ganzes Heu ruiniert.«

Nach einer kurzen Pause fragte Amanda: »Und das ist so schlimm, weil –?«

»Weil es das Futter für seine Tiere war«, ergänzte ich.

»Okay, kann er nicht einfach Neues kaufen?«, fragte Amanda unbedarft. Sie hatte genau wie ich keinen blassen Schimmer von Landwirtschaft.

»Scheinbar ist Futter eine kostspielige Angelegenheit. Und soweit ich es verstanden habe, kann er das finanziell nicht stemmen. Zumindest nicht den kompletten Winter über.«

Amanda schien kurz zu überlegen. »Jetzt verstehe ich. Bedeutet das, seine Ranch steckt in Schwierigkeiten?«

Ich seufzte leise auf und erwiderte: »Genau! Und weißt du was? Ich könnte ihm helfen. Ich könnte seine Geldsorgen auf der Stelle beenden.«

»Aber dann müsstest du ihm erzählen, wer du in Wahrheit bist«, wandte Amanda ein und fügte dann hinzu: »Und das kannst du nicht, oder?«

Ich nickte leicht, obwohl mir klar war, dass sie mich nicht sehen konnte. »Dazu fehlt mir der Mut. Ich glaube, du hattest recht. Die Idee war total bescheuert und ich wünschte von ganzem Herzen, ich hätte auf dich gehört und wäre niemals hergekommen.«

Amanda erwiderte nichts. Sie schien tatsächlich sprachlos zu sein, und das passierte wahrhaft selten.

»Was hast du denn jetzt vor?«, fragte sie schließlich.

Nachdenklich kaute ich auf meiner Unterlippe. »Keine Ahnung. Wenn ich es ihm erzähle, wird er schrecklich enttäuscht sein, und ich glaube, er wird dann auch nichts mehr mit mir zu tun haben wollen«, prophezeite ich.

Kane war ziemlich pedantisch, was die Wahrheit betraf.

»Sam, aber du kannst doch deine Identität nicht ewig vor ihm geheimhalten. Es grenzt wirklich an ein Wunder, dass dich noch niemand erkannt hat. Du musst es ihm sagen. Unbedingt. Bevor er es durch einen dummen Zufall selbst rausfindest«, riet sie mir eindringlich und ich wusste, dass ich auf Amandas Ratschlag hören sollte. Aber ich war schlicht und einfach zu feige.

»Mir ist klar, dass du recht hast. Aber ich kann es ihm nicht erzählen. Denn dann werde ich ihn verlieren und das will ich einfach nicht, weil ich dabei bin, mich ernsthaft und über beide Ohren in Kane zu verlieben.«

Amanda seufzte laut auf. »Das habe ich gleich von Anfang an gewusst«, stellte sie fest. »Und gerade weil du ihn magst, musst du ihm unbedingt die Wahrheit sagen. Versetz dich in seine Lage. Wie würdest du an seiner Stelle reagieren? Wie würdest du dich fühlen, wenn du herausfindest, dass die Person, der du vertraust, dich die ganze Zeit hintergangen hat?«

Amandas Worte stimmten mich nachdenklich und ich wusste, dass wahr waren. Ich konnte es nicht mehr viel länger hinauszögern. Denn es stimmte – dass mich noch niemand erkannt hatte, grenzte wirklich an ein Wunder. Denn normalerweise verfolgten mich Heerscharen von Paparazzi auf Schritt und Tritt.

Ich war so vertieft in mein Gespräch mit Amanda, dass ich zusammenzuckte, als es plötzlich an meiner Zimmertür klopfte.

»Warte kurz«, raunte ich verschwörerisch ins Telefon. »Da klopft jemand.«

»Kein Problem. Ich habe Zeit«, erwiderte Amanda. Ich stand auf und ging nachsehen. Als ich öffnete, wartete Kane auf der anderen Seite auf mich.

Augenblicklich wurde mir warm und ich fühlte mich, als wäre ich bei etwas Verbotenem ertappt worden. Hoffentlich hatte er von meinem Gespräch mit Amanda durch die geschlossene Tür nichts mitbekommen. Fragend schaute ich Kane an, während ich die Sprechmuschel an meinem Handy zuhielt.

»Dave ist gerade gekommen. Er sieht sich meine Tiere an und würde bei der Gelegenheit gerne einen Blick auf Tornado werfen, wenn du nichts dagegen hast«, informierte mich Kane.

»Das wäre toll.« Dann deutete ich auf mein Handy. »Ich bin gleich fertig mit telefonieren.«

»Okay. Dave wartet im Pferdestall.«

Mit diesen knappen Worten machte er kehrt und ging davon, ohne meine Antwort abzuwarten. Er war eindeutig sauer und ich konnte es ihm noch nicht einmal verübeln.

Er hatte mir seine Liebe gestanden und mich gebeten zu bleiben. Und ich war ihm eine Antwort schuldig geblieben.

Seufzend schaute ich Kane nach und vergaß dabei völlig mein Gespräch mit Amanda.

»Hallo, Sam! Bist du noch dran?« Amandas Frage riss mich aus meinen Gedanken.

»Ja, bin ich«, erwiderte ich schnell und schloss meine Zimmertür. »Was war denn eben bei dir los?«, wollte Amanda wissen.

»Das war Kane, der mir erzählt hat, dass Dave hier ist, um sich Tornado anzusehen.«

»Okay, warte mal. Ich komme nicht mehr ganz mit. Wer ist Dave und wer zum Teufel ist dieser Tornado?«

Über ihre Frage musste ich laut lachen.

»Dieser Tornado ist ein Pferd. Mein Pferd, um genau zu sein«, erklärte ich dann stolz.

»Hast du dir ernsthaft ein Pferd gekauft?«, hakte Amanda ungläubig nach.

»Ja, das habe ich. Aber das ist eine sehr lange Geschichte, die ich dir auch unbedingt erzählen möchte. Doch das muss leider warten. Sei mir nicht böse, ich machte jetzt besser Schluss. Dave wartet auf mich und ich will bei der Untersuchung dabei sein«, erklärte ich hastig.

»Gut, dann reden wir ein andermal weiter. Melde dich wieder bei mir, okay?«, drängte Amanda und appellierte an mein schlechtes Gewissen.

»Das mache ich. Ich schwöre es, und dieses Mal werde ich Dich auch nicht so lange warten lassen.«

Damit gab sich Amanda zufrieden und wir verabschiedeten uns voneinander. Ich legte auf, ließ mein Handy aufs Bett fallen und machte mich schleunigst auf den Weg zum Pferdestall. Ich wollte Dave auf keinen Fall verpassen.

Als ich den Stall endlich erreichte, hörte ich Dave gerade sagen: »Der Sturm gestern war wirklich heftig. Doch soweit ich das beurteilen kann, haben deine Tiere die Nacht unbeschadet überstanden.«

Kane nickte erleichtert, als ich den Stall betrat und Dave lächelnd begrüßte.

»Roger und Chris haben mir schon von deinen Heldentaten erzählt«, neckte er mich und ich lief rot an.

»Ach, das war doch nichts Besonderes«, spielte ich die gestrige Nacht herunter.

»Na hör mal, bei einem Sturm wie diesem nach draußen zu gehen und Vieh zu treiben, erfordert wahrlich Mut«, stellte Dave anerkennend fest und meine Wangen färbten sich noch eine Nuance tiefer. »Nicht wahr, Kane?«, wandte sich Dave an Kane, der sofort zustimmend nickte. »Dave hat recht. Das war wirklich mutig von dir.«

»Kann schon sein«, murmelte ich daraufhin verlegen und fragte Dave dann endlich: »Wie geht es Tornado? Hat er den langen Ausritt und diese aufregende Nacht gut überstanden?«

Dave lächelte. »Hör schon auf, dich in den Schatten zu stellen. Das war sehr beherzt von dir.«

Herrje, ging das denn jetzt ewig so weiter?

Ich räusperte mich leise. »Können wir jetzt bitte aufhören, über mich zu reden. Sag schon, ist mit Tornado alles gut?«

Dave nickte. »Mach dir um den Burschen keine Sorgen. Und zu deiner Beruhigung, ja, er hat den Ausritt gut überstanden und das Unwetter ebenfalls. Also alles in Ordnung.«

Ich atmete erleichtert auf. Tornado war mir richtig ans Herz gewachsen.

Dave packte seine Sachen zusammen und verabschiedete sich von Kane. Als er mir die Hand gab, fragte er: »Sehe ich dich heute Abend?«

Mein Blick huschte kurz zu Kane und kehrte dann zu Dave zurück. »Was ist denn heute los?«, fragte ich mit hochgezogenen Augenbrauen.

»Jeden ersten Freitag im Monat treten ein paar Livebands im Pub auf. Das wird bestimmt lustig. Komm doch mit«, forderte Dave mich auf und ich warf Kane abermals einen Blick zu. »Mal sehen, ich überlege es mir«, erwiderte ich dann an Dave gewandt.

Der zuckte gelassen mit den Schultern. »Na gut. Ich muss jetzt weiter. Also, vielleicht bis heute Abend.«

»Ja, vielleicht«, gab ich zurück.

»Wir sehen uns später, Kumpel«, verabschiedete sich Dave von Kane, der daraufhin nickte.

»Ja, bis dann.«

Wir schauten Dave nach, als er verschwand.

Ich räusperte mich leise. »Bedeutet das, du gehst heute Abend auch in den Pub?«

Kane nickte. »Ich denke schon. Ein bisschen Ablenkung kann hin und wieder nicht schaden. Außerdem sind die Bands meistens ziemlich gut. Komm mit, wenn du magst«, sagte er versöhnlich.

»Dann bist du nicht mehr sauer auf mich?«, wollte ich wissen.

Kane schüttelte leicht den Kopf. »Nein, ich bin nicht sauer. Ich hätte einfach nur gerne eine Antwort auf meine Fragen gehabt. Das ist alles.«

Seufzend vergrub ich die Hände in den Taschen meiner Jeans. »Und die bekommst du auch. Aber bitte gib mir noch ein bisschen Zeit. Ich muss mir erst über ein paar Dinge klar werden, und sobald ich weiß, was ich als Nächstes vorhabe und wie mein Leben weitergehen soll, bekommst du deine Antworten. Das verspreche ich.«

Kane schaute mich lange an, schließlich nickte er und ich stieß erleichtert den Atem aus. Es schien, als würde er sich damit vorerst zufriedengeben.

»Hast du denn jetzt Lust, mitzukommen?«, hakte er nach.

Es wäre besser gewesen, nicht mit Kane auszugehen, zumindest nicht, bis ich ihm endlich erzählt hatte, wer ich in Wirklichkeit war.

Aber anstatt alle Lügen sofort aufzuklären, erwiderte ich: »Wann wollen wir los?«

Kane

Der Sturm hatte mein Scheunendach in alle Himmelsrichtungen verstreut. Die Überbleibsel aufzusammeln war eine elende Plackerei. »Du siehst aus, als könntest du Hilfe gebrauchen.«

Überrascht, Rileys Stimme zu hören, drehte ich mich um und grinste meinen Bruder erleichtert an.

»Ich glaube, du kannst Gedanken lesen«, erwiderte ich.

Riley rückte sein Cap zurecht, kam näher und besah sich den Schaden, den das Unwetter angerichtet hatte.

»Der Sturm hat wirklich gewütet.«

»Das kannst du laut sagen. Das meiste Holz ist nicht mehr zu gebrauchen. Bis jetzt habe ich nur einige Balken, Bretter und Schindeln retten können. Den Rest muss ich leider entsorgen.«

»Vielleicht kann ich noch etwas davon gebrauchen«, meinte Riley und zog sich die Arbeitshandschuhe über, die er bis gerade eben in der Hosentasche stecken hatte. Dann packte er kräftig mit an.

»Meinetwegen nimm dir was du brauchst. Ich bin froh, wenn ich das alte Holz loswerde.«

»Übrigens habe ich gerade Jeff und Henry getroffen«, bemerkte Riley und sammelte währenddessen mehrere Dachschindeln auf.

»Ja, ich habe den beiden aufgetragen, mit dem Pick-up die Koppeln abzufahren, möglichst alle Bäume zu checken und die maroden oder angebrochenen Äste zu entfernen.«

»Klingt vernünftig.«

Ich wischte mir den Schweiß von der Stirn, als ich erwiderte: »Dass meine Rinder von herabfallenden Ästen erschlagen werden, wenn sie im Schatten Schutz suchen, kann ich nun wirklich nicht gebrauchen.«

Riley besah sich einen Holzbalken, der unter mehreren Schindeln und ein paar Brettern begraben war, und begann dann auch schon damit, ihn freizulegen.

»Ich glaube, der Balken ist okay. Den Rest kannst du vergessen.«

Ich kam zu ihm herüber und nickte. »Ja, leider.«

Das Holz, das noch zu gebrauchen war, konnte ich an einer Hand abzählen.

»Mein ganzes Futter für den Winter ist übrigens auch hin«, erzählte ich Riley, als wir gemeinsam den langen schweren Balken wegtrugen. Als wir unsere Last abgeladen hatten, blickte mich mein Bruder schwer atmend an.

»Nicht gerade tolle Neuigkeiten. Steckst du in Schwierigkeiten?«

Ich stemmte die Hände in die Hüften. »Ja, tue ich tatsächlich«, gab ich zu. »Ich glaube, ich kann es mir nicht leisten, den ganzen Winter über Futter zuzukaufen.«

Riley fluchte leise.

»Das tut mir ehrlich leid. Wenn ich etwas tun kann, sag es mir. Wenn du Geld brauchst, oder etwas anderes, dann helfe ich dir aus.«

Ich schüttelte den Kopf.

»Zuerst muss ich die Zahlung der Versicherung abwarten. Dann sehe ich weiter.«

Nachdenklich blickte ich mich um. In den letzten Tagen hatten wir es geschafft, einige Sturmschäden zu beseitigen. Aber hier und da sah es immer noch aus wie auf einem Trümmerfeld.

»Am liebsten würde ich die Ranch verkaufen«, sagte ich in die entstandene Stille hinein.

Riley schaute mich ernst an.

»Aber dieses Land zu besitzen war dein großer Traum«, erinnerte er mich.

Ich seufzte leise. »Ja, und bis jetzt hat mir das alles nur Ärger und eine ganze Menge Schwierigkeiten eingebracht«, gab ich zurück.

Riley schwieg abermals. Dann wandte er ein: »Mag sein. Aber es werden auch bessere Zeiten kommen.«

Lustlos lachte ich auf.

»Das kann ich mir momentan kaum vorstellen. So wie es jetzt aussieht, kann ich froh sein, wenn ich es schaffe, die Ranch finanziell über Wasser zu halten.«

»Dass es so schlimm steht, hätte ich bis eben nicht vermutet.«

Mir steckte ein Kloß im Hals, als ich daran dachte, dass ich wirklich alles verlieren könnte.

Was würde mir dann noch bleiben?

»Dieser verdammte Sturm hat wirklich alles kaputtgemacht. Plötzlich steht meine komplette Existenz auf dem Spiel.«

Ich nahm mein Cap ab, strich mir die Haare zurück. Im Moment hatte ich keine Ahnung, wie es weitergehen sollte.

»Dann willst du also tatsächlich aufgeben?«, fragte Riley, ließ sich auf ein paar unbrauchbaren Balken nieder und streckte die langen Beine aus.

Ich seufzte laut auf. Am liebsten wollte ich das.

»Wenn es nur um mich ginge, dann ja«, erklärte ich niedergeschlagen. »Aber leider betrifft es nicht nur mich. Ich habe schließlich auch Verpflichtungen den anderen gegenüber. Also muss ich versuchen, irgendwie weiterzumachen.«

Riley nickte zustimmend und wir verfielen wieder in Schweigen.

Dieses Mal war ich derjenige, der es brach.

»Gehst du heute Abend in den Pub?« Riley schaute zu mir auf.

»Ja, Sienna kommt auch mit. Und du, wirst du auch hingehen?«

»Denke schon. Ein bisschen Ablenkung kann nicht schaden.«

»Da gebe ich dir vollkommen recht. Was ist mit Sam? Kommst sie auch mit?«

Das Thema Samantha hätte ich lieber vermieden. Aber schließlich erwiderte ich: »Ja, wir fahren gemeinsam.«

Riley warf mir einen neugierigen Blick zu.

»Seid ihr jetzt zusammen?«, wollte er sofort wissen.

Ich wünschte, wir wären es. Aber mir blieb nur, den Kopf zu schütteln.

»Ich glaube, ich habe mich vollkommen zum Idioten gemacht.«

Riley runzelte die Stirn. »Wäre nicht das erste Mal«, erwiderte er und ich schnitt eine Grimasse.

»Wirklich witzig!«

»Okay, tut mir leid. War nicht so gemeint. Erzähl schon, inwiefern hast du dich zum Idioten gemacht?«

Ich ließ mich neben meinem Bruder auf den maroden Holzbalken sinken und gab zu: »Ich habe ihr gesagt, dass ich sie liebe.«

»Und was hat sie dazu gesagt?«, bohrte Riley nach.

Nachdenklich setzte ich mein Cap wieder auf. »Nichts, außer dass ihr Leben momentan wirklich kompliziert sei.«

Riley atmete geräuschvoll aus. »Nicht gerade die Antwort, die man auf ein solches Geständnis erwartet. Tut mir leid, Mann.«

Ich schüttelte den Kopf und stand wieder auf. Zeit, weiterzuarbeiten. Ich wollte heute so weit wie möglich fertigwerden.

Während ich ein paar zerbrochene Bretter aufsammelte, fuhr ich fort: »Wir beide hätten wohl sowieso keine gemeinsame Zukunft. Im Moment ist sie sich noch nicht einmal sicher, ob sie in der Gegend bleiben oder weiterfahren will.«

Riley stand nun ebenfalls auf und half mir beim Aufräumen.

»Und trotzdem fährst du heute Abend mit ihr in den Pub?«, wunderte er sich und ich zuckte mit den Schultern.

»Ich habe mir fest vorgenommen, es genauso locker zu sehen wie Sam. Dann haben wir eben nur ein bisschen Spaß miteinander, und zwar so lange, wie es eben dauert.«

Mein Bruder nahm mir diese Gleichgültigkeit keine Sekunde lang ab, das sah ich an den Blicken, mit denen er mich musterte. Er wusste, dass ich nicht der Typ für lockere Beziehungen war. Ich war nicht ohne Grund verlobt gewesen. Schließlich erwiderte er: »Und du glaubst, dass du das wirklich kannst?«

Abermals zuckte ich mit den Schultern und bedeutete Riley, mit anzufassen. Gemeinsam hoben wir den nächsten Balken hoch und legten ihn zu den anderen.

»Was bleibt mir schon anderes übrig?«, gab ich geknickt zurück.

• • •

Nervös lehnte ich an meinem Pick-up und warf schon zum tausendsten Mal einen Blick auf meine Armbanduhr. Als ich aufblickte, kam Sam endlich die Verandastufen hinuntergelaufen. Bei ihrem Anblick blieb mir der Mund offen stehen und ich konnte mir ein breites Grinsen beim besten Willen nicht verkneifen.

»Was ist los?«, fragte Sam, als sie schließlich vor mir stehen blieb. Sie trug eine karierte Bluse mit Brusttaschen, und da waren überall Fransen angenäht.

»Wir gehen nur in den Pub, nicht zum Line Dance«, erklärte ich ihr.

Sam lächelte jetzt ebenfalls und tänzelte herum, dass die Fransen lustig hin- und herschwangen.

»Was denn, gefällt dir mein Outfit etwa nicht?«, wollte sie lachend von mir wissen.

»Wie gesagt, für ein Country Festival wäre es sicher passend. Aber wir fahren nur in den Pub nach Riverside.«

Sam zuckte schmunzelnd mit den Schultern. »Ach, mir ist das gleich«, entgegnete sie und winkte lässig ab. »Country Festival oder nur ein schnöder Pub. Ich finde es klasse, wie ein echtes Cowgirl auszusehen. Was ist jetzt, können wir fahren oder hast du Angst, dich mit mir in der Öffentlichkeit zu zeigen? Was werden wohl deine Freunde sagen?«

Herausfordernd schaute sie mich an und verschränkte die Arme vor der Brust. Die Aufregung, sie heute Abend zu sehen, war enorm gewesen. Jetzt war ich gerade unheimlich froh, dass es uns gelang, auf lockere Art und Weise miteinander umzugehen. Alles andere wäre wirklich seltsam gewesen. Und so tat ich genau das, was ich Riley gegenüber heute Nachmittag angekündigt hatte. Ich versuchte das, was ich mit Sam hatte, nicht allzu ernst zu nehmen. Auch wenn es mir unheimlich schwerfiel. Dann hatten wir eben einfach nur ein bisschen Spaß zusammen und mehr nicht. Damit musste ich einfach klarkommen.

Nun war es an mir, gleichgültig mit den Schultern zu zucken. »Was andere von mir denken, ist mir völlig gleich. Jetzt lass uns endlich aufbrechen.«

Kapitel 13

Samantha

Als wir ankamen, war der Pub bereits brechend voll. Alle Tische waren besetzt und auch an der Bar gab es keinen einzigen freien Platz mehr. Auf einer kleinen Bühne hatte eine Band ihr Equipment aufgebaut und machte gerade Soundcheck.

Kane berührte mich am Arm und ich blickte fragend zu ihm auf. Mit dem Kopf deutete er in Richtung Bar und ich folgte seinem Blick. Chris lehnte lässig neben Riley am Tresen.

»Lass uns zu ihnen gehen«, schlug Kane vor und ich nickte. Kane legte sachte seine Hand auf meinen Rücken, als er mich langsam durch die Menge schob. Die Leute warfen uns neugierige Blicke zu, die ich versuchte zu ignorieren. So war das eben in einer Kleinstadt. Die Neue wurde ausgiebig begutachtet. Ich konnte nur hoffen, dass mich niemand erkannte. Allerdings schätzte ich die Gefahr auf gleich Null. Zumindest in dem Outfit. Das war schließlich auch der Grund gewesen, warum ich es ausgesucht hatte.

»Wow, da hat sich aber jemand in Schale geworfen«, sagte Chris und grinste breit, als wir uns zu den beiden gesellt hatten. »Du siehst aus, als würdest du zu einer Kostümparty gehen«, fügte er dann hinzu.

Kane, der neben mir stand und ebenfalls ziemlich auffallend feixte, flüsterte in mein Ohr. »Ich sagte doch, die Fransen sind ein kleines bisschen übertrieben.«

Lachend rammte ich ihm meinen Ellenbogen in die Seite und erwiderte: »Also, mir gefällt mein Outfit. Ich weiß gar nicht, was ihr dagegen einzuwenden habt.«

Kane beugte sich abermals zu mir. Sein Atem kitzelte die Haut unterhalb meines Ohrläppchens und ich hielt automatisch die Luft an.

»Mir gefällt es eher weniger und ich kann es gar nicht erwarten, dir den Fransenfummel später auszuziehen.«

Seine Augen funkelten gefährlich, als ich überrascht zu ihm aufblickte und er mich dabei verwegen anlächelte.

Ich stellte mich auf die Zehenspitzen und flüsterte zurück: »Wenn du weiterhin solche Sachen sagst, dann bestehe ich darauf, gleich nach Hause zu fahren.«

Belustigt blickte er mich an. »Es wäre doch wirklich unhöflich, schon wieder zu fahren, schließlich sind wir gerade erst gekommen. Also musst du dich noch ein bisschen gedulden.«

Ich kniff ihn in die Seite. »Ja, leider.«

Als ich vorhin aus dem Haus gekommen war und Kane am Auto gelehnt vorfand, war ich schrecklich aufgeregt gewesen. Ich hatte Angst, dass er sauer auf mich sein könnte, weil ich auf seine Liebeserklärung, die wirklich unheimlich süß gewesen war, so bescheuert reagiert hatte. Aber jetzt stellte ich fest, dass das nicht der Fall zu sein schien. Erleichtert lächelte ich ihn an und rückte im Gedränge ein bisschen näher an ihn heran. Während ich ihn anschaute, wünschte ich mir einmal mehr, ich könnte ihm einfach sagen, wer ich in Wirklichkeit war, und gleichzeitig wusste ich, dass ich das niemals fertigbringen würde. Das war wirklich das erste Mal in meinem Leben, dass ich vor Schwierigkeiten zurückschreckte.

»Wollt ihr etwas trinken?«, fragte Riley über die Geräuschkulisse hinweg und ich riss meinen Blick notgedrungen von Kane los. Ich war so verwirrt, dass es mir schwerfiel, einen klaren Gedanken zu fassen.

»Für mich ein alkoholfreies Bier«, erwiderte Kane, als wäre überhaupt nichts gewesen.

»Und für dich, Sam?« Riley wartete geduldig auf meine Antwort.

Ich überlegte kurz, dann bestellte ich mir allen Gewohnheiten zum Trotz ebenfalls ein kleines Bier.

Gerade, als der Barkeeper die Getränke vor uns abstellte, zupfte jemand an meinem Fransenhemd. Überrascht schaute ich mich um und blickte die Frau, die jetzt neben mir stand, fragend an.

»Hallo, ich bin Sienna«, half sie mir auf die Sprünge. »Schade, dass wir uns nicht eher kennengelernt haben. Ich habe schon viel von dir gehört.«

Sie warf Kane einen bedeutungsvollen Blick zu, woraufhin er ziemlich verlegen wurde.

Ich hingegen lächelte freundlich. »Ich hoffe, nur Gutes«, gab ich zurück. »Du bist dann also Kanes Schwägerin.«

Sienna nickte. »Genau, ich habe mir den anderen Bruder geangelt«, erwiderte sie bedeutungsschwer, woraufhin Kane noch ein bisschen verlegener wurde und Sienna noch eine Spur breiter grinste.

Sie schmiegte sich verliebt an Riley, der noch immer an der Bar lehnte. Er schenkte ihr einen liebevollen Blick und schlang dann den Arm um ihre Taille, um sie näher an sich zu ziehen. Bevor wir uns weiter unterhalten konnten, erklangen die ersten Gitarrenakkorde und dann legte die Band richtig los.

»Das Lied ist toll«, schwärmte Sienna über die Lautstärke hinweg und bevor ich richtig wusste, wie mir geschah, packte sie auch schon meine Hand und zog mich Richtung Bühne. Berührungsängste kannte sie wirklich nicht.

»Komm schon, lass uns tanzen!«

Ich warf Kane einen hilfesuchenden Blick zu. Aber er zuckte nur entschuldigend mit den Schultern und lachte.

Im Nu war die kleine Tanzfläche vor der Bühne rappelvoll. Sienna tanzte ausgelassen und ich sprang über meinen eigenen Schatten und machte einfach mit. Wir lachten und tanzten so wild, dass die Fransen an meinem Hemd nur so flogen. So viel Spaß hatte ich lange nicht gehabt.

Nach einer Weile meldete sich allerdings ein anderes, dringendes Bedürfnis.

»Wo sind eigentlich die Toiletten?«, fragte ich. Sienna griff abermals meine Hand. »Ich zeige sie dir«, erwiderte sie und schon machte sie sich auf den Weg und ich stolperte hinter ihr her.

• • •

Während ich meine Hände wusch, checkte Sienna ihr Make-up im Spiegel.

»Kane hat erzählt, du kommst aus Kalifornien«, sagte sie und frischte dabei ihren Lipgloss auf.

Ich nickte. »Aus San Diego, um genau zu sein.«

»Das ist ja witzig«, gab Sienna zurück und ließ den Lipgloss zurück in ihre kleine Umhängetasche gleiten.

»Ich habe mal in San Francisco gelebt. Komme aber ursprünglich von hier.«

Ich trocknete mir die Hände an einem Papiertuch ab. »Warum bist du aus Riverside weggegangen?«

Sienna, die jetzt am Waschbecken lehnte, schaute mich mit hochgezogenen Augenbrauen an. »Ist das nicht offensichtlich?«

Ich lachte. »Doch, eigentlich schon. Wenn man jung ist, erwartet man wahrscheinlich mehr vom Leben, als in einer Kleinstadt wie dieser zu versauern.«

Sienna nickte lachend. »Genau, du sagst es. Mich hat einfach die Abenteuerlust gepackt und ich wollte unbedingt raus aus diesem Kaff, und San Francisco fand ich schon immer toll.«

Ich überprüfte nun meinerseits mein Make-up im Spiegel, als ich interessiert fragte: »Was hat dich wieder hierher verschlagen?«

Sienna seufzte leise. »Die Trennung von meinem damaligen Freund war ziemlich niederschmetternd. Ich wollte nur noch aus der Stadt weg und da bin ich zu meinen Eltern gefahren. Es sollte eigentlich bloß ein kurzer Besuch werden. Aber dann habe ich Riley getroffen.« Sie lächelte glücklich und winkte dann ab: »Aber das ist wirklich eine lange Geschichte. Und du, was hat dich denn von San Diego nach Riverside getrieben?«

Sienna war so schrecklich nett und ich bekam sofort ein schlechtes Gewissen, weil ich sie jetzt anlügen musste.

»Ich glaube, mir ging es ähnlich wie dir. Mich hat auch der Ruf der Freiheit gelockt. Nur bei mir war es umgekehrt. Ich wollte einfach mal aus der Großstadt raus.«

Geistesabwesend nickte Sienna, während sie mich nachdenklich musterte und somit den Eindruck machte, als hätte sie mir überhaupt nicht richtig zugehört. Wenn ich genau darüber nachdachte, schaute sie mich schon seit ein paar Minuten so seltsam an.

»Hat dir eigentlich schon mal jemand gesagt, dass du wie Samantha Davenport aussiehst? Ich meine, die berühmte Schauspielerin. Du weißt doch, von wem ich rede, oder?«

Meine Wangen glühten sofort vor Verlegenheit, als ich aus heiterem Himmel mit meiner wahren Identität konfrontiert wurde. So nah war der Wahrheit noch niemand gekommen. Ich schüttelte schnell den Kopf, versuchte ganz ruhig und gelassen zu bleiben, während ich mit Sicherheit knallrot anlief wie eine Tomate.

»Nein, das hat mir noch niemand gesagt«, erwiderte ich so locker wie irgend möglich, obwohl mir das Herz in der Brust hämmerte.

»Seltsam«, überlegte Sienna weiter. »Ich habe eine Menge Filme mit ihr gesehen und ich finde, du bist ihr wirklich wie aus dem Gesicht geschnitten.«

»Lass uns lieber wieder reingehen. Die anderen werden sich bestimmt schon fragen, wo wir beide abgeblieben sind«, schlug ich vor und versuchte Sienna von ihrer Fährte abzubringen. Aber ich hatte nicht die geringste Chance. Sienna hatte Lunte gerochen und mir wurde klar, sie würde nicht eher aufgeben, bis mein Geheimnis gelüftet war.

»Auf den Fotos in Zeitschriften sind ihre Haare immer braun. Deine sind zwar blond, aber ehrlich, ihr seht euch zum Verwechseln ähnlich. Komisch, dass es noch niemandem aufgefallen ist«, sinnierte sie und ließ mich dabei keine Sekunde aus den Augen. Nachdenklich musterte sie mich. Mein Gesicht glühte noch immer, während Siennas forschender Blick auf mir ruhte.

Und dann geschah es, mein Albtraum wurde zur Wirklichkeit. Plötzlich weiteten sich ihre Augen und sie hielt sich erschrocken die Hand vor den Mund. Sienna hatte also eins und eins zusammengezählt.

»Oh mein Gott, oh mein Gott«, stammelte sie. »Du bist Samantha Davenport!«

Und damit war die Katze aus dem Sack.

Ich hätte es abstreiten können. Aber ich musste schnell einsehen, dass das keinen Sinn gemacht hätte. Daher nickte ich schwach und Sienna fielen fast die Augen aus dem Kopf.

»Du darfst es niemandem erzählen«, versuchte ich sofort sie zu beschwichtigen.

»Oh mein Gott«, wiederholte sie ungläubig. »Oh mein Gott. Ich kann es nicht glauben. Ich unterhalte mich tatsächlich mit Samantha Davenport, auf einer Toilette.«

Sienna stand kurz davor zu hyperventilieren.

»Darf ich dich umarmen?«, fragte sie dann und noch bevor ich auch nur nicken geschweige denn ablehnen konnte, fiel sie mir schon um den Hals.

Und als sie mich wieder losließ, schüttelte sie noch immer ungläubig den Kopf. »Das muss ich unbedingt Riley erzählen«, platzte sie heraus und ich geriet sofort in Panik.

Hastig packte ich Sienna, die schon auf dem Weg Richtung Tür war, am Saum ihres T-Shirts. Sofort wirbelte sie zu mir herum und war vor Aufregung ganz rot im Gesicht.

»Nein«, rief ich panisch. »Erzähl es ihm nicht!«

Siennas Brustkorb hob und senkte sich in schnellen Atemzügen.

»Atme erst mal tief durch«, bat ich sie und Sienna lehnte sich schließlich gegen die Wand und holte ganz tief Luft. Langsam fuhr sie wieder runter.

Als sie sich halbwegs beruhigt zu haben schien und diesen Schock hoffentlich verdaut hatte, setzte sie von Neuem an: »Ich kann nicht glauben, dass Kane dieses Geheimnis für sich behalten hat. Ich dachte immer, er und Riley würden einander alles erzählen. Oder weiß Riley es etwa längst und hat es mir mit Absicht nicht erzählt?«

Schnell schüttelte ich den Kopf. Ich wollte wirklich nicht, dass Riley meinetwegen Probleme bekam.

»So ist das gar nicht«, erwiderte ich hastig. »Du verstehst das völlig falsch. Weder Riley noch Kane noch irgendwer sonst weiß, wer ich in Wirklichkeit bin«, erklärte ich.

Sienna nickte und starrte mich noch immer mit großen Augen an. Dann sagte sie: »Kaum zu glauben, dass ich wirklich die Erste bin, die es rausgefunden hat. Wo haben die anderen denn bloß ihre Augen gehabt?«

»Ja, du bist wirklich die Erste, die mein gut gehütetes Geheimnis entdeckt hat«, gab ich schwach zurück.

Ich überlegte, ob ich sie wirklich um diesen Gefallen bitten konnte. Aber warum nicht, mehr als mich verpfeifen konnte sie schließlich nicht.

»Erzähl es bitte niemandem«, flehte ich sie fast schon verzweifelt an und Sienna riss ihre Augen weit auf.

»Was? Ich soll Riley, Kane und die anderen belügen?«

Ich schüttelte den Kopf. »Nein, du sollst nicht lügen. Du sollst mich nur nicht verraten. Denkst du, dass du das schaffst?« Ich war mir nicht sicher, ob sie dieses Geheimnis wirklich hüten konnte.

Sienna atmete erneut tief durch. »Weißt du eigentlich, was du da von mir verlangst? Du spielst Kane etwas vor und ich soll dich wirklich dabei unterstützen? Du hast ihn ja mit allem belogen. Du bist gar nicht aus San Diego, stimmt's?«

Ich nickte und kam mir schrecklich vor. »Leider hast du recht.«

»Und jetzt willst du ihn weiter anlügen und ich soll dir auch noch dabei helfen? Keine Ahnung, ob ich das kann oder besser gesagt, ob ich das will«, sagte Sienna ehrlich.

Ich seufzte leicht. Diesen Standpunkt konnte ich natürlich verstehen.

»Und überhaupt, was tust du eigentlich hier?«, stellte sie mir endlich die nächstliegende Frage.

Ich erzählte ihr von meiner Filmrolle, auf die ich mich vorbereiten wollte, und dann erklärte ich ihr: »Du musst das einfach verstehen. Ich konnte niemandem sagen, wer ich in Wirklichkeit bin. Weißt du, die Menschen haben die Angewohnheit, sich seltsam zu verhalten, sobald sie erfahren, dass ich Samantha Davenport bin.«

Ich seufzte leise auf. »Ich wollte einfach eine ganze normale Frau sein. Zumindest für eine Weile.«

Sienna schaute mich eindringlich an, dann nickte sie zu meiner Überraschung. Bedeutete das, dass sie die Gründe für meine Lügen nachvollziehen konnte?

»Ich kann dich verstehen«, sagte sie tatsächlich. »Ich habe mich vorhin ja selbst gerade ziemlich danebenbenommen. Tut mir wirklich leid.«

Ich lächelte. »Mach dir darüber keinen Kopf. Das bin ich gewohnt.« Nach einer Pause fragte ich: »Heißt das, du verrätst mich nicht und kannst mein Geheimnis für dich behalten, zumindest für eine Weile?«

Sienna dachte darüber nach, dann nickte sie langsam. »Na gut, ich werde es niemandem erzählen. Aber nur, wenn du mir im Gegenzug versprichst, es Kane zu einem passenden Zeitpunkt zu sagen. Kannst du das?«

Ich schluckte schwer, nickte aber. Eigentlich war ich kein Mensch, der vor Schwierigkeiten davonlief. Im Moment allerdings sah das völlig anders aus.

»Ich werde es ihm erzählen. Versprochen! Aber gib mir noch ein bisschen Zeit. Denn weißt du, der Punkt ist, ich mag ihn wirklich sehr«, gab ich zu.

Sienna wusste mittlerweile so viel über mich, da machte es nichts, ihr von meinen Gefühlen für Kane zu erzählen.

Siennas Miene hellte sich sofort auf. »Er empfindet übrigens auch eine ganze Menge für dich. Weißt du, Freya hat ihm richtig das Herz gebrochen, und ich hatte schon Angst, er würde sich nie wieder verlieben. Aber dann bist du nach Seven Hills gekommen.«

Ich wusste, dass Kane so empfand, schließlich hatte er es mir selbst gegenüber zugegeben. Und das machte die ganze Sache noch viel komplizierter.

»Was wird denn dann aus euch beiden?«, fragte Sienna nachdenklich und verschränkte die Arme vor der Brust. »Ich meine, er liebt dich, du liebst ihn. Aber wie sich jetzt herausgestellt hat, lebst du in einer völlig anderen Welt.«

Mutlos zuckte ich mit den Schultern, antwortete aber nicht. Ich vermutete, dass Sienna insgeheim genau wusste, was jetzt zwischen Kane und mir passierte. Sie hatte recht. Meine Welt passte nicht im Geringsten zu seiner. Unsere Liebe hatte im Grunde also keine Chance, sah ich traurig ein.

»Wir dachten schon, ihr hättet euch verlaufen«, scherzten Kane und Riley, die an der Bar auf uns gewartet hatten.

Sienna lächelte, aber jetzt, da sie mein Geheimnis kannte, fühlte sich die Stimmung zwischen uns getrübt an. Es war nicht mehr wie gerade eben.

Kane und Riley alberten ausgelassen herum, während sich Sienna und ich eher bedeckt hielten. Dass sie mein Geheimnis jetzt kannte, machte mich nervös.

»Möchtest du tanzen?«, flüsterte Kane dann plötzlich in mein Ohr. Sein Atem kitzelte mich an der Wange und seine Lippen streiften federleicht meine Haut. Ein wohliges Gefühl breitete sich in meinem Bauch aus und ich unterdrückte ein leises Seufzen, als ich nickte. Er nahm meine Hand und ich lief hinter ihm her. Auf der Tanzfläche angekommen zog er mich sanft an sich. Meine Hände glitten auf seinen durchtrainierten Rücken und ich sah versonnen zu ihm auf. Mein Herz klopfte heftig in meiner Brust und verstärkte sich noch, als er mich anlächelte. Die Band spielte gerade ein wunderschönes langsames Lied. Wir wiegten uns im Takt der Musik. Kane hielt mich ganz fest und ich schmiegte meinen Kopf an seine Brust. Ich spürte seine Lippen, die einen Kuss auf meine Haare hauchten, und dabei schloss ich die Augen. Wenn ich genau hinhörte, konnte ich Kanes regelmäßigen Herzschlag hören. Von ihm gehalten zu werden fühlte sich toll an, vertraut und gleichzeitig neu und aufregend. Eine wunderbare Mischung, die ein Kribbeln durch meinen ganzen Körper jagte. Ich genoss diesen Moment in vollen Zügen und wünschte mir sehnlichst, dass er niemals aufhören mochte. Am liebsten hätte ich die Zeit angehalten. Doch das war natürlich bloßes Wunschdenken.

Als die Musik verklang und der Leadsänger eine Pause ankündigte, blickte ich zu Kane auf. Ich hätte alles dafür gegeben, ihn jetzt einfach küssen zu können. So wie er mich gerade anschaute, dachte er vielleicht sogar das Gleiche.

Schließlich lösten wir uns voneinander und gingen zurück zur Bar. Langsam schoben wir uns durch das Gedränge. Mittlerweile hatte sich auch Chris wieder zu Riley und Sienna gesellt.

Sienna nippte an ihrem Glas Wein, als wir zurückkamen, und beobachtete uns mit Argusaugen. Gerne hätte ich gewusst, was ihr durch den Kopf ging. Ich nahm mein Getränk vom Tresen, als mich plötzlich jemand anrempelte. Ich taumelte kurz, aber fing mich schnell wieder.

»Oh, Entschuldigung«, murmelte dann eine Frauenstimme und ich blickte mich um.

»Nichts passiert«, gab ich knapp zurück und wischte mir mit der freien Hand ein paar Spritzer Bier vom Ärmel, die aus meiner Flasche geschwappt waren.

Als ich wieder aufblickte, fiel mein Blick auf Kane, der da stand wie zur Salzsäule erstarrt. Ich schaute in die Runde, auf Chris, Riley und Sienna. Sie hatten alle den gleichen angespannten und überraschten Gesichtsausdruck.

»Was ist los?«, fragte ich. Aber niemand antwortete, keiner beachtete mich, weil alle Blicke auf die Fremde gerichtet waren. Wer mochte sie wohl sein? Ich spürte, wie sich mein Herzschlag beschleunigte, als ich Kane erneut anblickte.

»Es ist lange her, Kane«, sagte die Fremde plötzlich.

Kane, der langsam wieder zu sich kam, schüttelte den Kopf. »Nicht lange genug, Freya.«

Die Verbitterung, die in seiner Stimme mitschwang, war selbst für mich nicht zu überhören. Das war also Freya. Kanes Verlobte, oder besser gesagt Ex-Verlobte. Bei seiner Bemerkung wurden ihre vollen Lippen zu einem schmalen Strich.

Dann fügte er hinzu: »Es wundert mich, dass du dich dazu herablässt, nach Riverside zu kommen. Soweit ich weiß, hast du es immer gehasst, hier zu sein.«

Freya schüttelte den Kopf. »Nein, habe ich nicht. Das Einzige, was ich wirklich gehasst habe, war deine Ranch und das Leben als Farmerin«, erwiderte sie kalt.

Oh mein Gott, was für eine eingebildete Kuh. Ich konnte nur ahnen, wie heftig ihre Worte Kane treffen mussten. Warum musste sie Salz in seine Wunden streuen? Konnte sie es nicht einfach gut sein lassen?

Bevor noch irgendjemand etwas erwidern konnte, wurde Freya zum Glück im Gedränge weitergeschoben. Während ich noch darüber nachdachte, warum sie so schrecklich gemein war, schienen sich die anderen nach und nach von dieser Begegnung zu erholen. Kane räusperte sich, sein Blick streifte meinen, als er nach der Flasche griff, die vor ihm auf dem Tresen stand, und diese an die Lippen führte, um einen Schluck zu trinken.

Das war also die berüchtigte Freya. Die Frau, die Kane das Herz gebrochen hatte. Ihre Bemerkungen waren hart gewesen und wie es schien, hatten sie Kane ziemlich mitgenommen. Sie wiederzusehen und mit ihr zu sprechen hatte scheinbar alte Wunden wieder aufgerissen. Hatte Kane trotz Freyas Gemeinheiten noch Gefühle für sie? So wie er sie gerade angeschaut hatte, konnte man das fast glauben. Oder war es einfach nur die Überraschung über das plötzliche Wiedersehen gewesen? Ohne dass ich es wollte, breitete sich die Eifersucht wie ein Geschwür in mir aus.

Kane stellte seine halbleere Flasche zurück auf die Bar und wandte seine Aufmerksamkeit dann mir zu.

»Lass uns nach Hause fahren, mir reicht es für heute«, schlug er vor. Ich warf den anderen einen raschen Blick zu. Chris' und Rileys Mienen waren unergründlich, in Siennas hingegen konnte man lesen wie in einem offenen Buch. Sie sah besorgt aus.

»Ist alles okay bei dir?«, fragte sie Kane, der sofort lässig mit den Schultern zuckte.

»Natürlich, warum denn nicht?«

Sienna, die ihren Schwager sehr gut zu kennen schien, machte den Mund auf, um etwas zu erwidern. Aber dann fiel ihr Blick auf mich und sie schloss die Lippen unverrichteter Dinge wieder. Kane strich sich die Haare aus der Stirn, ein eindeutiges Zeichen seiner Nervosität.

»Kommst du jetzt?«, hakte er nach und hatte die Ungeduld in seiner Stimme nur schwer unter Kontrolle.

»Klar, von mir aus können wir fahren«, gab ich betont locker zurück und nahm mir fest vor, mir meine Eifersucht nicht anmerken zu lassen.

Also verabschiedeten wir uns und gingen nach draußen zu seinem Pick-up. Kane zog den Schlüssel aus seiner Hosentasche und entriegelte den Wagen. Schweigend stiegen wir ein.

»Das war bestimmt ein ziemlicher Schock für euch alle, Freya so plötzlich wiederzusehen. Besonders für dich«, sagte ich in die Stille hinein und wusste sehr wohl, dass ich mich mit dieser Aussage auf gefährliches Terrain begab.

»Keine Ahnung, was ihr alle von mir wollt!«, fuhr Kane ungehalten auf. »Wie oft muss ich es noch erklären? Die Sache zwischen mir und Freya ist Geschichte. Bedeutungslos, aus und vorbei.«

Mittlerweile hatte feiner Sprühregen eingesetzt, der die Windschutzscheibe mit kleinen Spritzern benetzte.

Kane setzte den Wagen rückwärts aus der Parklücke und bog dann auf die Hauptstraße ein. Betretenes Schweigen senkte sich über uns.

Woran Kane wohl gerade dachte? Spukte ihm Freya doch noch im Kopf herum? Diese Frage machte mich ganz kirre.

Er wollte das Thema offenbar am liebsten abhaken. Aber mir gelang das nicht so einfach.

»Warum kannst du nicht zugeben, dass dich die Begegnung mit ihr durcheinandergebracht hat?«

Kane schüttelte abermals den Kopf. »Hat sie nicht. Freya interessiert mich nicht mehr. Wir waren mal verliebt, jetzt sind wir es nicht mehr. Punkt.«

Nachdenklich konzentrierte ich mich auf die Straße. Der Regen war stärker geworden, prasselte in dicken Tropfen auf die Scheibe. Ich war nicht blöd, ich hatte Kanes Blick gesehen. Das war nicht abgehakt. Auch wenn er das Gegenteil behauptete.

• • •

Als er endlich vor seinem Haus parkte, hatte der Regen weiter zugelegt. Die Tropfen trommelten auf das Autodach. Wenn wir jetzt ausstiegen, würden wir in kürzester Zeit vollkommen durchnässt sein.

Kane schaute zu mir herüber. Sein Blick war undurchdringlich. Das Thema Freya war damit wohl erledigt.

»Sollen wir im Auto warten, bis der Regen etwas nachlässt?«, fragte er.

Ich schüttelte den Kopf. »Lieber nicht. Wer weiß, ob er das überhaupt tut.«

»Okay, dann laufen wir bei drei los. Einverstanden?«

Ich nickte, während er den Schlüssel aus dem Zündschloss zog.

»Eins, zwei, drei.«

Fast zeitgleich rissen wir unsere Türen auf und stürmten auf sein Haus zu. Kane packte mich am Arm und gemeinsam hechteten wir die Verandastufen hinauf.

Schwer atmend blieben wir schließlich stehen, als wir oben angekommen waren. Der kurze Spurt durch den Regen hatte ausgereicht, dass uns die Klamotten nass am Körper klebten. Ich schüttelte mir die Haare aus, während sich Kane die Regentropfen aus dem Gesicht wischte. Der Regen klatschte heftig auf die Erde und verwandelte sie in Matsch.

Betretenes Schweigen dehnte sich zwischen uns aus. Ich warf Kane einen Seitenblick zu, der gedankenversunken in die Nacht hinaussah. Was ihm wohl gerade durch den Kopf ging? Ich überlegte, ob er vielleicht doch an Freya dachte. Sollte ich ihn noch mal darauf ansprechen oder es einfach gut sein lassen? Schließlich hatte er mir vor ein paar Minuten erklärt, dass er kein Interesse mehr an ihr hatte. Ich müsste ihm einfach glauben und die Sache auf sich beruhen lassen. Wie anmaßend wäre es doch von mir, ihn der Lüge zu bezichtigen, wo ich doch diejenige war, die ihn belog.

»Noch ein Unwetter dieses Ausmaßes übersteht die Ranch nicht«, sagte Kane plötzlich und ich zuckte leicht zusammen.

Ich musterte ihn aufmerksam und konnte an seiner Miene ablesen, dass die Sorge um seinen Besitz allgegenwärtig war. Fast schon erleichtert stellte ich fest, dass Freya scheinbar doch nicht der Grund für seine Schweigsamkeit war. Und wieder ging mir durch den Kopf, dass ich mit einem einzigen Scheck all seine finanziellen Probleme lösen könnte.

Mein Herz schlug heftig gegen meine Rippen, als ich all meinen Mut zusammennahm: »Ich muss dir etwas erzählen.«

Kane schenkte mir seine volle Aufmerksamkeit. »Das Gleiche wollte ich auch gerade sagen«, erwiderte er und lächelte scheu.

Fragend sah ich ihn an.

Betreten blickte er wieder in den Regen hinaus und stieß einen kleinen Seufzer aus. Dann wandte er sich mir zu. Seine Hände lagen dabei ruhig auf dem hölzernen Geländer der Veranda.

»Es tut mir leid, dass ich dich heute unter Druck gesetzt habe. Aber du sollst wissen, dass ich dich mag. Ich mag dich sogar sehr. Aber wenn du von hier weggehen willst, dann musst du das tun. Ich werde dich nicht davon abhalten. Du bedeutest mir eine ganze Menge und ich wollte einfach, dass du das weißt. Das ist alles.«

Als Kane über seine Gefühle sprach, wurde mir eines klar: Im Gegensatz zu den wenigen anderen Gelegenheiten, bei denen ich geglaubt hatte, verliebt zu sein, war das hier echt. Seine Gefühle für mich waren echt.

Er liebte mich, aber nicht, weil ich Samantha Davenport war, sondern um meiner selbst willen. Er hatte sich in Sam verliebt, die nervige, anstrengende Sam. Die Fransenhemden trug und sich vor Schlangen fürchtete. Die den Stallgeruch nicht ertragen konnte und Mitleid mit einem abgemagerten Pferd hatte. Die Sam, die mit Bertha, der Henne, aneinandergeraten war und sich bei Gewitter fast in die Hosen machte. Die Sam, die ich immerzu vor der Welt zu verbergen versuchte, weil ich dachte, sie wäre nicht liebenswert genug, und gerade in sie hatte er sich verliebt.

»Wir sollten lieber reingehen, bevor wir uns in den nassen Klamotten noch eine Erkältung holen«, schlug Kane vor und strich sich die feuchten Haare aus dem Gesicht. »Außerdem bin ich ziemlich müde.«

Wenn er Freya so einfach vergessen konnte, dann schaffte ich das auch. Ich schob die Gedanken an sie beiseite und konzentrierte mich auf Kane und auf das, was ich wollte. Und das war im Moment eindeutig er.

»Tja, das könnte natürlich zu einem Problem werden, denn ich bin gerade überhaupt nicht müde«, sagte ich, ging auf ihn zu und schlang meine Arme um seine Taille.

Kane schaute mich überrascht an. Seine langen Wimpern waren noch nass vom Regen.

»Was hast du vor?«, fragte er mit belegter Stimme.

Lächelnd stellte ich mich auf die Zehenspitzen und reckte mich ihm entgegen. »Jedenfalls nicht schlafen«, gab ich zurück.

Kanes Brustkorb hob und senkte sich in schnellen Atemzügen.

»Sondern was?«, fragte er und spielte den Ahnungslosen.

»Das«, gab ich flüsternd zurück und küsste ihn endlich.

Kane legte sofort die Arme um mich und ich schmiegte mich an seine breite Brust.

»Willst du das wirklich?«, raunte er zwischen mehreren Küssen und schaute mir dabei in die Augen.

Mit heftig klopfendem Herzen nickte ich.

»Unbedingt«, gab ich atemlos zurück und drängte mich wieder an ihn.

Kane lächelte an meinen Lippen und dann hob er mich hoch. Ich schlang die Beine um seine Hüften und hielt mich an ihm fest. An der Haustür angekommen hielt er mich mit einer Hand und mit der anderen versuchte er in seine Hosentasche zu greifen, um den Hausschlüssel herauszuholen.

Er fluchte leise, als es ihm misslang. »Ich bekomme den verdammten Schlüssel nicht zu fassen«, brummte er und ich musste lachen.

»Was ist denn bitte daran so lustig?«, fragte er, während seine Augen schelmisch aufblitzten.

»Gar nichts«, erwiderte ich und küsste ihn wieder. »Ich finde es einfach nur süß, wie du dich abmühst.«

Kane startete einen erfolglosen zweiten Versuch und atmete frustriert aus.

»Jetzt reicht es aber. Gut festhalten«, sagte er entschlossen und stieß die Tür mit einem kräftigen Tritt auf.

»Du bist ja völlig verrückt geworden«, entfuhr es mir erschrocken, während die Tür geräuschvoll gegen die Wand krachte. Kane stellte den Fuß an die Schwelle, damit sie nicht zurückschwingen konnte.

»Vollkommen verrückt, und zwar nach dir«, erwiderte er und küsste mich leidenschaftlich.

»Wer soll die Tür reparieren?«, fragte ich und Kane ließ nur widerstrebend von meinem Mund ab.

»Ich rufe morgen Riley an«, meinte er augenzwinkernd. »Der bekommt das in Nullkommanichts wieder hin. Und jetzt halt bitte endlich den Mund und küss mich.«

Das musste er mir nun wirklich nicht zweimal sagen. Ich konnte es nicht eine Minute länger aushalten. Meine Hände tauchten in seine feuchten Haare und dann suchte und fand ich seine Lippen. Wir küssten uns, während wir gemeinsam in sein Wohnzimmer stolperten.

»Halt, warte. Ich kann überhaupt nichts sehen«, murmelte er, ohne seine Lippen von meinen zu trennen.

»Dann lass mich doch einfach runter«, gab ich lachend zurück.

Kane stellte mich auf die Füße, aber er ließ mich nicht los, ganz im Gegenteil. Er konnte sichtlich nicht genug von mir bekommen. Und mir ging es genauso. Ich wollte, dass er mich endlich auszog und mich berührte. Wir schafften es nicht zur Couch und auch nicht in sein Bett, sondern fingen an, uns gleich hier, auf seinem flauschigen Teppich, die Kleider vom Leib zu reißen.

Kane war nicht gerade zimperlich und ich auch nicht. Es interessierte mich nicht, ob die Knöpfe seines Hemdes abrissen, als ich ihm mit fahrigen Fingern dabei half, es auszuziehen. Genauso wenig wie es ihn kümmerte, ob mein hübsches Fransenhemd heil blieb.

Kane lächelte, als er es endlich geöffnet hatte und über meine Schultern nach unten schob.

»Ich schwöre, das wollte ich wirklich schon den ganzen Abend tun.«

Ich schmiegte meine Wange in seine Hand, während er die zarte Haut unterhalb meines Ohrläppchens küsste und sich dann weiter nach unten vorarbeitete. Seufzend legte ich den Kopf in den Nacken, als er Küsse in meiner Halsbeuge verteilte. Seine Hände wanderten über meinen Rücken, zum Verschluss meines BHs, den er gekonnt öffnete.

»Du siehst unglaublich aus«, raunte er, als er das gute Stück auf den Boden fallen ließ und mich verlangend anschaute.

»Danke«, flüsterte ich und fügte dann schmunzelnd hinzu: »Das liegt an den vorteilhaften Lichtverhältnissen.«

Kane grinste und drückte mir dann abermals einen Kuss auf den Mund. »Du bist wirklich süß und witzig und echt verflucht sexy. Du kannst dir nicht vorstellen, wie oft ich mir das, was wir hier gerade machen, vorgestellt habe.«

»Und, entspricht es deinen Erwartungen?«, fragte ich aufreizend, während ich langsam den Knopf seiner Jeans öffnete und den Reißverschluss aufzog. Kane blickte mich schwer atmend an und schüttelte den Kopf. »Nein, das hier ist viel besser, als ich es mir je hätte ausmalen können.«

Er zog mich näher an sich und küsste mich, heiß, intensiv und leidenschaftlich. Das Gefühl, ihm so nahe zu sein, war berauschend.

»Nur besser?«, neckte ich ihn. »Ich glaube, das können wir noch auf grandios oder gigantisch steigern. Oder was meinst du?«

»Ich werde mir die größte Mühe geben«, versprach er und fuhr fort, mich meiner restlichen Kleidungsstücke zu entledigen. Im Gegenzug streifte ich ihm die Jeans und Boxer Briefs über den Hintern und er strampelte sich beides von den Füßen.

Als ich endlich nackt vor ihm stand, drängte ich mich wieder an ihn und zog ihn auf den Teppich hinab.

»Ich sollte dich lieber rauf in mein Bett bringen«, flüsterte Kane an meinem Hals, während ich meine Beine um seine Hüften schlang. »Nein, ich will dich genau hier. Gleich auf deinem hübschen Teppichboden«, erwiderte ich und Kane beugte sich über mich, um mich zuerst auf den Mund zu küssen. Dann glitt er tiefer hinab, verteilte Küsse auf meiner erhitzten Haut, und ich drängte mich seinem Mund entgegen. Meine Haut brannte, wo seine Lippen mich berührten, und als er mit einer Hand meine Brust umfasste und die andere mit Küssen bedeckte, konnte ich ein Stöhnen nicht mehr unterdrücken.

Ich wollte ihn so dringend in mir spüren, dass ich es kaum noch aushielt.

Keuchend flüsterte ich in sein Ohr: »Bitte, bitte, ich kann nicht mehr warten.«

Seufzend schüttelte er den Kopf. »Wir sollten nichts überstürzen und uns ein bisschen Zeit lassen.«

Hatte er den Verstand verloren?

»Beim nächsten Mal hast du alle Zeit der Welt, ich verspreche es. Aber jetzt brauche ich dich. Kane, bitte, ich will dich und zwar unbedingt.«

Doch er schüttelte den Kopf und widmete sich meiner anderen

Brust. Vor Lust und Anspannung stockte mir der Atem, als er dann gemächlich tiefer glitt und zärtliche Küsse auf meinem Bauch verteilte. Mein ganzer Körper kribbelte vor Verlangen und schrie nach Erlösung.

»Kane, ich flehe dich an«, flüsterte ich wieder und hob mich seinen Lippen entgegen.

Ich würde sterben, gleich hier, auf seinem bequemen karmesinroten Teppich würde ich vor Lust sterben. Ich vergrub meine Hände in seinen weichen dichten Haaren, als er mit seinen Lippen über meinen Bauchnabel strich und unbeirrt seinen Weg nach unten fortführte. Als er mich endlich dort küsste, wo ich es mir am meisten wünschte, fürchtete ich für einen kurzen Augenblick ohnmächtig zu werden, so wahnsinnig gut fühlte es sich an.

Kane unterzog mich der herrlichsten Folter und ich bog stöhnend den Kopf zurück. Mein Brustkorb hob und senkte sich in schnellen Atemzügen und als ich schon glaubte, vor Lust zu explodieren, spürte ich ihn an meinen geöffneten Schenkeln.

Sein Gesicht war jetzt wieder über mir und ich hörte, wie er ein Kondom aufriss. Er zog es sich über und dann endlich schob er sich langsam, Zentimeter für Zentimeter, tief in mich hinein. Ich schloss die Augen, konzentrierte mich voll und ganz auf das berauschende Gefühl, ihn endlich in mir zu spüren. Nichts hatte sich je so atemberaubend gut angefühlt, einfach nur, weil es echt war. Weil die Empfindungen echt waren. Er wollte mich genauso, wie ich in Wirklichkeit war, und das allein fühlte sich einfach umwerfend an, und ich wünschte von ganzem Herzen, ich könnte diesen Moment einfrieren. Die Zeit zum Stillstand bringen und das, was wir gerade miteinander teilten, für immer festhalten.

Schnell hatten wir einen perfekten Rhythmus gefunden. Bewegten uns zusammen, als wären unsere Körper nur füreinander bestimmt. Ich hielt mich an seinen starken Schultern fest und kam ihm jedes Mal entgegen.

Als die Lust am größten war, flüsterte er meinen Namen und das war unglaublich schön. Das Einzige, was wohl noch schöner war, war der Moment, in dem er sagte, dass er mich liebte und mich nie wieder gehen ließe.

Kapitel 14

Kane

Gedämpfte Arbeitsgeräusche drangen von unten an mein Ohr und ich öffnete langsam die Augen. Es war bereits taghell in meinem Schlafzimmer. Keine Ahnung, wann genau das gewesen war, aber nachdem wir uns auf dem Wohnzimmerteppich völlig verausgabt hatten, hatten wir es tatsächlich noch irgendwie hoch in mein Schlafzimmer geschafft. Zum Glück, sonst wären wir heute Morgen mit Sicherheit von den anderen überrascht worden.

Müde rieb ich mir jetzt über das Gesicht und blickte zur Seite. Dann lächelte ich. Sam war immer noch da. Also war das gestern kein Traum gewesen, sondern die beste Wirklichkeit, die man sich vorstellen konnte.

Ich stupste sie leicht an der Schulter, um sie aufzuwecken. Sam streckte sich und blinzelte mich dann verschlafen an. Für einen Moment hatte ich Angst, sie könnte die gestrige Nacht vielleicht bereuen, aber dann lächelte sie träge und erleichtert stellte ich fest, dass es nicht so war.

»Hey«, flüsterte sie.

»Selber hey«, gab ich zurück.

Sam rollte sich auf die Seite und ich tat es ihr gleich. Schmunzelnd schlang sie ihr Bein um meines und kuschelte sich an mich.

»Müssen wir wirklich aufstehen?«, fragte sie, während sie den Kopf an meine Brust schmiegte.

Am liebsten wäre ich hier mit ihr liegen geblieben und hätte diesen Raum für die nächsten vierundzwanzig Stunden nicht mehr verlassen. Aber leider ging das nicht. Die anderen fragten sich mit Sicherheit schon, wo wir beide abgeblieben waren.

Ich nickte, während ich ihr einen Kuss auf die Haare hauchte. »Leider ja. Sicher warten schon alle auf uns.«

Nach dem Unwetter gab es auf dem Hof eine Menge aufzuräumen. »Außerdem muss ich später noch bei Riley in der Werkstatt vorbeischauen. Er hat die Zäune für die Paddocks erneuert, die bei dem Sturm zerstört wurden. Die muss ich abholen, weil er heute keine Zeit hat, sie mir zu bringen.«

»Schade«, raunte Sam und platzierte einen Kuss auf meinem nackten Oberkörper.

»Ich hätte nichts dagegen, das heute Abend nachzuholen. Selbe Zeit, selber Ort?«, fragte ich schmunzelnd, als sie mir wieder in die Augen blickte.

Sam lächelte vergnügt. »Ich werde da sein.«

Dann küsste sie mich innig auf den Mund.

»Wenn du so weitermachst, schaffe ich es wirklich nicht mehr, an die Arbeit zu gehen«, raunte ich und erwiderte trotz meines Vorsatzes, endlich aufzustehen, ihren Kuss.

»Was soll ich eigentlich heute tun, Boss?«, fragte Sam neckend. »Am besten nackt hier liegen bleiben und auf mich warten«, gab ich zurück und meinte diesen Vorschlag durchaus ernst.

Sam lächelte. »Mach keine Witze.«

»Das war keiner«, erwiderte ich.

»Ich meine es ernst. Was soll ich tun? Und sag jetzt bitte nicht die Ställe ausmisten.«

Ich schüttelte den Kopf. »Jeff hat sicher noch eine Weile mit der Reparatur der Zäune zu tun. Dabei könntest du ihm behilflich sein«, schlug ich vor.

Sam hauchte mir abermals einen Kuss auf die Lippen. »Geht klar, Boss.«

Ein lautes Klopfen an meiner Schlafzimmertür ließ uns zusammenschrecken.

»Kane, bist du da?«, rief jemand und ich erkannte sofort Rogers Stimme. »Langsam solltest du deinen Rausch ausgeschlafen haben.« Ich warf Sam einen vielsagenden Blick zu, während sie leise kicherte.

Ich räusperte mich, dann rief ich: »War eine harte Nacht gestern. Gib mir noch eine Minute.«

Dann rollte ich mich lachend auf Sam. »Oder besser fünf«, flüsterte ich verschwörerisch an ihrem Hals, während sie die Beine um meine Hüften schlang und ihr Lachen in leises Stöhnen überging.

• • •

Als ich mich endlich zu Roger und Chris gesellte, die an der Scheune auf mich warteten, war aus besagten fünf Minuten eine knappe Stunde geworden.

»Wird aber auch Zeit«, motzte Chris und erklärte: »Wir haben schon mal damit begonnen, das Gerüst aufzustellen.« Dabei kletterte er von besagtem Gerüst herunter.

Und Roger fügte hinzu: »Da du heute Morgen nicht da warst, um die Aufgaben für den Tag zu verteilen, haben wir beschlossen, mit dem Wichtigsten anzufangen.«

Ich nickte. »Gut. Das Dach der Scheune wieder dicht zu bekommen hat tatsächlich oberste Priorität.«

Chris, der von der letzten Planke auf den Boden sprang, nickte. »Wie wär's, wenn du uns hilfst?«

Ich krempelte meine Hemdsärmel hoch. »Bin schon dabei«, erwiderte ich.

»Was ist eigentlich mit deiner Haustür passiert?«, fragte Chris, während er sich einen Hammer aus der Werkzeugkiste schnappte.

Ich schüttelte leicht den Kopf. »Das ist eine lange Geschichte.«

Chris grinste von einem Ohr zum anderen. »Na, die würde ich nur zu gerne hören. Lass mich raten – eine hübsche Blondine mit langen

Beinen, die allerdings manchmal ganz schön anstrengend sein kann, kommt darin vor und ist sicher auch der Grund, warum du es heute Morgen nicht aus dem Bett geschafft hast.«

Wie recht er doch hatte, dachte ich im Stillen, schwieg aber. Was Chris nicht daran hinderte, weiterzusticheln.

»Keine Antwort ist auch eine Antwort.«

»Können wir jetzt vielleicht endlich mal arbeiten?«, fragte Roger ungeduldig, »Wir sollten zusehen, dass wir zügig fertigwerden. Der Regenguss von letzter Nacht war der Scheune nicht gerade zuträglich.«

»Ist ja gut«, meinte Chris und machte sich wieder daran, auf das Gerüst zu klettern. »Man wird noch fragen dürfen.«

Ich folgte ihm lachend. »Du kannst alles fragen, aber eine Antwort darfst du darauf nicht erwarten.«

Chris warf mir einen vielsagenden Blick zu, dann machten wir uns alle zusammen an die Arbeit.

Als der Nachmittag näher rückte, waren wir mit der Reparatur noch nicht besonders weit vorangekommen. Das Dach auszubessern war eine Heidenarbeit und würde noch eine ganze Menge Zeit in Anspruch nehmen. Doch es nützte nichts, ich musste heute unbedingt noch zu Riley, deshalb machte ich mich am späten Nachmittag auf den Weg nach Riverside. Sam war immer noch mit Jeff unterwegs und so wie es aussah, würde ich sie tatsächlich erst heute Abend wieder zu Gesicht bekommen.

• • •

Ich parkte meinen Pick-up vor Rileys Haus, um die neuen Zaunteile abzuholen. Meinen Bruder fand ich schließlich in seiner Werkstatt. So wie es aussah, machte er gerade eine Pause, denn er lehnte an der Werkbank, trank einen Kaffee und blätterte in der Tageszeitung.

Ich klopfte an das offenstehende Tor und Riley blickte schließlich zu mir auf. Als er mich sah, lächelte er.

»Ich dachte schon, du hättest es vergessen«, begrüßte er mich und ich schüttelte den Kopf.

»Wir haben heute damit angefangen, das Scheunendach zu reparieren. Das wird sich eine ganze Weile hinziehen. Deshalb habe ich es auch nicht früher geschafft.«

Riley stellte den Becher Kaffee beiseite. »Ich könnte morgen nach Seven Hills rausfahren und euch bei der Reparatur helfen«, bot er an.

»Danke«, gab ich nickend zurück. »Da sage ich bestimmt nicht Nein.«

»Dann geht das klar«, antwortete Riley und bedeutete mir dann, ihm zu folgen.

»Ich habe deine Zaunteile draußen gelagert. Komm mit«, forderte er mich auf und ich folgte ihm aus der Werkstatt.

Gemeinsam wuchteten wir die vier Zaunelemente auf die Ladefläche meines Pick-ups.

Als wir damit fertig waren, zog Riley seine Arbeitshandschuhe aus.

»Am besten gibst du mir die Rechnung gleich mit«, sagte ich, während ich die Ladeklappe schloss.

Riley schüttelte den Kopf. »Vergiss es einfach. Die Reparatur habe ich für dich umsonst gemacht.«

»Nett von dir, aber das kann ich leider nicht annehmen. Also gib schon her.«

»Doch, das kannst du. Wir sind schließlich Brüder.«

»Das stimmt. Aber wenn du mir alles schenkst, was ich von dir brauche, dann wirst du bald bankrott sein. Also, bitte, mach mir die Rechnung fertig.«

Riley seufzte laut auf. »Du bist echt unmöglich. Ich muss sie dir erst schreiben. Das dauert ein paar Minuten.«

Ich dachte an Sam und dass ich eigentlich so schnell wie möglich nach Hause wollte. Trotzdem ging ich mit meinem Bruder noch einmal in die Werkstatt zurück. Während er sich an seinen Computer setzte, lehnte ich mich an die Werkbank.

»Ihr beiden seit gestern ziemlich plötzlich verschwunden«, sagte

Riley, während er den Vordruck ausfüllte. Ich ignorierte seinen Kommentar und hoffte, er würde es auf sich beruhen lassen. Aber nichts da. Er war genauso neugierig wie Chris.

»Komm schon, willst du mir denn gar nichts erzählen?«, hakte er nach.

Ich allerdings schüttelte nur lächelnd den Kopf. »Du kannst nachbohren, so lange du willst, von mir erfährst du im Moment gar nichts.«

Riley verzog missmutig die Lippen. »Ich bin dein Bruder. Du kannst mir alles erzählen«, lockte er mich. Aber ich schwieg tapfer.

Einen Moment später kam meine Rechnung aus dem Drucker.

»Komm schon, ein bisschen was musst du mir einfach erzählen. Also, was lief gestern noch zwischen Sam und dir?«

Ich lachte lauthals auf.

»Vergiss es, ich erzähle dir vorerst gar nichts. Keine Ahnung, wie sich die Sache zwischen uns entwickelt. Ich hoffe, es wird etwas daraus, und sollte es je so weit sein, kannst du mich gerne noch einmal fragen«, erwiderte ich.

Ich streckte die Hand nach der Rechnung aus, die Riley mir mittlerweile hinhielt, und dabei stieß ich versehentlich seinen Kaffeebecher um.

»Verdammt«, fluchte ich, als sich die braune warme Brühe über Rileys Zeitung und die Werkbank ergoss. »Tut mir leid wegen deines Schmierblattes.« Bedauernd hielt ich die durchnässte Zeitung in die Höhe. Kaffee tropfte von den Seiten.

»Entschuldige dich nicht bei mir sondern bei Sienna. Sie wollte die Zeitung später noch lesen.«

Im gleichen Moment erschien sie auch schon wie aufs Stichwort.

»Was ist mit mir?«, fragte sie und stellte einen Teller Sandwiches auf die Werkbank. »Ich dachte, ihr habt vielleicht Hunger«, fügte sie hinzu und ich murmelte nur »Danke«.

»Kane hat gerade deine Zeitschrift ruiniert«, verkündete Riley und ich hielt zum Beweis die aufgeweichten Seiten hoch.

»Soll ich dir eine neue besorgen?«, fragte ich, aber Sienna schüttelte sofort den Kopf. »Ich habe heute sowieso keine Zeit mehr zu lesen. Wirf sie am besten gleich in den Müll.« Ich schickte mich an, das Ding zu entsorgen, als mich Riley aufhielt. Hastig griff er nach der Zeitung, während er fragte: »Was ist das?«

Sienna und ich warfen ihm einen fragenden Blick zu. Riley hingegen legte die durchweichte Papiermasse auf die Werkbank und strich die Seite glatt, die seine Aufmerksamkeit erregt hatte. Er schien einen Artikel zu überfliegen, während er sich in einer nervösen Geste durch die Haare fuhr.

»Hol mich der Teufel«, stieß er hervor und drehte die Zeitung so, dass Sienna und ich ebenfalls einen Blick auf den Artikel werfen konnten.

Die Überschrift lautete: »Hollywoodsuperstar Samantha Davenport rettet 27 Pferde vor dem sicheren Tod.«

»Das ist Sam«, sagte Riley aufgeregt und deutete mit dem Zeigefinger auf das dazugehörige Bild.

Ich betrachtete es ein bisschen genauer, dann schüttelte ich den Kopf.

»Hör auf, Schwachsinn zu reden. Das ist völlig unmöglich!«

Und doch überflog ich den Artikel. Zuerst begriff ich gar nichts. Ich war viel zu perplex und es dauerte eine Weile, bis der Inhalt des Artikels bei mir ankam. Einzelne Wortfetzen fügten sich langsam in meinem Kopf zusammen. Bozeman, Abdecker, 27 Pferde, die zur Schlachtung vorgesehen waren, mittlerweile untergebracht auf einem Gestüt in Kalifornien. Samantha Davenport zeigt ein Herz für Tiere.

Verständnislos schüttelte ich den Kopf. Richtig begreifen konnte ich es immer noch nicht. Keine Frage, da lag mit Sicherheit eine Verwechslung vor. Doch dann musste ich an den Tag denken, als ich Sam und Tornado aus Bozeman abgeholt hatte. Mir wurde flau in der Magengegend. War an der Geschichte vielleicht doch etwas dran? Nein, sicher nicht!

»Das ist nicht Sam«, sagte ich mit Nachdruck. »Außerdem, schau dir die Frau auf dem Foto doch mal genauer an. Ihre Haare sind lang und braun. Sams Haare sind blond und viel kürzer.«

Aber Riley ließ sich von seinem Verdacht nicht abbringen. Ich schüttelte genervt den Kopf. »Du spinnst, weißt du das eigentlich?«

»Aber das ist Sam«, beharrte Riley und deutete abermals auf das Bild. »Schau es dir genau an. Was fällt dir auf? Die gleichen Gesichtszüge, das gleiche Lächeln. Also, wenn es nicht Sam ist, dann vielleicht ihre Zwillingsschwester?« Nun begann er, eine verrückte These nach der anderen aufzustellen. Und ich fand jede davon blödsinniger als die davor.

Ich schüttelte den Kopf und dann fiel mein Blick auf Sienna, die ganz still geworden war, während ihre Wangen zu glühen schienen.

»Geht es dir nicht gut?«, fragten Riley und ich fast zeitgleich.

Sienna schüttelte den Kopf. Mich beschlich ein ungutes Gefühl. Irgendetwas stimmte hier nicht.

»Was ist mit dir los?«, fragte ich eindringlich. Ich wollte sofort wissen, was hier gespielt wurde.

Sienna blickte verlegen zu Boden.

»Ich rühre mich nicht von der Stelle, bevor du mir nicht gesagt hast, was das Ganze soll.«

Da hob sie den Kopf und funkelte mich an. »Ja, es stimmt, was in der Zeitung steht. Sam ist wirklich Samantha Davenport«, platzte sie heraus und ich fühlte mich, als würde mir der Boden unter den Füßen weggezogen.

Ich hatte von Samantha Davenport gehört. Das hatte mit Sicherheit jeder. Allerdings hatte ich mir noch nie einen Film mit ihr angesehen. Denn wenn ich mir schon Filme anschaute, dann Actionfilme, keine romantischen Komödien.

Trotzdem konnte ich nicht glauben, was Sienna da sagte. Das war doch völlig irre.

»Jetzt seid ihr beide verrückt geworden«, stellte ich fest.

Sienna schüttelte den Kopf. »Nein, Kane. Ich weiß, es klingt abwegig, aber es stimmt. Du kannst mir glauben.«

Geräuschvoll atmete ich aus, als ich im Geiste meine Erinnerung nach einem Hinweis durchforstete, dass Sienna tatsächlich recht hatte. Aber mir wollte partout nichts einfallen.

»Ich kann nicht fassen, dass du es gewusst und mir nichts gesagt hast«, erwachte ich schließlich aus meiner Starre.

Angriffslustig gab sie zurück: »Ich habe es einfach bemerkt. Was kann ich denn dafür, dass ihr alle Tomaten auf den Augen habt? Gestern habe ich das erste Mal mit ihr gesprochen und habe es kurze Zeit später herausgefunden«, fügte sie hinzu.

Ich konnte mich nicht mehr aufrecht halten und ließ mich auf die erstbeste Sitzgelegenheit sinken.

Riley, der endlich seine Sprache wiedergefunden hatte, hob an: »Also, wenn das wirklich stimmt, dann frage ich mich ernsthaft, was zum Teufel sie in Riverside will.«

Das war allerdings eine berechtigte Frage.

Wir beide starrten Sienna an, als hätte sie auf all unsere Fragen eine Antwort parat, und tatsächlich: »Das habe ich Sam auch gefragt. Sie hat mir erzählt, dass sie sich auf ihre neue Rolle vorbereiten wollte. Ich glaube, solche verrückten Dinge hat sie schon öfter getan. Wusstet ihr eigentlich, dass sie für ihren letzten Film einen Oscar als beste Hauptdarstellerin abgeräumt hat?«, berichtete Sienna beinahe ehrfürchtig.

Mir wurde schlecht und mein Herz hämmerte. Konnte das alles wirklich stimmen?

»Und du bist dir ganz sicher«, fragte ich sicherheitshalber noch einmal nach.

Sienna rollte genervt mit den Augen. »Na klar, wenn ich es dir doch sage. Sam ist tatsächlich Samantha Davenport. Irgendwie aufregend, oder?«

»Okay, Stopp. Jetzt mach mal einen Punkt«, meinte Riley ernst. »Wie kannst du dich auf ihre Seite schlagen?«, fragte er dann und klang dabei ziemlich vorwurfsvoll.

»Ich schlage mich auf niemandes Seite«, gab Sienna gereizt zurück. »Ich sage doch nur, dass es einfach unglaublich ist, dass Sam hier ist.

Ich meine – wow, einem echten Hollywoodstar begegnet man nun wirklich nicht alle Tage. Das müsst ihr schon zugeben.«

Riley schüttelte den Kopf. »Das sehe ich anders. Sie hat Kane wochenlang belogen«, gab er zu bedenken und mir wurde dabei klar, dass ich die Frau, mit der ich gestern geschlafen hatte, gar nicht kannte.

»Eigentlich nicht«, ergriff Sienna abermals Partei für Sam. »Sie hat ihm nur nicht die ganze Wahrheit gesagt.«

Riley schienen fast die Augen aus dem Kopf zu fallen, so ungläubig starrt er seine Frau an.

Sienna zuckte mit den Schultern. »Was denn?«, fragte sie unschuldig.

»Sie hat mir erzählt, dass sie aus San Diego kommt«, sagte ich und Sienna nickte sofort. »Das tut sie ja auch. Sam wurde in San Diego geboren und lebt jetzt in Los Angeles. Also hat sie, wenn man es ganz genau betrachtet, nicht gelogen. Sie hat dir nur nicht alles über sich erzählt. Ein paar kleine Geheimnisse kann ja wohl jeder haben. Oder hast du etwa keine?«

Riley warf mir einen verwunderten Blick zu. »Warum verteidigst du sie so vehement?«, wollte er wissen.

»Weil sie total nett ist und ich ihre Filme liebe«, gestand Sienna und ihre Augen leuchteten begeistert auf.

»Dann seid ihr jetzt also Freundinnen, oder was?«

Sienna zuckte mit den Schultern. »Das hoffe ich doch«, gab sie zurück.

Riley schüttelte verständnislos den Kopf. »Glaubst du das wirklich?«

Sienna nickte beharrlich. »Es war nicht einfach, ihr Geheimnis für mich zu behalten. Aber sie hatte ihre Gründe, das kannst du mir glauben. Außerdem hat sie mich darum gebeten, ihr Geheimnis zu bewahren, weil sie dir selbst davon erzählen wollte.«

»Hört schon auf, ihr beiden«, mischte ich mich endlich in Rileys und Siennas Diskussion ein. Ich wollte vermeiden, dass die beiden einen ernsthaften Krach begannen. Die zwei sahen mich erstaunt an.

»Schluss jetzt mit der Streiterei«, sagte ich und stand von meinem Platz auf.

»Was hast du jetzt vor?«, wollte Riley wissen.

»Wirst du sie mit dem Zeitungsartikel konfrontieren?«, fragte Sienna und klang dabei schrecklich aufgeregt.

Ich ging hinüber zu Rileys Werkbank und schnappte mir die Zeitschrift. Der Kaffee war mittlerweile fast getrocknet.

»Na klar werde ich das«, gab ich mit fester Stimme zurück.

Sienna hielt mich am Arm fest und sagte eindringlich: »Überleg dir genau, was du sagst, denn Sam hat mir noch etwas verraten.«

»Oh wow, es gibt also noch mehr Geheimnisse«, sagte ich zynisch.

Sienna schüttelte den Kopf. »Hör auf damit! Ich meine es ernst.«

Ich seufzte leise auf.

»Ach, und was hat sie dir noch verraten?«, fragte ich und wusste gar nicht, ob ich die Antwort wirklich hören wollte.

Ich warf Riley einen kurzen Seitenblick zu. Er schaute Sienna gespannt an.

Sienna räusperte sich leise und dann erwiderte sie: »Sie hat mir verraten, dass sie ernsthafte Gefühle für dich hat.«

Riley stieß einen leisen Pfiff aus. Damit hatte er wohl nicht gerechnet. Ich auch nicht, wenn ich ehrlich war.

Über diese Nachricht wollte ich mich nicht freuen. Nein, weil ich stocksauer auf Sam war. Und trotzdem konnte ich nicht verhindern, dass mein Herz bei diesem Gedanken schneller klopfte.

Äußerlich allerdings gab ich mich völlig unbeeindruckt.

»Wenn dem so wäre, dann hätte sie mir die Wahrheit erzählt und mich nicht über Wochen hinweg an der Nase herumgeführt«, erwiderte ich gekränkt. »Ich muss jetzt gehen.« Weder Riley noch Sienna versuchten mich aufzuhalten.

Auf dem Weg zurück zur Ranch konnte ich an nichts anderes mehr denken außer daran, wer Sam in Wirklichkeit war. Und je länger ich jede unserer Unterhaltungen in meinem Kopf Revue passieren ließ, desto ärgerlicher wurde ich. Es hatte so viele Möglichkeiten gegeben, mir die Wahrheit zu sagen. Doch sie hatte Chance um Chance verstreichen lassen.

Als ich die Einfahrt zu meinem Haus hinauffuhr, war meine Laune auf dem absoluten Nullpunkt angelangt. Ich parkte den Wagen und schaltete den Motor aus. Fast zeitgleich erschien Sam mit einem süßen Lächeln, das mein Herz augenblicklich schneller schlagen ließ, auf der Veranda. Und für ein paar kurze Augenblicke hatte ich den verrückten Wunsch, ihr Geheimnis nie herausgefunden zu haben. Schließlich zwang ich mich auszusteigen. Ich knallte die Tür zu und ging Sam entgegen. Als ich vor ihr stehen blieb, schlang sie ihre Arme um meine Taille.

»Ich habe dich heute wirklich vermisst«, flüsterte sie und gab mir einen Kuss auf den Mund.

Seufzend schloss ich die Augen und genoss ihre Berührung in dem Wissen, dass es der letzte Kuss zwischen uns sein würde.

»Ich habe dich auch vermisst«, erwiderte ich dann, weil das die Wahrheit war. Lügen hin oder her, sie hatte mir gefehlt, und bald würde ich sie noch mehr vermissen, schoss es mir durch den Kopf.

»Musst du den Zaun heute noch abladen? Oder kannst du das auf morgen verschieben?«, fragte sie und fügte dann hinzu: »Die Jungs haben nämlich schon Feierabend gemacht. Wir sind also endlich wieder allein.«

Ihre Augen blitzten auf, als sie mich abermals küsste. Inniger diesmal, und es riss mir das Herz aus der Brust, als ich sie sachte von mir schob.

Fragend blickte sie mich an. »Stimmt etwas nicht?«, fragte sie und musterte mich eindringlich.

Mein Herz klopfte heftig in meiner Brust, als ich die zusammengefaltete Zeitung aus der Gesäßtasche meiner Jeans holte und sie Sam unter die Nase hielt.

Die Seite mit dem Artikel über sie war aufgeschlagen. Sam warf nur einen kurzen Blick darauf. Als sie sich selbst auf dem Foto erkannte, konnte ich jede ihrer Emotionen in ihrem Gesicht ablesen. Langsam ließ sie die Hände sinken und trat mit der Zeitschrift in der Hand einen kleinen Schritt zurück, um Abstand zwischen uns zu schaffen.

Sie schaute zu mir auf und in ihrem Blick lag Bedauern. Dann seufzte sie leise auf. »Es musste ja irgendwann so weit kommen«, stellte sie nüchtern fest.

Sie wollte mir die Zeitung zurückgeben, aber ich schüttelte den Kopf.

»Ich will sie nicht«, sagte ich und Sam legte sie auf den abgeschabten Holztisch, der vor der Bank auf der Veranda stand.

»Ich hatte nicht vor, dich anzulügen«, brach sie das Schweigen, das sich zwischen uns gesenkt hatte.

Mit hochgezogenen Augenbrauen schaute ich sie an. »Das ist doch nicht wahr«, gab ich zurück und spürte, wie Ärger in mir aufstieg.

Sam schluckte, als ich fortfuhr. »Du hast mir, nein, uns allen seit der ersten Begegnung etwas vorgespielt und zwar mit voller Absicht. Wie kannst du dann jetzt das Gegenteil behaupten?«, fragte ich schroff.

Sam verschränkte die Arme vor der Brust. »Gut, du hast recht. Das habe ich tatsächlich. Aber ich wollte doch damit niemanden verletzen. Eigentlich bin ich nur hier, um mich auf meine neue Rolle vorzubereiten.«

»Das weiß ich mittlerweile«, gab ich zurück. Mit ihren Lügen hatte sie wirklich alles verdorben.

»Dann hast du also schon mit Sienna über mich gesprochen?«, fragte sie rundheraus und ich erwiderte fairerweise: »Keine Sorge, deine neue beste Freundin hat dich nicht verraten. Erst nachdem ich den Zeitungsartikel über dich gelesen hatte, rückte sie endlich mit der Wahrheit raus. Einer Wahrheit, von der ich mir gewünscht hätte, sie zuerst von dir zu erfahren.«

Sam atmete tief durch. »Du musst das verstehen.«

»Ach, muss ich das wirklich?«

Sie breitete die Arme aus, machte eine alles umfassende Geste und erklärte dann: »Ich habe das hier nicht geplant. Ich wollte einen Job finden, mich auf meinen Film vorbereiten und dann einfach wieder verschwinden. Ich habe nicht gedacht, dass mir das hier alles so ans Herz wachsen würde. Dass ich mich verlieben würde. Ich habe nicht mit *dir* gerechnet.«

Ihre Worte ließen mir das Herz aufgehen und ich wünschte mir erneut, niemals hinter ihr Geheimnis gekommen zu sein. Und trotzdem hatte ihr Geständnis einen faulen Beigeschmack. Wer wusste schon nach all den Lügen, ob sie jetzt wirklich die Wahrheit sagte?

»Ich weiß nicht mehr, was ich glauben kann und was nicht. Du hast mich an der Nase rumgeführt. Dabei war ich von Anfang an ehrlich zu dir. Ich habe dir sogar von Freya und meiner geplatzten Hochzeit erzählt.« Nach einer Pause fragte ich: »Hattest du eigentlich jemals ein schlechtes Gewissen?«

Ich fürchtete die Antwort und war erleichtert, als Sam jetzt nickte.

»Immerzu«, erwiderte sie knapp.

»Wenn das stimmt, warum hast du mir dann nicht einfach die Wahrheit gesagt? Es gab so viele Gelegenheiten dazu.«

Seufzend strich sie sich die Haare hinter die Ohren.

»Ich konnte einfach nicht.« Sie hielt kurz inne. »Sobald die Menschen erfahren, dass ich die Samantha Davenport bin, verhalten sie sich seltsam mir gegenüber. In Los Angeles kann ich keinen Schritt tun, ohne fotografiert und von den Paparazzi verfolgt zu werden.« Fast schon traurig fuhr sie fort: »Ich weiß, es gehört nun mal zum Geschäft, aber du weißt nicht, wie es ist, wenn man ständig gejagt wird. Und hier war ich eben einmal nicht Samantha Davenport, die berühmte, schwerreiche Schauspielerin. Nein, hier konnte ich einfach nur Sam sein. Eine Frau aus Kalifornien, die die Abenteuerlust gepackt hatte.«

Ich schwieg und ließ ihre Worte auf mich wirken. Schließlich musste ich zugeben, dass ich sie sogar teilweise verstehen konnte.

»Dachtest du wirklich, ich würde mich auch so verhalten?«, wollte ich wissen.

Sam zuckte mit den Schultern. »Keine Ahnung, wie du dich verhalten hättest. Aber in einem bin ich mir ziemlich sicher, du wärst anders zu mir gewesen.«

Ich nickte leicht. »Mag sein. Wahrscheinlich hätte ich dich gar nicht erst eingestellt«, gab ich zu.

Sam räusperte sich leise. »Ich weiß, dass du wütend bist. Aber versuch doch wenigstens meine Entscheidung nachzuvollziehen.«

Tja, wenn es doch nur so einfach gewesen wäre.

»Wenn du in der Filmbrache ganz oben bist, will jeder dein Freund sein. Aber du kannst dir niemals sicher sein, ob sie dich nur des Ruhmes und des Geldes wegen mögen. Aber bei dir wusste ich genau, dass du mich meinetwegen mochtest und nicht, weil du dir erhofft hast, auf meine Kosten selbst berühmt zu werden.«

Ich seufzte leise auf, als ich erwiderte: »Ich verstehe dich, aber du musst mich auch verstehen. Nicht nur, dass du aus einer völlig anderen Welt kommst, deine Geheimnisse und Lügen werden immer zwischen uns stehen. Ich kann es nicht leugnen: Seitdem ich weiß, wer du wirklich bist, hat sich alles für mich verändert.«

Sam nickte wortlos.

»Das kann ich mir vorstellen.«

Meine nächsten Worte drohten mir meine Seele und mein Herz aus der Brust zu reißen. Trotzdem sprach ich sie aus.

»Ich möchte, dass du gehst«, sagte ich und jedes einzelne Wort, ätzte wie Säure in meinem Inneren.

Sam schluckte mühsam ihre Tränen hinunter, aber mir war nicht entgangen, dass ihre Augen ganz feucht geworden waren.

»Das habe ich alles nicht gewollt, das musst du mir wirklich glauben. Es war nicht vorgesehen, dass es so weit kommt. Irgendwann wollte ich dir die Wahrheit erzählen. Ich hatte es fest vor, und nicht nur, weil Sienna mir dieses Versprechen abgenommen hat. Das musst du mir einfach glauben.«

Ohne mir noch einmal ins Gesicht zu schauen und ohne ein weiteres Wort ging sie zurück ins Haus.

Als sie verschwunden war, ließ ich mich auf die alte Holzbank fallen und schloss die Augen. Ich fühlte mich elend. Schlimmer als nach der abgesagten Hochzeit. Und was mir noch mehr zu schaffen machte: Ich hatte die Frau meines Lebens getroffen, mich Hals über Kopf verliebt, nur um jetzt festzustellen, dass ich sie nicht haben konnte.

Als ich Schritte hinter mir vernahm, blickte ich auf. Sams Augen waren ganz rot. Bestimmt hatte sie geweint und jetzt fühlte ich mich gleich noch schlechter. In der Hand trug sie ihren Koffer.

»Dass es so endet wollte ich nicht«, sagte sie. »Und auch wenn du das anders siehst, bin ich dennoch froh, dir begegnet zu sein.«

Sie wartete meine Antwort nicht ab, sondern ging die Verandastufen hinab. Ich schaute ihr in dem Wissen nach, dass sich unsere Wege niemals wieder kreuzen würden. Mir war bewusst, dass sie für immer aus meinem Leben verschwinden würde, wenn sie jetzt ginge. Am liebsten hätte ich sie aufgehalten. Aber ich rührte mich nicht vom Fleck. Eine Zukunft mit Sam konnte es einfach nicht geben. Wir waren viel zu verschieden und die Lügen würden immer zwischen uns stehen. Nach dem Desaster mit meiner geplatzten Hochzeit hatte ich nicht geglaubt, mich noch einmal so mies zu fühlen. Aber weit gefehlt. Meine Gefühle in diesem Moment toppten wirklich alles.

Am Treppenansatz schaute sie sich zu mir um. »Tornado lasse ich demnächst abholen«, versicherte sie. »Du brauchst dich um ihn nicht zu sorgen. Es wird ihm an nichts fehlen.«

Ich fand meine Stimme wieder und erwiderte: »Genau wie den anderen Pferden, die du gekauft hast.«

Sam zuckte mit den Schultern. »Den Gedanken, dass aus den Tieren Hackfleisch gemacht werden sollte, konnte ich einfach nicht ertragen.«

Dann huschte tatsächlich ein kurzes Lächeln über ihr Gesicht. »Und vergiss nicht, Bertha von mir zu grüßen.«

Sie drehte sich um und marschierte mit erhobenem Kopf zu ihrem roten Ford Mustang, warf den Koffer auf den Rücksitz und stieg ein. Für einen Moment musste ich an unsere erste Begegnung denken und mir wurde das Herz furchtbar schwer. Ich sah ihr dabei zu, wie sie den Wagen wendete und dann ohne einen Blick zurückzuwerfen davonfuhr.

Ihr Auto wirbelte auf der trockenen Straße Staub auf. Am liebsten wäre ich ihr nachgerannt. Aber ich riss mich zusammen, auch wenn es mir unheimlich schwerfiel. Manchmal musste man jemanden gehen lassen, gerade wenn man ihn liebte.

Kapitel 15

Samantha

Ich blinzelte gegen die Sonne an und sah den wenigen Wolken zu, wie sie sich langsam am Himmel fortbewegten. Es war heiß und stickig in Los Angeles und nur am Meer oder in meinem Fall an einem Pool auszuhalten.

»Hier, für dich«, sagte Amanda und reichte mir einen Cocktail, als ich zu ihr aufblickte.

Ich nahm das farbenfrohe Getränk entgegen und trank einen Schluck durch den Strohhalm.

»Schmeckt lecker«, lobte ich Amanda. »Im Mixen bist du wirklich unschlagbar. Ich glaube, du hast deine Berufung verfehlt.«

Amanda grinste breit und ließ sich neben mir auf eine große Sonnenliege sinken. Heute wollten wir mal nichts tun außer faulenzen, am Pool liegen und die Sonne genießen.

»Danke für das Kompliment«, erwiderte sie zufrieden und rückte ihren überdimensionalen weißen Strohhut zurecht. Dann kostete sie selbst von ihrer neuesten Kreation.

Als ich mein Glas schon über die Hälfte geleert hatte, stellte ich es zur Seite und lehnte mich zurück, um mich zu entspannen. Meine Gedanken drifteten ab und wie so oft in letzter Zeit musste ich an Kane denken. Ich erinnerte mich an einen bestimmten Moment auf Kanes Ranch zurück. Es war, nachdem ich den Kuhstall hatte ausmisten müssen. Ich hatte mir sehnlichst gewünscht, zu Hause zu sein und an meinem Pool zu relaxen. Jetzt war ich hier und hätte alles dafür gegeben, um zu ihm zurückkehren zu können.

Aber das war unmöglich, nicht nach alledem, was zwischen uns vorgefallen war. Nein, zwischen mir und Kane war es aus und vorbei. Bei diesem Gedanken wurde mir das Herz schwer und ich spürte, dass sich Tränen in meinen Augen sammelten. Und dann rann auch schon die erste über meine Wange. Ich wischte sie schnell beiseite, weil ich nicht wollte, dass Amanda es bemerkte, und setzte meine Sonnenbrille auf. Hinter den schwarzen *Dolce & Gabbana*-Gläsern fühlte ich mich sicher.

»Ich sehe genau, dass du weinst«, meinte Amanda einen Augenblick später und ich seufzte leise auf, während ich den Kopf zur Seite drehte, um meine Freundin anzuschauen.

Mitfühlend streckte sie den Arm aus und strich sanft über meine Hand, um mich zu trösten.

»Denkst du schon wieder an Kane?«, fragte sie einfühlsam und ich nickte leise schniefend.

»Ach, Süße, es tut mir so schrecklich leid für dich. Aber du musst wirklich über ihn hinwegkommen«, riet sie mir schon zum wiederholten Mal.

Leichter gesagt als getan. Ich räusperte mich und erwiderte: »Es ist nur, dass ich diese unbeschwerte Zeit so wahnsinnig vermisse.«

Eine weitere Träne stahl sich hinter meiner Sonnenbrille hervor und ich wischte sie beiseite.

»Mir fehlt alles, weißt du? Ich vermisse die frische, klare Luft, die tolle Landschaft und die Stille. Es fehlt mir, mit Tornado auszureiten.«

»Aber das kannst du doch auch jetzt tun«, sagte Amanda sofort. Doch ich schüttelte den Kopf.

»Wenn ich jetzt mit ihm ausreiten will, muss ich fast drei Stunden mit dem Auto einplanen, um zum Gestüt zu kommen. Und das auch nur, wenn der Verkehr nicht zu dicht ist.«

Amanda überlegte. »Dann bring Tornado eben auf einem anderen Gestüt unter. Eines, das näher liegt.«

Wieder schüttelte ich den Kopf und Amanda seufzte auf. Das kam leider auch nicht infrage. Da wo Tornado und die restlichen Pferde, die ich vom Abdecker gekauft hatte, untergebracht waren, ging es ihnen am besten. Leider konnte mein Hengst nicht bei mir bleiben. Eine Villa in Los Angeles war kein geeigneter Ort für ihn. An Platz hätte es zwar nicht gemangelt – mein Grundstück war riesig und von keiner Seite einsehbar. Aber Tornado sollte unter seinen Artgenossen sein. Er brauchte viel Auslauf, professionelle Pflege, die ich ihm nicht immer geben konnte, wenn ich monatelang für Dreharbeiten unterwegs war. Deshalb hatte ich mich dafür entschieden, ihn vorerst wegzugeben. Er gehörte noch immer mir und ich bezahlte gut dafür, dass es ihm an nichts mangelte.

Amanda schwieg und ich fuhr fort: »Außerdem fehlt mir Roger und die anderen vermisse ich natürlich auch. Selbst Chris! Kannst du das glauben?«

Amanda lächelte und nippte an ihrem Drink, während sie mir zuhörte.

»Die zänkische Bertha und sogar der widerliche Geruch im Kuhstall fehlt mir hin und wieder.«

Ich musste erneut schniefen und brachte nach einer kleinen Pause hervor: »Aber weißt du, was mir am allerallermeisten fehlt?«

Amanda schaute mich mitleidig an. Sie kannte die Antwort längst, doch ich gab sie ihr trotzdem.

»Kane. Er fehlt mir jeden Tag. Ich vermisse sein Lächeln und seine Witze. Ja, und unsere hitzigen Wortgefechte fehlen mir mindestens genauso.«

Ich lachte, als mir der Tag in den Sinn kam, als Bertha über mich hergefallen war. Und dann wurde ich wieder traurig, weil das alles aus und vorbei war. Ich würde weder Kane noch Bertha noch irgendwen anders von Seven Hills je wiedersehen. Und dieser Gedanke machte mich fertig.

»Du darfst den Kopf nicht hängen lassen. Gib dir ein bisschen Zeit. In ein paar Monaten wirst du Kane und die Ranch und bestimmt auch dieses verrückte Huhn vergessen haben«, versuchte Amanda mich aufzumuntern. »Dann wird alles wieder wie vorher sein«, prophezeite sie.

Doch das glaubte ich nicht. Es würde niemals wieder wie früher sein, weil ich Kane nicht vergessen konnte. Nie und nimmer. Da war ich mir ganz sicher.

Amanda wurde mein Gejammer nun wahrlich zu bunt.

»Hör schon auf, Trübsal zu blasen. Diese Dinge kannst du nicht ändern. Kane lebt Tausende Meilen weit weg.« Sie drückte fest meine Hand. »Ich weiß, es klingt hart«, fuhr sie fort, »aber ihr beiden hättet doch sowieso keine Zukunft gehabt. Dein Zuhause ist hier, in L.A., und er lebt in Montana. Eine ungünstigere Kombination kann ich mir kaum vorstellen.«

Ich schloss hinter der Sonnenbrille die Augen. Amanda mochte recht haben, leider änderte das nichts daran, dass diese Erkenntnis schrecklich schmerzte.

Abermals drückte sie meine Hand. »Kopf hoch, Sam! Hak es ab und dann geh zur Tagesordnung über. Das hat Kane sicher auch getan. Oder glaubst du, er sitzt zu Hause herum und trauert, so wie du?«

Ich zuckte mit den Schultern.

»Das glaube ich nicht«, nahm mir Amanda meine Antwort vorweg. »Jetzt lass uns über etwas anderes reden.«

Von meinem Gejammer hatte sie erst einmal genug.

»Weißt du schon, was du am Mittwoch anziehst?«, wollte sie dann gespannt wissen. Ihre Augen funkelten vor Vorfreude. Jetzt war sie wieder voll in ihrem Element. Mir hingegen war alles gleich. Desinteressiert schüttelte ich den Kopf und sagte dann mutlos: »Keine Ahnung. Wen interessiert das schon?« Mich jedenfalls nicht, fügte ich in Gedanken hinzu.

Amanda fielen bei meiner Antwort vor Ungläubigkeit fast die Augen aus dem Kopf.

»Ich würde stark vermuten, dass das eine Menge Leute interessiert. Und dich sollte es auch interessieren«, riet sie mir eindringlich. »Schließlich erhält man nicht jeden Tag einen eigenen Stern auf dem Walk of Fame. Das ist eine riesengroße Ehre.«

»Schon gut. Das weiß ich doch«, gab ich beschwichtigend zurück.

»Ich werde schon etwas Passendes finden. Und sicher wirst du mir dabei behilflich sein, oder?«

Amanda strahlte. »Aber klar helfe ich dir. Ich kann es doch gar nicht mehr erwarten«, freute sie sich.

Ich wünschte, ihre gute Laune und ihre Aufregung etwas auf mich abfärben. Meine Stimmung war am Boden. Ich griff nach meinem Glas und leerte den Rest in einem Zug. Aber nichts konnte mich trösten, kein Cocktail der Welt hätte das vermocht.

Schließlich stellte ich das leere Glas auf das Tischchen neben meiner Sonnenliege. Amanda schwärmte mir von Kleidern, neuen Haar- und Make-up-Trends vor.

Ich nickte beiläufig, schaffte es aber mehr schlecht als recht Interesse zu heucheln. Das alles interessierte mich im Moment so ganz und gar nicht. Stattdessen fielen mir die Augen hinter meiner Sonnenbrille zu und ich glitt in einen herrlichen Schlaf hinüber.

Kane

»Verflucht, muss ich denn hier alles selber machen?«, motzte ich und riss Chris den Pfahlbohrer aus der Hand.

»Hey, was zum Teufel soll denn das?«, beschwerte er sich sofort und ich warf ihm einen bitterbösen Blick zu.

»Hör schon auf, dich zu beschweren! Erklär mir lieber, was so schwer daran ist, ein dämliches Loch zu graben«, fragte ich laut fluchend. »Wenn dir mein Arbeitsstil nicht passt, steht es dir jederzeit frei zu kündigen.«

Chris, jetzt auf hundertachtzig, zog seine Arbeitshandschuhe aus und feuerte sie stinksauer auf den knochentrockenen Boden.

»Dann mach diesen Mist doch allein, wenn du der Meinung bist, du kannst es am besten. Du brauchst mich nicht zu feuern, weil ich nämlich kündige!«, maulte er und stiefelte davon.

Mein Blick fiel auf Roger, Jeff und Riley. Die drei standen da und starrten mich an.

»Was gibt es denn da zu glotzen?«, fuhr ich sie an und ließ noch mal ordentlich Dampf ab.

Roger zuckte mit den Schultern. »War das jetzt das dritte oder das vierte Mal in dieser Woche, dass der Boss Chris gefeuert hat?«, überlegte er laut.

»Also wenn ich richtig mitgezählt habe, hat mein werter Bruder Chris jetzt schon das vierte Mal in dieser Woche gefeuert.«

»Nein«, mischte sich Jeff ein, »Ich glaube, es war so, dass er ihn nur dreimal gefeuert hat. Das andere Mal hat Chris von selbst gekündigt.«

Roger zuckte mit den Schultern. »Wie auch immer«, sagte er leichthin. Wir wussten alle, dass Chris morgen früh wieder auf der Matte stehen würde.

Dann wandte Roger sich an mich. »Lass deine miese Laune nicht ständig an uns aus. Wir können schließlich nichts dafür, dass dir ein gewisser Hollywoodstar so übel mitgespielt hat.«

Ich schaute Roger streng an. »Das hat nicht das Geringste damit zu tun«, behauptete ich. »Ich will einzig und allein, dass ihr eure Arbeit erledigt!«

Riley schüttelte den Kopf. »Wie wäre es mit einer kleinen Pause, um die erhitzten Gemüter ein bisschen zu beruhigen?«, schlug er vor.

Jeff und Roger nickten. »Klingt gut.«

Die beiden ließen ihre Schaufeln fallen und trabten zusammen davon.

Ich starrte meinen Bruder ärgerlich an.

»Was zum Teufel sollte das denn gerade? Ich bin der Boss, und wann Pause gemacht wird, entscheide ich ganz allein.«

Riley stemmte die Hände in die Hüften.

»Und jetzt will ich dir mal was sagen: Wenn du dich weiter so aufführst, wirst du bald keine Arbeiter mehr haben, die du schikanieren kannst. Also reiß dich zusammen. So kann das nicht weitergehen. Du vergraulst noch alle mit deiner schlechten Laune.«

Ich funkelte Riley an. Gott, wie ich es hasste, wenn sich alle einmischten.

»Dann sollen sie gefälligst ihre Arbeit ordentlich erledigen«, hielt ich dagegen und erntete nur ein weiteres Kopfschütteln von meinem Bruder.

Er kam auf mich zu und nahm mir den Pfahlbohrer aus der Hand.

»Komm schon, eine kleine Pause tut auch dir gut«, meinte er. Aber ich weigerte mich, und wusste selbst, dass ich mich dabei wie ein bockiges Kind benahm.

Riley seufzte laut auf und lehnte sich an ein fertiges Zaunstück.

»Ich weiß, du hast eine schwere Zeit hinter dir. Erst die Enttäuschung wegen Freya, dann die Sache mit Sam. Aber du musst dich unter Kontrolle kriegen. Oder glaubst du etwa, Sam läuft den ganzen Tag mit mieser Laune herum? Ich kann dir sagen, was die Frau tut. Auch wenn es hart klingt, aber ich wette mit dir, sie hat dich längst vergessen und lebt ihr Leben weiter.«

Am liebsten hätte ich Riley eine reingehauen, Bruder hin oder her. Und zwar aus dem Grund, weil er wahrscheinlich recht hatte, und es zu hören machte mich fertig.

»Vergiss sie, okay? Du hast einen Betrieb zu leiten. Und außerdem, selbst wenn sie nicht gelogen hätte – aus euch hätte nichts werden können. Mann, sie lebt in L.A. und ist eine berühmte Schauspielerin, und du bist ein Rancher aus Montana. Das hätte doch nicht gut gehen können«, schloss Riley und mir juckte es gefährlich in den Fäusten.

Aber letztendlich musste ich einsehen, dass es stimmte. Besser, ich vergaß Sam und machte einfach weiter, als hätten wir uns nie kennengelernt.

»Können wir jetzt weiterarbeiten?«, fragten Roger und Jeff, die mit ihrer Pause fertig zu sein schienen.

Ich nickte. »Tut mir leid wegen eben«, murmelte ich. Roger nickte und grinste ein bisschen schief.

»Es geht doch nichts über einen Bruder, der einem mal ordentlich den Kopf wäscht.«

Ich warf Riley einen kurzen Blick zu und lächelte leicht. »Da könntest du recht haben. Jetzt muss ich mich nur noch bei Chris entschuldigen«, fügte ich kleinlaut hinzu.

»Der nimmt deine Entschuldigung an«, erklang plötzlich seine Stimme hinter mir.

Grinsend drehte ich mich zu Chris um. »Aber das ist dann wirklich das letzte Mal für diese Woche«, gab er feixend zurück und ich nickte. »Was die nächste Woche bringt, werden wir ja sehen.« Ich als Boss musste schließlich das letzte Wort haben.

Chris schnappte sich den Pfahlbohrer, der neben Riley am Paddock lehnte.

»So, Mädels, und jetzt sollten wir zusehen, dass wir hier endlich fertigwerden«, sagte er breit grinsend und rammte das Ding dann mit voller Wucht in den trockenen Boden. »Denn ich habe später noch eine Verabredung im Pub und kann nicht mit euch den ganzen Tag vertrödeln.«

Samantha

»Okay, Rodney, ich weiß, du bist immer für einen guten Witz zu haben. Allerdings finde ich diese Neuigkeiten ganz und gar nicht lustig. Also bitte sag, dass du gerade einen Scherz machst.«

Rodney, der mein Manager war, seit ich meine erste Minirolle in einer TV-Produktion hatte, schüttelte bedauernd den Kopf.

»Tut mir leid, aber da ist nichts zu machen. Die Location für den Film ist geplatzt, leider.«

Ich konnte das einfach nicht verstehen.

»Aber soweit ich weiß, sollte doch längst alles unter Dach und Fach sein. Was ist denn nur dazwischengekommen?«, fragte ich aufgebracht.

Ich hatte so viel investiert und jetzt sollte das ganze Projekt scheitern! Das wollte ich einfach nicht wahrhaben.

Rodney zuckte mit den Schultern. »Du kannst dir sicher vorstellen, welch Riesentumult diese Nachricht gestern in der Produktionsfirma ausgelöst hat. Aber so wie es aussieht, haben die Besitzer der Ranch den Deal gecancelt. Die Investoren wollen jetzt natürlich ihr Geld zurückhaben.«

»Was denken die sich nur? Die Vorbereitungen laufen auf vollen Touren. Die Drehbücher sind fertig, Kostüme geschneidert, Requisiten hergestellt, Schauspieler gecastet und verpflichtet. Das können die doch nicht machen. Wozu gibt es eigentlich Verträge?«, echauffierte ich mich.

»Wem sagst du das«, gab Rodney zurück. »Aber Tatsache ist nun mal, dass sie den Vertrag aufgelöst haben. Und auch die Anwälte der Produktionsfirma können nichts machen. Die Sache ist wasserdicht.«

Seufzend ließ ich mich auf den Barhocker in meiner weißen Küche sinken und trommelte nervös auf den Tresen.

Irgendetwas musste man doch tun können. Diese Rolle war perfekt für mich und es durfte einfach nicht sein, dass das Projekt scheiterte. Schließlich gab es Tausende andere Farmen in ganz Amerika. Musste es denn unbedingt die in Kanada sein?, überlegte ich. Und dann hatte ich die genialste Idee seit Menschengedenken.

Meine Wangen glühten vor Aufregung, als ich Sekunden später von meinem Barhocker aufsprang und voller Enthusiasmus rief: »Ich habe eine Lösung!«

Rodney, der vor Schreck zusammengezuckt war, schaute mich perplex an. Eine Hand lag auf seinem Herzen.

»Sag mal, geht's noch? Du hättest mich fast zu Tode erschreckt.«

Aufgeregt winkte ich ab, während ich hibbelig auf- und ablief.

»Sei doch nicht so empfindlich«, erwiderte ich aufgeregt. »Hör mir lieber zu.«

Ich machte eine kurze Pause, um sicherzugehen, dass ich Rodneys volle Aufmerksamkeit hatte.

Mittlerweile starrte er mich mit hochgezogenen Augenbrauen an.

»Kanes Ranch«, platzte ich heraus und er rollte nur mit den Augen.

»Das ist deine Superidee?«, fragte er lahm und ich nickte eifrig.

»Genau, das wird richtig gut! Das Land ist riesig und dazu noch wunderschön. Das kannst du mir glauben. Es gäbe genug Platz, für die Crew, die Wohnwagen, die Ausrüstung, das Catering und eben alles andere. Glaub mir, Seven Hills wäre der perfekte Drehort!«, erklärte ich begeistert.

Rodney hingegen schien nicht überzeugt. Skeptisch musterte er mich.

»Vergisst du da nicht eine klitzekleine Kleinigkeit?«, fragte er.

Ich antwortete nicht. Denn ich wusste genau, worauf er hinauswollte.

Ich verschränkte die Arme vor der Brust und schüttelte demonstrativ den Kopf. Rodney rollte mit den Augen.

»Mit diesem Augenrollen wäre ich an deiner Stelle vorsichtig, nicht, dass die irgendwann mal stehenbleiben.«

Rodney schmunzelte, doch dann begann er mit ernster Miene: »Wenn ich dich erinnern darf, ist die Trennung von Kane und dir nicht gerade harmonisch abgelaufen.«

Ich hätte ihm wohl lieber doch nicht alles über Kane und mich erzählen sollen.

»Und ich glaube nicht«, fuhr Rodney fort, »dass Kane sehr erpicht darauf sein wird, dich wiederzusehen.«

Das war natürlich ein schwerwiegendes Argument. Aber ich war von meinem Einfall trotzdem unbedingt überzeugt.

»Der springende Punkt ist doch, dass Kane für die Benutzung seines Landes eine ganze Menge Geld einstreichen würde. Und rein zufällig weiß ich, dass er besagtes Geld ziemlich dringend gebrauchen könnte.«

Rodney schaute mich nachdenklich an.

»Das ist freilich ein guter Grund. Allerdings, fürchte ich, gibt es da noch ein Problem.«

»Nicht nur eins. Sondern eine ganze Menge«, erwiderte ich sarkastisch.

»Das stimmt. Was ich sagen wollte ist, dass, selbst wenn es dir tatsächlich gelingen sollte, Kane zu überzeugen – was ich nicht glaube – du immer noch die Produktionsleitung überzeugen musst. Und bitte nimm es mir nicht übel, aber du als Schauspielerin, wenn auch eine sehr berühmte Schauspielerin, gehörst leider immer noch zu den kleinsten Gliedern in der Nahrungskette. Es sind andere, die die Strippen ziehen.«

Langsam nervte es, dass Rodney recht hatte. Denn leider war es so. Aber geschlagen geben würde ich mich trotzdem nicht so einfach. Ich wollte diesen Film machen und zwar unbedingt.

»Seit wann bist du so negativ? Deine Aufgabe wäre es, mich zu unterstützen. Ich werde sie alle überzeugen«, erklärte ich und strotzte nur so vor Übermut. »Das kannst du mir glauben.«

Kane

Keuchend hob ich die letzte von vier Drahtrollen auf den Pick-up und wischte mir den Schweiß von der Stirn, sobald ich die Ladeklappe geschlossen hatte. Ich zog die Arbeitshandschuhe aus und warf sie zu den Rollen. Das war für heute der leichte Teil gewesen. Die Zäune zu reparieren würde anstrengend werden. Wieder wischte ich mir über die Stirn und schaute zum wolkenlosen Himmel empor. Wir brauchten dringend Regen, dachte ich und hoffte gleichzeitig, dass kein Unwetter daraus werden würde, sollte mein Wunsch erhört werden.

»Ich habe die Drahtschere gefunden«, sagte Chris, während er näherkam, und hielt das Ding zum Beweis in die Höhe.

»Danke, Mann. Ohne die Schere wäre ich aufgeschmissen gewesen.«

Chris legte sie zum Draht und den allerhand anderen Arbeitsgeräten auf die Ladefläche meines Pick-ups.

»Wir sehen uns später«, verabschiedete ich mich und wollte einsteigen, um endlich loszufahren, als ich Chris' ungläubigen Gesichtsausdruck bemerkte. Ich folgte seinem Blick.

»Was zur Hölle soll das denn?«, murmelte er, bevor ich dasselbe sagen konnte.

Wir sahen vier schwarzen SUVs entgegen, die die staubige Straße entlangfuhren und direkt auf uns zukamen.

»Haben die sich verfahren?«, fragte Chris und meinte die Frage wohl rhetorisch, denn woher hätte ich das wissen sollen.

Wir beobachteten, wie die Geländewagen vor dem Haus zum Stehen kamen. Dann schwangen die Türen auf und eine Reihe Anzug- und Schlipsträger stiegen aus. Ein mulmiges Gefühl beschlich mich und für einen kurzen Augenblick überlegte ich, ob ich vergessen hatte, eine Rechnung zu bezahlen.

Chris, der sich mittlerweile neben mich gestellt hatte, wunderte sich weiter: »Zu welchem Verein gehören die denn? Sollte ich irgendwas wissen, Boss? Du steckst doch nicht in Schwierigkeiten, oder?« Er beäugte mich neugierig.

Ich schüttelte den Kopf, ließ aber die Anzugträger und deren teure Autos keine Sekunde aus den Augen.

Dann öffnete sich die Fahrertür des ersten SUVs und eine hochgewachsene brünette Frau in einem grauen Businesskostüm stieg aus.

»Ich werde verrückt«, stieß Chris hervor und beschattete seine Augen mit der flachen Hand. »Das ist Sam«, stieß er ungläubig hervor.

»So ein Quatsch«, erwiderte ich sofort. Doch dann betrachtete ich die Frau genauer und mein Herz setzte einen Schlag aus. Chris hatte recht. Das war tatsächlich Sam. Was zum Teufel wollte sie denn hier?

Zielstrebig marschierten wir beide den Weg vom Werkzeugschuppen zum Haus hinunter. Die Männer und Frauen, die im Schatten ihrer Wagen standen, musterten uns neugierig.

Schließlich blieben wir vor Sam stehen, die scheinbar lässig an dem schwarzen SUV lehnte. Mein Herz hämmerte in der Brust und mein Puls raste. Verdammt, ich hatte sie so schrecklich vermisst.

»Was willst du hier?«, fragte ich ohne ein Wort der Begrüßung und bemühte mich, mir meine wahren Gefühle nicht anmerken zu lassen.

»Kane, das ist Frank Montgomery, Produktionsleiter von Tiger Productions. Wir sind hier, um dir ein Angebot zu unterbreiten.«

Mein Blick glitt von Sam zu diesem Montgomery und kehrte dann zu Sam zurück. Ihre Haare waren jetzt braun und die Augen auch. Dann hatte sie tatsächlich Kontaktlinsen getragen. Oder trug sie jetzt welche, überlegte ich und ärgerte mich einen Augenblick später über mich.

Das sollte mich alles überhaupt nicht interessieren. Schließlich hatte es mich viel Mühe gekostet, Sam aus meinem Kopf zu bekommen.

Chris, der noch immer regungslos neben mir stand, starrte Sam ebenfalls an, als wäre sie eine Fata Morgana.

»Worum auch immer es geht, nein danke, ich habe kein Interesse«, erwiderte ich. »Also steigen Sie bitte alle wieder in Ihre teuren Autos und verlassen Sie mein Land«, forderte ich dann die Horde Anzugträger auf. Ich hingegen machte kehrt und ging schnurstracks auf dem selben Weg zurück, denn wir gerade gekommen waren.

»Lassen Sie mich mit ihm reden«, hörte ich Sam hinter mir zu diesem Montgomery sagen.

»Meinetwegen«, gab der murmelnd zurück.

Chris, der jetzt wieder neben mir herstolperte, wandte ein: »Warte doch mal. Willst du dir ihr Angebot nicht mal anhören?« Er hielt mich am Arm fest und zwangsläufig blieb ich stehen.

»Nein«, entgegnete ich knapp und wollte meinen Weg fortsetzen. Aber zu spät. Sam hatte uns mittlerweile eingeholt. Na prima. Ich hatte keine Lust, mit ihr zu reden. Und wenn sie dachte, sie könnte mich um den Finger wickeln, täuschte sie sich, und dabei war es ganz egal, worum es ging.

»Kane, ich weiß, du bist wütend auf mich, aber können wir bitte reden? Es ist wirklich wichtig.«

Chris starrte Sam nur mit offenem Mund an.

»Mach lieber den Mund zu, sonst kommen noch Fliegen rein«, raunte ich ihm zu.

Chris räusperte sich verlegen. Dass er rote Wangen bekam, war an sich schon eine kleine Sensation.

»Du siehst so anders aus«, stellte er schließlich fest und konnte nicht aufhören, Sam zu mustern.

Ja, da hatte er recht. Man erkannte sie in dem neuen Look kaum wieder. Und das Schlimme an der Sache war, dass sie noch immer unglaublich hübsch aussah. Eigentlich sogar noch viel besser. Die braunen Haare standen ihr wirklich gut. Kein Wunder, wo es doch ihre echte Haarfarbe war.

»Ich sagte doch bereits, ich habe kein Interesse. Verschwindet wieder«, legte ich Sam ans Herz. Nun, als ich wusste, wie sie in Wirklichkeit aussah, wurde mir nur noch einmal bewusst, in welchem Ausmaß sie mich belogen hatte, und die Wut und Enttäuschung darüber kamen wieder hoch.

Sam ließ sich leider nicht so einfach verscheuchen.

»Bitte, Kane, hör mir zu«, drängte sie abermals und dann wandte sie sich an Chris.

»Würdest du uns kurz alleinlassen?«

Chris, immer noch völlig fasziniert von ihrem neuen Aussehen und ihrem Auftauchen, nickte langsam.

»Meinetwegen«, stammelte er und deutete Richtung Pferdestall. »Dann mache ich in der Zwischenzeit die Box fertig.«

Ich nickte missmutig. »Gute Idee«, erwiderte ich und hatte schlechte Laune, weil Sam mich schon wieder zu etwas überredet hatte, was ich eigentlich vermeiden wollte.

Ich schaute Chris nach, der Richtung Stall ging, und wandte dann meine Aufmerksamkeit Sam zu.

»Mach es kurz«, sagte ich und verschränkte die Arme vor der Brust.

Nervös trat sie von einem Fuß auf den anderen.

»Können wir vielleicht in dein Büro gehen?«, schlug sie vor und ich schüttelte sofort den Kopf.

»Nein, können wir nicht«, erwiderte ich schroff und fügte dann hinzu: »Jetzt sag endlich, was du zu sagen hast.«

Sam seufzte tief auf.

»Ich sagte ja bereits, dass Frank Montgomery der Produktionsleiter von Tiger Productions ist, und er ist auf der Suche nach einer neuen Location für seinen nächsten Film, denn die ursprüngliche ist kurzfristig geplatzt.«

»Was geht mich das an?«, unterbrach ich sie rüde. Ich wollte so schnell wie möglich weg von hier. Mit Sam zu reden riss alte Wunden auf, über deren zaghafte Heilung ich so verdammt froh gewesen war.

Sam räusperte sich, dann erläuterte sie: »Ich habe deine Ranch als neuen Drehort vorgeschlagen. Glaub mir, sie wäre perfekt.«

Ungläubig schüttelte ich den Kopf.

»Bist du irre?«, brach es aus mir heraus.

»Okay, ich dachte schon, dass du so auf dieses Angebot reagieren würdest. Aber du kannst mir glauben, es wäre eine tolle Chance, die sich vor allem finanziell für dich lohnen würde«, lockte sie mich. »Du hattest doch Pläne für Seven Hills. Mit dem Geld könntest du sie endlich umsetzen, ohne bei der Bank um einen Kredit betteln zu müssen. Also überleg es dir gut. Nur, weil du wütend auf mich bist, sollest du dir diese einmalige Gelegenheit nicht entgehen lassen«, riet sie mir.

Zweifelnd schaute ich sie an.

»Wie stellt ihr euch das vor?«, wollte ich wissen und war auf Sams Antwort echt neugierig.

Seven Hills als Location für einen Kinofilm? Ich schüttelte den Kopf. Die waren doch alle verrückt!

Mittlerweile hatte sich dieser Montgomery zu uns gesellt und meldete sich nun zu Wort.

»Samantha hat recht. Diese einmalige Chance sollten Sie sich nicht entgehen lassen. Wir würden auch nur die Außenaufnahmen auf Ihrem Land drehen. Der Rest ist Studioarbeit.«

»Ich habe einen Betrieb zu leiten«, gab ich zu bedenken, woraufhin Montgomery nickte: »Das wissen wir natürlich, und wir werden versuchen, Ihnen und Ihrem Team so wenig wie möglich in die Quere zu kommen.«

So wenig wie möglich? Das bedeutete doch nur, dass wir sehr wohl mit Einschränkungen rechnen mussten. Doch da nannte mir Montgomery die Summe, die die Produktionsfirma bereit war zu zahlen, und mir blieb kurz die Luft weg. Damit hatte ich nun wirklich nicht gerechnet. Ich kam schlagartig ins Grübeln. Das Geld könnte ich wirklich mehr als gut gebrauchen. Es war so viel, dass ich damit den ganzen Betrieb zweimal sanieren könnte.

»Also, wie lautet Deine Antwort?«, hakte Sam nach.

Ich sollte mich jetzt sofort entscheiden? Unmöglich!

»Ich brauche Bedenkzeit«, sagte ich daher. »Ich möchte das gerne mit meinen Arbeitern besprechen.«

Montgomery nickte und zückte eine Visitenkarte. »Wenn Sie sich entschieden haben, rufen Sie mich an.«

»Bis wann muss ich mich melden?«, fragte ich.

»Sagen wir, bis morgen Nachmittag«, schlug Montgomery vor. »Sie müssen verstehen, die Zeit drängt. Wir sind mit dem Zeitplan schon jetzt in Verzug.«

Ich nickte und nahm die Visitenkarte entgegen.

»Dann melde ich mich«, versprach ich und Montgomery nickte.

»Ich schaue mich noch ein bisschen auf Ihrem Land um, wenn es recht ist.«

»Meinetwegen«, erwiderte ich knapp. Ich musste endlich wieder an die Arbeit. Die Zäune flickten sich schließlich nicht von selbst.

Zum Abschied schüttelten wir uns die Hände und dann ging Montgomery schon einmal davon, während Sam allein mit mir zurückblieb.

»Deine Haare sind also in Wahrheit braun. Damit siehst du ganz anders aus. Und deine Augen – ich dachte mir gleich, dass das Kontaktlinsen sein mussten«, sagte ich und Sam nickte langsam.

»Tut mir leid, dass ich dich angelogen habe.«

Ich zuckte mit den Schultern, als würde mich das Ganze keinen Deut mehr interessieren. Reiner Selbstschutz. Sie plötzlich wieder zu sehen machte mich richtig fertig. Mit den braunen Haaren und den tiefbraunen Augen sah sie sogar noch hübscher aus als vorher. Und da hatte ich sie schon toll gefunden.

»Nimm das Angebot an«, beschwor sie mich abermals und ich seufzte. »Wie gesagt, ich werde es mir durch den Kopf gehen lassen.«

Und dann fragte ich: »Nehmen wir an, ich stimme zu. Wirst du dann oft auf Seven Hills sein?«

Sam zögerte, dann schüttelte sie den Kopf. »Keine Sorge, du musst mich nur ertragen, wenn ich Drehtage habe. Sonst werde ich dich mit meiner Anwesenheit natürlich nicht behelligen.«

Ich nickte verkniffen. »Gut zu wissen«, gab ich mit harter Stimme zurück. Meine Worte verletzten sie sicher. Aber genau das brauchte ich. Ich musste endlich Dampf ablassen. Hintergangen zu werden fühlte sich nach wie vor verdammt mies an.

Sam seufzte leise auf. »Dann gehe ich jetzt lieber«, sagte sie und ich nickte. »Gute Idee. Außerdem habe ich noch zu arbeiten.«

Ohne ein weiteres Wort ließ mich Sam stehen und marschierte zu ihrem SUV zurück.

Eigentlich hätte ich so viele Fragen an sie gehabt. Mich hätte zum Beispiel interessiert, wie es Tornado und den anderen Pferden ging. Ob sie mich vermisst hatte und ständig an mich denken musste, so wie ich an sie. Aber natürlich würde ich das nicht fragen. Abstand zu ihr zu halten erschien mir im Moment sinnvoller.

Als ich mich von dem plötzlichen Wiedersehen mit Sam einigermaßen erholt hatte, kehrte ich zu Chris zurück, der gerade aus dem Stall kam und am Wagen auf mich wartete.

»Ich dachte schon, Sam lässt dich gar nicht mehr gehen«, beschwerte er sich, als ich neben dem beladenen Pick-up stehen blieb.

»Jetzt bin ich ja da«, gab ich ebenso mürrisch zurück. Seit dem unerwarteten Besuch war meine Laune nicht gerade die beste.

Mir wäre lieber gewesen, ich hätte Sam nie wiedergesehen.

»Lass uns endlich fahren«, sagte ich bestimmt und stieg auf der Fahrerseite ein. Chris schwang sich auf den Beifahrersitz und knallte die Tür hinter sich zu.

Während der Fahrt warf er mir andauernd neugierige Blicke zu und ich wartete darauf, dass er mich mit lästigen Fragen bestürmte. Und dann endlich konnte er sich nicht länger zurückhalten.

»Verrätst du mir jetzt, was Sam und der Rest der Truppe von dir wollten? Oder soll ich vor Neugierde draufgehen?«

Ich lachte. »Führe mich lieber nicht in Versuchung«, gab ich zurück und Chris schnitt eine Grimasse.

Das war so typisch für ihn. Er konnte es einfach nicht ertragen, wenn jemand ein Geheimnis hatte, über das er nicht Bescheid wusste. Wäre ich guter Stimmung gewesen, hätte ich ihn mit Sicherheit ein Weilchen zappeln lassen. Aber das war ich leider nicht. Also erwiderte ich: »Seven Hills soll als Kulisse für einen Kinofilm herhalten.«

Chris fielen beinahe die Augen aus dem Kopf. »Im Ernst? Oder machst du Witze?«, wollte er aufgeregt wissen.

Ich warf ihm einen kurzen Seitenblick zu. »Du wirst dir doch vor Aufregung nicht in die Hose machen?«, fragte ich grinsend.

Chris stieß ein künstliches Lachen aus. »Ja, Boss, wirklich lustig. Aber jetzt sag schon, ist das wirklich wahr?«, drängte er.

»Ja, ist es«, gab ich zurück. »Jetzt krieg dich mal wieder ein. Ich weiß schließlich noch nicht einmal, ob ich zusage.«

»Das ist natürlich deine Entscheidung. Deine Ranch, deine Entscheidung«, stammelte Chris und schien immer noch völlig von den Socken zu sein.

Ich schüttelte den Kopf, während ich von der staubigen Straße abfuhr. »Das sehe ich anders.«

Chris warf mir einen fragenden Blick zu.

»Wir besprechen das heute nach Feierabend. Den anderen sage ich noch Bescheid«, informierte ich ihn knapp.

Dann parkte ich den Wagen und zog die Handbremse an.

»Jetzt lass uns endlich an die Arbeit gehen. Wir haben schon den halben Tag vertrödelt.«

Schließlich öffnete ich die Tür und stieg aus. Chris folgte mir.

• • •

Nachdem ich Chris, Roger, Jason, Henry und Jeff von den Neuigkeiten erzählt hatte, herrschte erst einmal das große Schweigen.

Wir hockten alle zusammen in meinem Büro und die Jungs warfen sich vielsagende Blicke zu.

Ich seufzte laut auf. »Will denn keiner von euch etwas dazu sagen?« Roger räusperte sich. »Das Geld könnten wir auf jeden Fall gut gebrauchen«, sagte er und die anderen nickten zustimmend.

»Aber was wird dann mit der täglichen Arbeit?«, wollte Jeff wissen. »Die Filmfritzen werden uns doch sicher ständig im Weg sein.«

Ich dachte an Montgomerys Worte.

»Der Produktionschef behauptet, dass nicht. Aber ich sage, wenn ich den Deal annehme, müssen wir uns auf erhebliche Einschränkungen gefasst machen.«

»Aber dafür wirst du auch eine Menge Geld einstreichen«, gab Henry zu bedenken.

Erneut senkte sich Schweigen über uns.

»Okay, wenn ihr keine Fragen mehr diesbezüglich habt, schlage ich vor, wir stimmen ab. Wer gegen den Deal ist, hebt jetzt die Hand.«

Nur Jeff meldete sich.

Ich blickte in die Runde und nickte dann: »Tut mir leid, Jeff. Du bist überstimmt. Dann ist es also entschieden.«

Jeff, der die Hand wieder sinken ließ, erwiderte: »Na, hoffentlich ist das Angebot wirklich so toll, wie die behaupten, und bringt uns nicht bloß Ärger ein.«

Ich nickte. »Ja, hoffen wir mal.«

Stühle schabten über den Boden, als die Männer aufstanden, um sich auf den Heimweg zu machen.

Roger blieb neben meinem Schreibtisch stehen. »Falls du Sam noch mal siehst, grüß sie von mir.«

Überrascht blickte ich ihn an. War er etwa gar nicht sauer auf sie?

Schließlich hatte sie nicht nur mich belogen, sie hatte alle an der Nase herumgeführt.

»Ich sehe sie aber nicht noch einmal«, gab ich knapp zurück.

Roger schaute mich nachdenklich an.

»Schade. Dann mache ich jetzt auch Feierabend.«

Ich nickte. »Wir sehen uns morgen.«

An meiner Bürotür warteten Jeff und Chris auf Roger. Nach einer knappen Verabschiedung verließen die drei mein Büro und ich blieb allein zurück.

Nachdenklich starrte ich auf die Visitenkarte und griff schließlich zum Telefonhörer. Aber nachdem ich die ersten vier Zahlen der Nummer gewählt hatte, legte ich wieder auf. Ich ließ die Karte auf den Tisch fallen und lehnte mich im Schreibtischstuhl zurück.

Vielleicht sollte ich doch lieber noch eine Nacht darüber schlafen.

• • •

Am nächsten Vormittag lief ich unruhig in meinem Büro auf und ab, dabei hatte ich Montgomerys Visitenkarte die ganze Zeit in der Hand. In der vergangenen Nacht hatte ich nicht besonders gut geschlafen, weil ich immerzu an dieses Angebot hatte denken müssen, und daran, was eine Zusage mit sich bringen würde. Die Unannehmlichkeiten scheute ich nicht. Aber wie würde ich damit fertigwerden, Sam ständig zu sehen? Ich hatte angenommen, an meinen Gefühlen für sie hätte sich etwas geändert. Aber nein, ich liebte sie nach wie vor. Schließlich zwang ich mich, die Gedanken an Sam beiseitezuschieben, gab mir einen Ruck und wählte die Nummer auf der Karte. Montgomery meldete sich nach dem zweiten Klingeln.

»Schön, von Ihnen zu hören. Haben Sie sich entschieden?«, kam er nach einer kurzen Begrüßung gleich zum Punkt.

Mit der Vorahnung, einen gigantischen Fehler zu machen, antwortete ich: »Ja, habe ich. Ich nehme Ihr Angebot an.«

Montgomery schnaubte zufrieden. »Sie sind ein kluger Mann, Kane

Sullivan«, gab er zurück. »Ich gebe den Vertrag umgehend bei unseren Anwälten in Auftrag und lasse Ihnen ein Exemplar zum Gegenzeichnen zukommen. Lesen Sie es sich gut durch und lassen Sie es gegebenenfalls prüfen. Sollten Sie Fragen haben, rufen Sie mich jederzeit an.«

»Gut, dann sind wir uns einig«, sagte ich zustimmend und hoffte ernstlich, diesen Satz nicht früher oder später zu bereuen.

• • •

»Bist du mit dem Säubern der Tränken fertig?«, fragte ich Chris, der gerade mit dem Pick-up auf den Hof gefahren war. Er nickte und fügte dann grinsend hinzu: »Ich vermisse Sam. Im Tränken schrubben war sie echt unschlagbar, findest du nicht?«

Ich schmunzelte, enthielt mich aber einer Antwort.

»Da laust mich doch der Affe! Jetzt schaut euch das an«, rief Roger, der sich mit der Heugabel in der Hand zu uns gesellt hatte, überrascht aus. Wir beide folgten seinem Blick.

»Ich werd' verrückt«, sagte Chris ungläubig und mir klappte die Kinnlade herunter.

Eine nicht enden wollende Blechlawine kam auf der staubigen Straße auf uns zugerollt. Es reihten sich SUV an SUV, Wohnwagen an Wohnwagen. Bei dem Anblick drehte sich mir der Magen um. Wo zum Teufel sollten die Autos und Wohnwagen parken?

»Was sagst du dazu, Boss?«, fragte Roger staunend.

Ich schüttelte stumm den Kopf. Dazu fiel mir wirklich nichts mehr ein.

Kapitel 16

Samantha

Ich staunte nicht schlecht, als ich auf der staubigen Straße unterwegs zu Kanes Haus war und schon aus einiger Entfernung die ganze Armada an Wohnwagen und Fahrzeugen sah, die überall geparkt waren. Ich musste kichern, als ich mir Kanes Gesichtsausdruck vorstellte, während die komplette Crew mit allem Pipapo hier angerückt war. Einfach herrlich. Schade, dass ich nicht hatte dabei sein können, um das zu sehen.

Schließlich parkte ich meinen roten Mustang vor Kanes Haus und stieg aus. Für einen Moment schloss ich die Augen und atmete die frische Luft tief in meine Lungen ein. Ich fand es schön, wieder hier zu sein. Auch wenn Kane das im Moment sicher anders sah.

»Wow, also dass ich dir jemals wieder auf Seven Hills begegne, hätte ich nun wahrlich nicht gedacht.«

Erschrocken fuhr ich herum und blickte in Daves grinsendes Gesicht. Roger stand neben ihm und hielt eine wunderschöne braune Stute am Zügel. Daves gute Laune und seine Freundlichkeit waren ansteckend und so konnte ich gar nicht anders, als ebenfalls über das ganze Gesicht zu strahlen.

»Dave! Schön, dich wiederzusehen. Ich meine natürlich, schön, euch beide zu sehen«, entgegnete ich und ging auf Roger und Dave zu, um sie zu begrüßen. Dave streckte ich als Erstes die Hand entgegen, doch anstatt meinen Händedruck zu erwidern, zog er mich urplötzlich an sich und schloss mich in eine kräftige Umarmung.

Überrascht schaute ich ihn an, als er von mir abließ, und Daves Grinsen wurde noch um ein Vielfaches breiter, als er erklärte: »Die Chance, einen echten Hollywoodstar zu umarmen, lasse ich mir doch nicht entgehen.«

Feixend zwinkerte er mir zu und ließ mich schließlich los. Das war typisch für Dave. Allerdings war ich heilfroh, dass er meine Flunkerei nicht so verbissen sah wie Kane. Der sollte sich mal eine Scheibe von Daves Verhalten abschneiden, dachte ich bei mir und wandte mich dann mit gemischten Gefühlen Roger zu. Seine Begrüßung war bis jetzt eher verhalten ausgefallen.

War er etwa auch sauer auf mich? Verdenken konnte ich es ihm nicht.

»Ich habe deinen Rat übrigens strikt befolgt«, sagte ich und deutete auf meinen Mustang. »Er ist noch genauso gut in Schuss, wie du ihn mir übergeben hast. Ab jetzt werde ich ihn immer so gut pflegen, versprochen«, versicherte ich. Rogers Lippen verzogen sich zu einem leichten Schmunzeln, welches dann in ein echtes Lächeln überging, bei dem es mir sofort viel leichter ums Herz wurde.

»Ein Prachtstück«, sagte er. »Es wäre wirklich schade, ihn verkommen zu lassen. Schön, dass du wieder da bist.«

Zu wissen, dass die beiden nicht sauer auf mich waren, tat unheimlich gut.

Neugierig blickte ich mich auf dem Hof um. Es ging zu wie im Taubenschlag, aber von Kane, Henry, Jason oder Jeff keine Spur. Vermutlich gingen die dem Trubel so gut es ging aus dem Weg.

»Bist du auf der Suche nach Kane?«, fragte Roger, der meine Blicke richtig gedeutet hatte.

Ich nickte.

»Ist er hier irgendwo?«

Als Roger gerade den Kopf schütteln wollte, sagte Dave plötzlich: »Wenn man vom Teufel spricht.«

Sofort schaute ich mich um und tatsächlich, Kane kam gerade aus seinem Haus gelaufen. Er schien gut gelaunt, doch dann fiel sein Blick auf mich und sein Lächeln verschwand.

»Seid ihr schon damit fertig, die Pferde neu zu beschlagen?«, fragte er und ignorierte mich völlig. Ich bekam nicht mal ein schnödes Hallo. Nein, er zog es stattdessen vor, so zu tun, als wäre ich nicht da.

»Ja, wir haben es fast geschafft«, erklärte Roger. »Wir sind nur gerade dabei, neue Eisen zu holen«, fügte er erklärend hinzu, »und dabei haben wir Sam getroffen.«

Als wäre das nicht offensichtlich. Kane streifte mich mit einem flüchtigen Blick und seine ablehnende Haltung schmerzte enorm.

»Ich will nicht, dass ihr euch von der Arbeit abhalten lasst«, motzte er.

Ich wollte auf keinen Fall, dass Roger und Dave meinetwegen Schwierigkeiten bekamen.

Gerade, als ich etwas sagen wollte, holte Dave zum Konter aus: »Jetzt beruhige dich mal wieder, mein Freund. Wir haben uns nur kurz unterhalten. Kein Grund, gleich sauer zu werden.«

Kane raufte sich die Haare und ich merkte ihm an, dass er langsam die Geduld verlor. Wir alle merkten es, und dann ließ er seinem Ärger auch schon freien Lauf.

»Seid ihr beide denn überhaupt nicht wütend?« Kane deutete mit einem leichten Nicken auf mich. »Ich meine, sie hat schließlich nicht nur mich belogen, sondern auch euch. Wie könnt ihr jetzt hier stehen und so tun, als ob das alles nicht wichtig wäre?«, brauste er auf.

Ich ließ weder Roger noch Dave zu Wort kommen, sondern gab mindestens genauso zornig zurück: »Herrje, schließlich habe ich keinen Mord begangen, sondern dir nur nicht alles über mein Leben erzählt.«

Kane schnappte hörbar nach Luft. »Nicht alles über dein Leben erzählt, so nennst du es also, wenn du jemanden über Wochen hinweg anlügst«, erwiderte er ungestüm.

Ich hatte wirklich den Eindruck, als würde er vor Wut gleich platzen.

Mittlerweile hatte unser Streit reichlich Aufmerksamkeit auf sich gezogen. Wir wurden mit allerhand neugierigen Blicken bedacht.

»Wollen wir das nicht lieber im Haus besprechen?«, schlug ich diplomatisch vor, aber Kane schüttelte natürlich wie zu erwarten sofort den Kopf.

»Nein danke, kein Bedarf. Mir steht der Sinn nicht nach weiteren Lügen deinerseits. Verdammt, ich habe mit dir geschlafen, ohne überhaupt zu wissen, wer du eigentlich bist«, verkündete er lautstark.

Plötzlich verstummte das Gewusel. Es war so still, man hätte eine Stecknadel fallen hören können. Nun standen wir wahrhaftig im Mittelpunkt des Interesses all derer um uns herum.

»Na wunderbar«, zischte ich in Kanes Richtung, dem mittlerweile bewusst geworden war, was er gerade für ein Fiasko angerichtet hatte. »Du solltest noch lauter brüllen«, schlug ich stinksauer vor, »Ich glaube, hinter der Landesgrenze hat man dich noch nicht gehört.«

Kanes Lippen verzogen sich zu einem schmalen Strich.

Ich hatte fest mit einer bissigen Bemerkung gerechnet. Aber diesmal sagte er nichts dergleichen, sondern stapfte einfach missmutig davon. Als er bereits mehrere Schritte entfernt war, rief er Roger und Dave über die Schulter hinweg zu: »Und ihr beiden macht endlich eure Arbeit fertig, sonst wird das Konsequenzen haben.«

Ich seufzte tief auf. »Tut mir leid. Jetzt habt ihr meinetwegen Ärger bekommen.«

Roger winkte sofort ab. »Keine Sorge, Kane beruhigt sich schon wieder. Er ist eben ein Hitzkopf und bräuchte dringend eine Abkühlung.«

Dave nickte zustimmend. »Genau, der kriegt sich wieder ein.«

Ich schüttelte den Kopf. »Im Moment habe ich eher das Gefühl, dass er mir nie wird verzeihen können.«

Mittlerweile gingen zum Glück alle wieder ihren Aufgaben nach. Manchmal spürte ich zwar noch die Blicke auf mir, aber größtenteils lief alles seinen gewohnten Gang.

Roger verneinte sofort vehement. »Ach, lass bloß den Kopf nicht hängen. Kane braucht bloß noch ein bisschen Zeit. Er ist einfach zu starrköpfig.«

Was das anging, hatte ich leider wenig Hoffnung.

Jemand tippte mich an der Schulter an und ich fuhr herum. Ich war gerade völlig in Gedanken versunken gewesen. Vor uns stand Sandra, die Regieassistentin.

»Hey, Sam, es wird langsam Zeit für die Maske«, erinnerte sie mich freundlich aber bestimmt.

Ich nickte sofort. Schließlich war ich nicht hier, um zu reden, sondern um zu arbeiten.

»Ich komme gleich mit«, sagte ich beschwichtigend und die Frau nickte erleichtert.

Bevor ich ihr folgte, flüsterte ich Dave und Roger noch ein schnelles »Bis später« zu. Dann machte ich mich auf den Weg in die Maske. Heute würde ich eine erste Szene mit Ashton spielen, und das war ausgerechnet die Kussszene.

Kane

Wütend stapfte ich zu den Paddocks. Als ich das Tor öffnete, hoben die Pferde den Kopf.

»Komm schon, mein Freund. Lass uns einen kleinen Ausritt machen«, sagte ich, als ich neben meinem Pferd Oscar stehen blieb.

Oscar wieherte wie zur Bestätigung und so legte ich Decke und Sattel auf seinen Rücken und zäumte ihn auf. Bei einem schönen langen Ausritt würde ich Sam schon vergessen.

Ich nutzte meine Zeit mit Oscar und checkte währenddessen immer wieder die Zäune. Aber diesmal gab es keine Beanstandungen. Mittlerweile war ich schon drei Stunden unterwegs und hatte immer noch keine Lust, Oskar wieder in den Stall zurückzubringen.

Gedankenversunken ritt ich die Koppeln ab, als ich plötzlich laute Stimmen hörte. Ich brachte Oscar zum Stehen, indem ich an den

Zügeln zog. Er tänzelte nervös. Trotzdem ritt ich nicht weiter, sondern hielt auf der Anhöhe an. Denn ich hatte gerade einen Blick auf Sam erhascht.

Sie trug ihr Filmkostüm, das aus Jeans und einem Hemd bestand. Ihre Haare waren zu einem dicken Pferdeschwanz zusammengebunden. Eigentlich sah sie während des Drehs nicht viel anders aus als in der Zeit, als sie auf meiner Ranch gearbeitet hatte und wir noch nicht in diesem Schlamassel steckten.

Ich sah den Dreharbeiten eine Weile zu und musste tatsächlich zugeben, dass ich es ziemlich spannend fand. Doch dann erstarrte ich. Irgendwer rief »Action!« und dann wurde der Take verkündet. Plötzlich küssten sich Sam und dieser Ashton leidenschaftlich, und zwar ausgerechnet an der Stelle, wo Sam und ich uns das erste Mal geküsst hatten.

Die Szene musste dauernd wiederholt werden. Zugegeben, das war nicht gerade romantisch. Aber trotzdem konnte ich den Anblick kaum ertragen. Ja, es waren Dreharbeiten für einen Film und die beiden nur dabei, eine Szene abzudrehen, und dennoch – dabei zuzusehen wie Sam diesen Typen andauernd küsste, fühlte sich schrecklich an.

Ich schaute eine Weile zu. Und je länger ich zuschaute, desto heftiger wurde der Schmerz in meinem Herzen. Als ich den Anblick der beiden nicht mehr ertragen konnte, machte ich kehrt und trieb Oscar zur Eile an. Ich konnte es nicht erwarten, zur Ranch zurückzukommen. Denn dort war Sam-freie Zone und ich lief nicht andauernd Gefahr, ihr zu begegnen.

Chris entlud gerade den Pick-up, als ich bei ihm ankam und von meinem Pferd stieg.

»Brauchst du Hilfe?«, fragte ich, als ich neben Chris angehalten hatte und die Zügel nun locker in der Hand hielt.

Chris schüttelte den Kopf. »Nein, danke, Boss. Ich schaffe das schon. Die Tränken auf der Nordweide sind blitzeblank. Ich dachte, dass ich mir morgen den Pfahlbohrer schnappen und weitere Löcher für den neuen Zaun bohren könnte. Was meinst du?«

Ich überlegte kurz und nickte dann. »Gute Idee. Roger kann dir leider nicht helfen, er muss unbedingt den Traktor fertig reparieren.«

Chris nickte. »Kein Problem. Ich denke, ich schaffe es auch allein. Dann dauert es eben etwas länger.«

»Gut, dann machen wir es morgen so.«

Gerade als Chris etwas erwidern wollte, wurden wir unterbrochen.

»Wow, Sie haben ja ein tolles Pferd«, sagte eine Frauenstimme hinter mir. Chris blieb der Mund offen stehen wie bei einem Fisch und er schnappte hörbar nach Luft.

Langsam drehte ich mich um, auch, um zu sehen, wer ihn so aus der Fassung gebracht hatte. Eine Frau mit wilden roten Locken, graugrünen Augen und einem verflixt engen T-Shirt stand hinter mir.

»Ähm, danke«, murmelte ich.

Lächelnd stellte sie sich vor. »Ich bin Brooke Donovan. Darf ich Ihr Pferd streicheln?«

Ich zuckte mit den Schultern und gab ein knappes »Meinetwegen« zurück.

»Wirklich hübsch«, sagte sie, als sie sanft über Oscars Fell strich. Dann blickte sie zu mir auf. »Den würde ich wirklich gerne mal reiten.«

Chris hüstelte neben mir und lief rot an. Ich warf ihm einen verwirrten Blick zu. Hatte er sich verschluckt?

Unwirsch schüttelte ich den Kopf. Mit Chris konnte ich mich jetzt wirklich nicht auch noch befassen. Es reichte ja schon, dass Sam mich komplett durcheinanderbrachte.

Was hatte die Rothaarige gerade gesagt? Ach ja, jetzt wusste ich es wieder.

»Tut mir leid. Das ist mein Pferd und das reite nur ich«, erklärte ich streng.

Brooke zog einen Schmollmund und Chris seufzte neben mir leise auf.

»Schade. Falls Sie es sich anders überlegen, lassen Sie es mich wissen.«

Sie zwinkerte mir zu, bevor sie sich von uns verabschiedete.

»Bis später, Jungs«, trällerte sie noch und hob im Weggehen lächelnd eine Hand und winkte kurz.

Niemals würde ich jemand anderem mein Pferd überlassen. Als ich mich wieder Chris zuwandte, starrte der immer noch mit offenem Mund dieser Brooke hinterher.

»Denk an die Fliegen«, erinnerte ich Chris. Aber er ignorierte mich völlig, stattdessen flüsterte er ehrfürchtig: »Oh mein Gott, das war tatsächlich Brooke Donovan.«

Mit hochgezogenen Augenbrauen starrte ich ihn an. »Wer soll das eigentlich sein? Den Namen habe ich noch nie gehört.«

Chris starrte mich fassungslos an.

»Was, du hast wirklich noch nie von Brooke Donovan gehört? Du nimmst mich doch auf den Arm!« Ich schüttelte abermals den Kopf.

»Nein, wirklich nicht. Ist sie auch eine Schauspielerin oder was?«

Chris Augen wurden immer größer.

»Natürlich ist sie das«, sagte er aufgekratzt. »Hast du etwa noch nie den Film *Ein fast perfekter Mord* gesehen? Darin spielt sie eine wahnsinnig scharfe Braut, die in Wahrheit eine kaltblütige Killerin ist.«

Ich dachte kurz darüber nach.

»Nein, den habe ich noch nie gesehen«, gab ich zurück und fügte sicherheitshalber hinzu: »Und jetzt krieg dich mal wieder ein. Das ist schließlich kein Grund durchzudrehen, oder was stimmt denn nicht mit dir?«

Chris schnaubte. »Die Frage ist doch eher, was stimmt nicht mit dir? Ich meine, Brooke hat eindeutig mit dir geflirtet.«

Jetzt drehte er völlig durch.

»Hat sie nicht. Wie zum Teufel kommst du auf diesen Schwachsinn?«

»Ach, bitte!«, erwiderte er. »Jeder Idiot hätte das doch bemerkt.«

Mit hochgezogenen Augenbrauen starrte ich Chris an. »Wie war das gerade?«

»Sorry, war nicht so gemeint«, gab er kleinlaut zurück.

Ich schüttelte den Kopf. »Du hast echt einen an der Waffel. Du solltest lieber Feierabend machen und kalt duschen, damit du wieder klar im Kopf wirst«, riet ich ihm und konnte mir ein Grinsen nur schwer verkneifen. Chris führte sich auf wie ein pubertierender Teenager.

Er schüttelte nur den Kopf. »Erklär mir doch bitte einfach, wie du das machst, dass zwei der begehrtesten Frauen Hollywoods scharf auf dich sind.«

Ich seufzte genervt auf. »Können wir diesen Quatsch jetzt endlich lassen? Niemand ist hier scharf auf mich. Lass uns lieber sinnvollere Dinge besprechen.«

Chris nickte schließlich, schien aber seit dieser Begegnung immer noch ein bisschen neben der Spur zu sein. Ich warf einen Blick auf meine Armbanduhr. Es war Zeit für den Feierabend.

»Den Pick-up kannst du gleich hier stehen lassen«, sagte ich. »Ich brauche den Wagen morgen früh. Ich muss zu Riley und das Holz für den neuen Hühnerstall abholen.«

Chris nickte und schlug die Ladeklappe zu.

»Okay, geht klar. Dann mache ich für heute Schluss.«

Er vergrub die Hände in den Taschen seiner Jeans und starrte mich an.

»Stimmt irgendwas nicht?«, fragte ich. Er benahm sich wirklich seltsam. Anscheinend drehten im Moment alle durch.

»Hast du wirklich noch nie von Brooke Donovan gehört?«, fragte er abermals und ich rollte mit den Augen.

»Nein, okay, ich habe noch nie von ihr gehört, und jetzt mach endlich die Biege.«

Chris nickte. »Schon gut, schon gut. Ich bin ja schon weg«, gab er zurück. »Bis morgen, Boss.«

»Ja, bis morgen.« Als Chris verschwunden war, führte ich Oskar in den Stall zu seiner Box. Dort nahm ich ihm endlich Sattel und Zaumzeug ab und begann damit, ihn trockenzureiben und zu striegeln.

Chris war völlig irre, dachte ich, während ich kräftig Oskars Fell bürstete. Brooke hatte doch nicht mit mir geflirtet. Warum sollte sie auch?

• • •

»Bist du mit der Reparatur fertig?«, fragte ich Roger, der neben dem Traktor stand und gerade den Werkzeugkasten schloss.

»Ja, das gute Stück ist wieder einsatzbereit.«

Erleichtert atmete ich auf. »Gut gemacht«, lobte ich Roger und überlegte, was ich zuerst tun sollte: zu Riley in die Stadt fahren und das Holz abholen oder das Heu einlagern, das ich gekauft hatte. Ich entschied mich für die Heuballen.

Während Roger davonging, schickte ich mich an, in meinen Traktor zu klettern. Der Frontladeraufsatz war bereits montiert, sodass ich gleich mit der Arbeit loslegen konnte. Doch plötzlich hielt mich eine weibliche Stimme zurück.

»Wow, der ist wirklich groß«, sagte Brooke gerade, als ich mich zu ihr umwandte.

Was wollte die denn schon wieder? Hatte die nichts anderes zu tun, als mich von der Arbeit abzuhalten?

Neugierig musterte ich die Schauspielerin. Die roten lockigen Haare waren vom Wind zerzaust und der feine Sprühregen, der mich heute schon den ganzen Tag nervte, benetzte die schwarze kurze Lederjacke, die sie mit hautengen Jeans kombiniert hatte.

»Ja, ist er«, gab ich unwirsch zurück. »Leider habe ich keine Zeit zu reden. Ich muss nämlich mit der Arbeit weitermachen.«

»Schade«, erwiderte sie und verzog ihre vollen Lippen wie vorhin zu einem Schmollmund. Instinktiv fragte ich mich, ob sie ihre Lippen regelmäßig mit Silikon aufspritzen ließ. An ihr schien so einiges nicht echt zu sein, dachte ich, als mein Blick auf den tiefen Ausschnitt fiel, der unter ihrer offenen Lederjacke für jeden sichtbar war. »Darf ich vielleicht mitkommen?«, bat sie einen Augenblick später. Gerade, als ich ein entschiedenes »Nein« erwidern wollte, fügte sie bittend hinzu: »Ich werde auch überhaupt nicht stören. Versprochen!«

Geräuschvoll seufzte ich auf. Eigentlich wollte ich sie nicht dabeihaben. Bestimmt würde sie mich mit ihrer Anwesenheit nur von der Arbeit abhalten. Aber ich wollte auch nicht unfreundlich sein. Daher sagte ich: »Na gut. Meinetwegen.«

Ich stieg die drei Stufen nach oben und öffnete die Tür zur Fahrerkabine. Brooke folgte mir und ich streckte ihr die Hand entgegen, um ihr beim Einsteigen behilflich zu sein.

Ich setzte mich auf den Fahrersitz, während sie es sich auf dem Sitz neben mir gemütlich machte. Sie streckte die langen Beine aus, Platz war schließlich genug.

»Sehr komfortabel«, stellte sie fest, als sie durch das große Panoramafenster nach draußen blickte. Ich fütterte sie mit ein paar Informationen, weil ich sonst nicht recht wusste, was ich mit ihr reden sollte. »Ja, der Traktor gehört im Moment zu den besten Modellen, die John Deere in dieser Sparte im Angebot hat. Click & Go Schnellkupplung, kleiner Wenderadius, Vorderachsfederung, Kabinenfederung, Premium-Fahrersitz, Panorama-Frontscheibe, nicht zu vergessen das Radio, die Klimaanlage, Joystick und Display, und das wichtigste – eine Hubleistung von bis zu 5 300 kg.«

Brooke lächelte. »Wirklich beeindruckend«, erwiderte sie und rutschte tiefer in den Sitz.

»Ich habe gehört, Sie hatten eine kleine Affäre mit Samantha«, wechselte sie abrupt das Thema. Ich warf ihr einen überraschten Seitenblick zu. Was sollte das denn jetzt?

»Woher wissen Sie von Sam und mir?«, fragte ich und versuchte mich dabei betont locker zu geben, während ich mich auf die Arbeit konzentrierte und den ersten Heuballen auflud, um ihn einzulagern.

Brooke zuckte mit den Schultern. »Seit diesem lautstarken Streit spricht fast die ganze Crew darüber.«

Was sollte ich dazu schon sagen? Außer der Wahrheit.

»Sam und ich sind nicht mehr zusammen.«

»Das wundert mich gar nicht«, gab Brooke zurück und klang dabei ziemlich feindselig. »Soweit ich weiß, sind Samanthas Beziehungen selten von Dauer, und ich habe gehört, dass sie es nie lange mit einem Mann aushält. Außerdem munkelt man, dass sie die Hauptrolle nur bekommen hat, weil sie mit dem Regisseur geschlafen hat. Ist das zu fassen? Dabei gibt sie sich immer so unschuldig. Ich aber sage Ihnen, das ist alles nur Fassade.«

Ich versuchte mir meine wahren Gefühle nicht anmerken zu lassen und erledigte stur meine Arbeit. Es missfiel mir, dass Brooke so schlecht über Sam sprach. Klar, sie hatte mich angelogen, trotzdem glaubte ich Brookes Geschwätz nicht eine Sekunde lang. Ich konnte mir beim besten Willen nicht vorstellen, dass Sam das nötig hatte.

Ich hielt den Traktor an und Brooke schaute mich überrascht an. »Die kleine Fahrstunde ist jetzt vorbei. Ich will mit meiner Arbeit fertigwerden und kann leider keine weitere Ablenkung gebrauchen«, sagte ich geradeheraus und mir war egal, ob ich ihre Gefühle verletzte. Ich wollte Brooke einfach nur loswerden, denn langsam ging sie mir ziemlich auf die Nerven.

»Schade«, sagte sie, während ich die Tür öffnete und sie dann endlich aus dem Traktor kletterte. »Ich fand es trotzdem nett, mit Ihnen zu plaudern. Das können wir gerne wiederholen«, schlug Brooke vor und lächelte gewinnend.

»Mal sehen«, erwiderte ich knapp und schlug die Tür wieder zu. Natürlich würden wir das nicht wiederholen. Zumindest nicht, wenn es nach mir ginge. Als Brooke endlich verschwunden war, setzte ich meine Arbeit fort. Leider konnte ich nicht verhindern, dass ich ständig über ihre Worte nachdenken musste.

Samantha

Als ich das große Cateringzelt betrat, herrschte gerade Hochbetrieb. Brooke Donovan entdeckte ich trotzdem sofort. Sie war mit ihren kräftigen rot gelockten Haaren auch kaum zu übersehen. Sie stand am Salatbuffet und war gerade dabei, sich eine Schüssel mit Grünzeug zu füllen. Ich bahnte mir einen Weg durch die vielen Leute, vorbei an vollbesetzten Tischen, und ließ mich durch nichts und niemanden von meiner

Mission, Brooke ordentlich den Kopf zu waschen, abbringen. Ich hatte sie vorhin mit Kane beobachtet. Er war gerade dabei gewesen, in seinen Traktor zu steigen, als sie sich mit vollem Körpereinsatz an ihn rangeschmissen hatte. Neidisch musste ich mit ansehen, wie sie ebenfalls eingestiegen war. Keine Frage, sie wollte ihn. Das hatte ich selbst aus dieser Entfernung bemerkt.

Brooke war wie eine Gottesanbeterin, sie verspeiste solch unbedarfte Kerle wie Kane zum Frühstück. Nicht, dass Kane nicht stark gewesen wäre, aber einer Frau wie Brooke hatte kaum jemand etwas entgegenzusetzen. Nur die wenigsten schafften es, ihr zu widerstehen. Was Brooke wollte, bekam sie auch. Leider war das immer so gewesen, oder jedenfalls seit ich sie kannte. Und wir kannten uns wirklich schon ziemlich lange. Viel zu lange, um ehrlich zu sein. Kane allerdings würde ich ihr nicht kampflos überlassen. Denn eines stand fest: Er gehörte zu mir. Zumindest sobald wir uns wieder versöhnt hatten, und das würden wir, keine Frage. Bis dahin sah ich es als meine Pflicht, Kane vor den Fängen der Gottesanbeterin zu schützen. Daher kam ich auch sofort auf den Punkt, als ich neben ihr am Salatbuffet stehen blieb.

»Ich habe dich vorhin mit Kane gesehen«, eröffnete ich unser Gespräch und fuhr fort, als ich ihre volle Aufmerksamkeit genoss: »Lass die Finger von ihm. Kane gehört zu mir.«

So, nimm das, du blöde Kuh.

Leider wirkte mein Auftreten wohl nicht einschüchternd genug, denn sie erwiderte mit einem süffisanten Grinsen: »Dir gehört hier gar nichts. Am wenigsten Kane. Und was ich tue oder lasse, geht dich nun wirklich nichts an. Kümmere dich um deine eigenen Angelegenheiten.«

Brooke wandte sich wieder dem Salatbuffet zu, aber ich war noch längst nicht fertig, und so leicht gab ich mich bestimmt nicht geschlagen.

»Ich sage es nicht noch einmal, du lässt deine Klauen von Kane. Er ist mein Freund«, log ich kurzerhand. Was ein bisschen idiotisch war, denn die Lüge durchschaute sie natürlich auf Anhieb.

»Da hat er mir aber gerade etwas anderes erzählt«, gab sie zurück und lächelte durchtrieben.

Die beiden hatten tatsächlich über mich gesprochen!

»Das muss ja wirklich ein böser Streit gewesen sein, den ihr beide hattet. Die ganze Crew spricht darüber. Und so wie es aussieht, hat der liebe Kane nicht das geringste Interesse an dir. Zumindest nicht mehr.«

Leider hatte die Gottesanbeterin schon wieder recht. Ich würde Kane trotzdem nicht kampflos aufgeben. Er musste unter allen Umständen vor ihr bewahrt werden.

»Lass ihn in Ruhe. Ich weiß genau, dass du nur deinen Spaß willst, und wenn du bekommen hast, was du wolltest, lässt du ihn fallen.«

Meine Rivalin grinste teuflisch und zuckte dann leichtfertig mit den Schultern.

»Natürlich«, gab sie dreist zu. »Glaubst du etwa, ich binde mir einen Trampel ans Bein?«

Am liebsten hätte ich sie geschlagen oder ihr die hinterlistigen Augen ausgekratzt. Oder am besten beides auf einmal. Kane war alles andere als ein Trampel.

»Aber er ist wirklich süß und für kurzfristigen Spaß einfach perfekt«, fügte sie kaltherzig hinzu.

»Ich werde ihm alles erzählen«, drohte ich und hätte tatsächlich nicht davor zurückgeschreckt, sie bei Kane zu verpetzen. Doch meine Drohung lief ins Leere. Brooke lachte nur und erwiderte: »Tu das, wenn du wie eine irre, eifersüchtige Ex-Freundin rüberkommen willst. Wenn ich es mir recht überlege, könnte ihn das sogar noch schneller in meine Arme treiben.«

Noch ein Wort von ihr und ich würde über sie herfallen.

»So, und jetzt geh mir aus dem Weg«, herrschte sie mich an und ließ noch zwei Scheiben Gurken in ihre Salatschüssel plumpsen. Hoffentlich erstickte sie dran. »Ich will meinen Text noch einmal durchgehen.«

Damit ließ sie mich einfach stehen, während ich vor Wut kochte. Zitternd vor Zorn schaute ich meiner Widersacherin nach, die sich lächelnd nun ihrerseits einen Weg durch die Menschenmenge bahnte.

Mir war klar, dass ich sie mit diesem Gespräch nur noch mehr angestachelt hatte. Der arme Kane hatte keine Chance, der Gottesanbeterin zu entkommen, und das war jetzt zumindest zum Teil meine Schuld. Ich hatte erst in drei Tagen wieder einen Drehtag und unter normalen Umständen hätte ich diese freien Tage in Bozeman im Hotel verbracht. Aber nun würde ich unter keinen Umständen die Ranch verlassen. Es war wirklich besser, Brooke Donovan im Auge zu behalten. Und wie recht ich damit hatte, stellte sich bereits einen Tag später heraus.

• • •

Ich war gerade dabei, einen kleinen Spaziergang über die Ranch zu machen. Als ich Richtung Fahrzeugschuppen kam, hörte ich plötzlich das glockenhelle Lachen der Gottesanbeterin und erstarrte vor Schreck, als ich gleich darauf auch Kanes Stimme vernahm.

Ich schluckte schwer. Brooke hatte also Witterung aufgenommen und war dabei, ihr Opfer in die Falle zu locken.

Ich versteckte mich tatsächlich wie eine irre Stalkerin hinter dem nächstbesten Busch und hoffte inständig, dass mich niemand entdeckte. Brooke und Kane ließ ich keine Sekunde aus den Augen. Kane war dabei, Holz von der Ladefläche seines Pick-ups zu laden. Er hatte die Hemdsärmel hochgekrempelt und packte kräftig zu. Brooke lehnte an der Karosserie und trug heute ein besonders tief ausgeschnittenes Top, das ihren Busen perfekt zur Geltung brachte. Kane machte einen entspannten Eindruck und schien sich in ihrer Gegenwart sehr wohl zu fühlen. Es schmerzte, dass er für ihre Reize empfänglich schien. Und plötzlich – Kane hatte gerade die Bretter abgelegt – griff sie sich seinen Arm und er hielt sofort inne. Die Gottesanbeterin kam näher und mein Herz hämmerte wie wild in meiner Brust. Ich konnte nicht hinsehen, als das Unvermeidbare geschah. Sie streckte die schlanken Hände aus und zog Kane, meinen Kane, ohne jedwede Vorwarnung an sich. Er stolperte in ihre Arme und sie drückte ihren gigantischen unechten Busen gegen seinen Brustkorb und die vollen, roten, sexy Lippen auf seinen Mund. Ich konnte nicht hinsehen, mir drehte sich der Magen um.

»Was machst du denn da?«, ließ mich eine Stimme herumfahren und ich schrie entsetzt auf. Instinktiv hielt ich mir den Mund zu und schaute dabei in Chris' lächelndes Gesicht. Mein Herz klopfte heftig, als ich ihn am Arm packte und mit mir ins Versteck zog.

»Hey, was soll das?«, beschwerte er sich. Aber ich bedeutete ihm schnell still zu sein. Und zum Glück kapierte Chris sofort. Sein Blick folgte meinem und mein Herzschlag setzte aus, als ich sah, wie meine Erzfeindin Kane noch immer in ihren Fängen hatte und leidenschaftlich küsste.

Chris schnalzte mit der Zunge. »Und Kane wollte mir nicht glauben, als ich ihm sagte, die Frau ist scharf auf ihn. Brooke Donovan ist wirklich heiß. Mann, der Boss ist echt zu beneiden.«

Chris' Blick fiel schließlich auf mich, während ich ihn zornig anstarrte. »Natürlich ist sie nicht so heiß wie du«, ruderte er hastig zurück und seine Wangen glühten vor Verlegenheit. »Ich meine, du siehst echt toll aus und die braunen Haare stehen dir wirklich verdammt gut«, machte er noch einen Versuch.

»Ach, halt doch einfach die Klappe«, gab ich ungehalten zurück. Sonst würden die beiden uns noch entdecken.

Chris verstummte und ich riss meinen Blick schließlich von den Turteltauben los. Ohne einen Kommentar von ihm abzuwarten, kroch ich aus unserem Versteck hervor und suchte das Weite. Noch mehr blöde Bemerkungen von Chris hätte ich nicht ertragen, mir war sowieso schon nach heulen zumute. Die Gottesanbeterin hatte also mal wieder gewonnen.

Kane

Vorhin, als ich vor Rileys Werkstatt stand und wir zusammen das Holz für den neuen Hühnerstall aufluden und ich ihm von Brooke und dann von Chris' Vermutung berichtet hatte, waren wir uns einig gewesen und hatten Chris gemeinschaftlich für verrückt befunden. Und jetzt, keine zwei Stunden später, lehnte ich an meinem Pick-up und Brooke Donovan drängte sich gegen mich, ihren üppigen Busen gegen meinen Brustkorb pressend. Ihre vollen Lippen hatten sich an meinem Mund festgesogen, dass ich kaum noch Luft bekam, und ihre rote wilde Lockenmähne kitzelte mich auf unangenehme Weise im Gesicht. Was sollte dieser plötzliche Überfall? Ich wollte nicht geküsst werden. Schon gar nicht von ihr. Es fühlte sich falsch an. Bei Sam hatte es sich nie so angefühlt. Sam zu küssen war einfach nur berauschend gewesen.

Langsam schob ich Brooke von mir und versuchte mich aus ihren Klauen zu befreien. Aber plötzlich schienen ihr noch zwei Arme gewachsen zu sein. Die Frau wollte mich partout nicht loslassen. Also schob ich sie etwas vehementer von mir. Endlich schien sie zu kapieren und ließ von mir ab. Nur der gute Anstand, zu dem mich meine Eltern erzogen hatten, verbot es mir, mir mit dem Handrücken über den Mund zu wischen.

Ich trat einen Schritt zurück, brachte ausreichend Abstand zwischen uns und war bereit, jeden weiteren Annäherungsversuch ihrerseits abzuwehren. Wenn mich jemand küssen durfte, dann Sam. Nur die wollte leider nicht, was echt zu blöd war.

»Tut mir leid, wenn ich dich überrumpelt habe«, sagte Brooke und verzog die roten Lippen zu ihrem mir nun schon bekannten Schmollmund.

»Ich will keine Beziehung«, sagte ich geradeheraus und hoffte, sie würde kapieren, dass ich nicht auf sie stand.

Für eine Sekunde musste ich an Chris denken und konnte mir ein Grinsen nur schwer verkneifen. Wenn er wüsste, dass ich Brooke Donovan gerade einen Korb gegeben hatte, würde er mit Sicherheit durchdrehen.

Brooke lächelte charmant und verringerte erneut den Abstand zwischen uns, indem sie einen Schritt auf mich zu machte. Sie zupfte mich sanft am Kragen meines Hemdes.

»Wer hat denn etwas von einer Beziehung gesagt?«, flötete sie verlockend. »Mir geht es nur um ein bisschen unverbindlichen Spaß«, erklärte sie, ohne rot zu werden. Und dann fügte sie hinzu: »Hast du denn nicht gerne Spaß, Kane?«

Ich schluckte schwer. Doch, den hatte ich. Aber eben nur mit einer Frau und das war nun mal Sam. Ihr zu verzeihen, dass sie mich angelogen hatte, schaffte ich trotzdem nicht. Nicht nach der Enttäuschung mit Freya. Gleich zweimal verarscht zu werden, hatte einfach zu weh getan. Im Moment zog ich es vor, mich von Frauen generell fernzuhalten.

Tapfer schüttelte ich den Kopf. »Ich fürchte, ich bin nicht der Typ für die Art von Spaß«, sagte ich und erteilte ihr abermals eine Abfuhr. Jetzt musste sie aber endlich kapieren. Und tatsächlich, ihr Lächeln erlosch und sie ließ meinen Hemdkragen los.

Sie trat wieder einen Schritt zurück und ich wagte sogar endlich meine Habachtstellung aufzugeben.

»Du weißt nicht, was du verpasst«, prophezeite sie und wirkte jetzt ziemlich sauer. Einer Brooke Donovan gab man wahrscheinlich keinen Korb.

»Mag sein«, erwiderte ich. »Ich habe trotzdem kein Interesse.«

Sie funkelte mich an, machte kehrt und stöckelte wütend davon, dass die rote Lockenmähne nur so flog. Erleichtert sah ich ihr nach. Die war ich ein für allemal los, dachte ich zufrieden und lud endlich die restlichen Bretter ab, die noch immer auf der Ladefläche meines Pick-ups lagen.

...

»Ich habe dich vorhin mit Brooke gesehen«, sagte plötzlich eine Stimme und riss mich aus meinen Gedanken. Vor Schreck schlug ich mir mit dem Hammer auf den Finger.

Laut fluchend sprang ich auf und funkelte Sam an, die neben dem alten Hühnerstall stand.

»Lass mich mal sehen«, erwiderte sie schnell und war sofort an meiner Seite. Ich war kurz davor, ihr die Hand hinzustrecken, überlegte es mir dann aber anders. Es war besser, sie berührte mich nicht. Das weckte nur schmerzliche Erinnerungen.

»Nein«, gab ich möglichst schroff zurück und versuchte, sie lieber gleich in die Flucht zu schlagen. Aber heute musste etwas in der Luft liegen. Die Frauen waren einfach zu hartnäckig. Sam rührte sich nicht von der Stelle.

»Wobei hast du mich gesehen?«, fragte ich schließlich.

Während ich auf eine Antwort wartete, nahm ich den Hammer wieder zur Hand und setzte meine Arbeit fort.

Sam verschränkte die Arme vor der Brust. Sie schien eindeutig sauer auf mich zu sein, dachte ich und musste gleichzeitig feststellen, wie ungeheuer süß sie aussah, wenn sie wütend wurde.

»Ich habe dich mit Brooke gesehen«, half sie mir auf die Sprünge. Normalerweise war mir nichts so schnell peinlich, aber dass sich meine Wangen rot färbten, konnte ich leider nicht verhindern. Äußerlich allerdings versuchte ich mich völlig unbeeindruckt zu geben und zuckte lässig mit den Schultern.

»Und?«, hakte ich nach. »Ist das etwa verboten?«

Zufrieden stellte ich fest, wie zornig Sam wurde. War sie eifersüchtig? Dieser Gedanke gefiel mir mehr, als er hätte tun sollen.

»Egal, was Brooke dir auch erzählt, sie lügt dich an. Sie hat kein Interesse an dir, oder an irgendjemand sonst. Das Einzige, was Brooke tut, ist, die Männer zu benutzen, und zwar alle Männer. Auch dich«, stieß sie giftig hervor.

Ich ließ den Hammer sinken und schaute Sam ernst an.

»Schon seltsam, genau dasselbe hat Brooke über dich gesagt. Hör zu, scheinbar seid ihr nicht gerade gut aufeinander zu sprechen. Was ihr beiden treibt, ist mir egal. Aber haltet mich aus eurem Zickenkrieg raus. Und außerdem, wenn ich mich recht erinnere, hast du das Gleiche getan.«

Mit meiner Anschuldigung nahm ich ihr gehörig den Wind aus den Segeln.

Sam schluckte schwer.

»Ich weiß nicht, wie oft ich es noch sagen soll. Aber ich habe dir nicht mit Absicht wehgetan und ich habe dich auch nicht benutzt«, verteidigte sie sich.

Ich seufzte laut auf. Selbst wenn es so war und sie die Wahrheit sagte, wem nützte das denn? Sam gehörte nicht hierher und ich gehörte nicht nach Kalifornien.

Ich zuckte gleichgültig mit den Schultern, obwohl diese Erkenntnis mich innerlich zerriss.

»Aus uns beiden wäre ja doch nichts geworden. Du lebst in Los Angeles und wie du weißt, mag ich Kalifornien nicht besonders. Hin und wieder hätte ich dich sicher besucht, bis wir beide die Lust auf eine Fernbeziehung verloren hätten. Also ist es so, wie es ist, einfach das Beste.«

Lügen, nichts als Lügen. Für Sam hätte ich alles stehen und liegen gelassen, hätte die Ranch sofort verkauft. Ich würde für die Frau sogar in den Sudan ziehen, wenn es darauf ankäme. Aber mit ihren Lügen hatte sie alles kaputt gemacht. Nichts war schlimmer, als hintergangen zu werden.

Dass meine Worte schmerzten, sah ich an ihrem Gesichtsausdruck. Sie derart zu verletzen war nicht meine Absicht gewesen. Ich wollte nicht hartherzig oder gar gemein sein. Nicht mehr zumindest. Über diesen Punkt war ich hinaus. Mein jetziges Verhalten war einfach die simpelste Form von Selbstschutz. Ich hatte gedacht, nach Freya würde kein Herz mehr in meiner Brust schlagen. Aber es war noch da gewesen. Bis Sam kam. Sie hatte es genommen und einfach zerquetscht.

Ich bemerkte die Tränen, die sich in Sams Augen sammelten und die sie schnell wegzublinzeln versuchte.

»Ich wollte dich nur vor Brooke warnen. Aber weißt du was, tu einfach, was du nicht lassen kannst. Du wirst schon sehen, was du davon hast«, presste sie hervor. Dann machte sie kehrt und eilte davon.

Mein Herz klopfte heftig und für einen kurzen Moment wollte ich ihr nachlaufen. Aber ich hielt mich zurück. Denn im Endeffekt verhielt es sich ja genauso, wie ich gesagt hatte. Wir hätten nie und nimmer eine Chance gehabt. Wir beide und unser beider Leben waren viel zu verschieden. Ich schaute Sam nach. Als sie aus meinem Blickfeld verschwunden war, besah ich mein begonnenes Projekt: eine Hühnerresidenz für Bertha und ihre Freundinnen. Nach dem Gespräch mit Sam war mir allerdings die Lust am Bauen gründlich vergangen. Ich warf den Hammer neben den großen Holzstapel ins Gras. Meine Hühner mussten vorerst mit ihrem alten Domizil vorliebnehmen. Ich hingegen musste mich erst einmal abreagieren und unbedingt auf andere Gedanken kommen.

Kapitel 17

Samantha

Ich versuchte meine Tränen zu verbergen. Nichts wäre schlimmer gewesen, als neugierige Fragen und Blicke zu ertragen. Am wirklich allerschlimmsten wäre es natürlich, jetzt der Gottesanbeterin über den Weg zu laufen. Aber ich hatte Glück, auf der Ranch war heute nicht viel los, sodass mich niemand sah, als ich völlig aufgelöst über den Hof rannte. Die Crew war noch mit den heutigen Dreharbeiten beschäftigt. Ich eilte Richtung Wohnwagen, immer noch von dem Bedürfnis getrieben, mich zu verstecken und meine Wunden zu lecken. Den Kuss mit anzusehen war heftig gewesen, aber Kanes Worte waren noch schlimmer. Die hatten unsagbar wehgetan. Vor allem, weil er mit allem recht hatte.

Als ich am Pferdestall, dessen Tore weit offen standen, vorbeikam, blieb ich stehen und spähte kurzerhand hinein.

Leises Wiehern drang aus den einzelnen Boxen und der unverkennbare Geruch nach Tieren umfing mich. Was ich vor Wochen als störend empfunden hatte, machte mir schon lange nichts mehr aus. Ich wäre so gerne ein bisschen ausgeritten. Wehmütig dachte ich an Tornado.

Vielleicht könnte ich mir ein Pferd ausleihen? Die Produktionsfirma hatte Pferde angemietet, aber die waren alle im Einsatz, außerdem konnte ich natürlich nicht einfach auf ihnen ausreiten, wenn ich Lust dazu hatte.

Aus dem hinteren Teil drangen Geräusche zu mir. Irgendetwas schabte über den Boden.

»Ist jemand hier?«, rief ich und lauschte. Kurz darauf vernahm ich Jeffs Stimme und dann sah ich ihn auch schon, als er mit Schaufel und Eimer bewaffnet aus der letzten Box trat.

»Hey, Jeff«, begrüßte ich ihn und er schenkte mir ein breites Lächeln.

»Hey, was treibt dich in den Pferdestall? Solltest du nicht mit Dreharbeiten beschäftigt sein?«

Ich schüttelte den Kopf. »Heute nicht. Ich habe erst übermorgen wieder Drehtag. Ich dachte, jetzt wo Tornado nicht mehr hier ist, könnte ich mir vielleicht ein anderes Pferd für heute Nachmittag ausleihen. Ich würde so gerne einen kleinen Ausritt machen«, bat ich und fragte dann sicherheitshalber: »Oder glaubst du, Kane könnte etwas dagegen haben?«

Jeff blickte sich demonstrativ um. »Da ich Kane hier nirgendwo entdecken kann, würde ich mal sagen, er hat nichts dagegen. Und wie heißt es doch so schön, was er nicht weiß …«

»… macht ihn nicht heiß«, beendete ich Jeffs Satz und er nickte.

»Mal überlegen: Welches Pferd wäre wohl am besten für dich?« Jeff kratzte sich nachdenklich seinen Dreitagebart.

»Ich denke, wir können dir Sunshine satteln. Eine zuverlässige Stute. Was meinst du?«

Ich nickte eifrig. »Klingt gut. Danke, Jeff.«

Jeff bedeutete mir ihm zu folgen, als er sich auf den Weg zu einer der Pferdeboxen machte, und ich lief brav hinter ihm her.

»Hallo, mein Mädchen«, begrüßte Jeff die Stute, als er die Box aufsperrte, und klopfte ihr liebevoll den Rücken. »Du machst jetzt einen kleinen Ausritt«, fuhr er fort, während er Sunshine Decke und Sattel auf den Rücken legte, beides festzog und sie anschließend aufzäumte. »Geschafft.« Jeff nickte zufrieden. »Jetzt dürfte einem schönen Ausritt nichts mehr im Wege stehen.«

Ich nahm die Zügel entgegen, die er mir hinhielt, und führte Sunshine aus dem Stall hinaus. Jeff begleitete mich ein Stück und hielt die Zügel, während ich aufsaß.

Augenzwinkernd sagte er: »Und lass dich bloß nicht von Kane erwischen. Du kennst doch seine Regeln!«

Ich lachte ebenfalls, als ich zurückgab: »Ich glaube, diese Regeln gelten jetzt nicht mehr für mich. Also sei unbesorgt.«

Jeff nickte. »Viel Spaß, sag mir Bescheid, wenn du wieder da bist, dann versorge ich Sunshine und bringe sie in ihre Box zurück.«

»Das mache ich, vielen Dank«, versprach ich. »Bis später.«

Dann drückte ich Sunshine vorsichtig meine Fersen in die Seiten und die Stute setzte sich gemächlich in Bewegung.

In leichtem Trab ritt ich über Koppeln und Weiden. Am Fluss ließ ich Sunshine trinken und später legten wir eine Pause ein, damit sie sich ein bisschen erholen konnte. Während das Pferd graste, hockte ich unter einem Baum und lehnte mit geschlossenen Augen an dessen Stamm. Einfach herrlich. Die Sonne liebkoste mein Gesicht und die Geräusche der Natur ließen mich langsam eindösen. Als ich wieder aufwachte, stand die Sonne tief am Himmel. Nicht mehr lange und sie würde untergehen. Ich hatte viel zu lange geschlafen und sollte zusehen, dass ich nach Hause kam. Ich war weit weg von der Ranch und wenn ich mich nicht beeilte, würde ich es vor Einbruch der Dunkelheit nicht mehr rechtzeitig zurückschaffen. Ich dachte an Jeff und bekam ein schlechtes Gewissen. Meinetwegen würde er Schwierigkeiten mit Kane bekommen. Das tat mir leid. Schnell stieg ich auf und trieb Sunshine an, um mich zügig auf den Heimweg zu machen. Als die Sonne tiefer und tiefer sank, beeilte ich mich vorsichtshalber noch mehr. Ich dachte an die halbe Nacht zurück, die ich dank Chris damals mutterseelenallein auf der Weide verbracht hatte, und bekam Gänsehaut. Das wollte ich nicht noch einmal erleben. Aber noch war es nicht dunkel. Selbst wenn die Sonne gleich hinter den hohen Bergen versank, würde es noch ein Weilchen hell bleiben.

Unbeirrt ritt ich weiter, bis ich Oscar, Kanes Pferd, auf einer kleinen Anhöhe stehen sah. Ich zog am Zügel, bedeutete somit Sunshine anzuhalten, und ritt langsam auf Oscar zu.

Als ich das Pferd erreichte, bemerkte ich auch Kane, er lehnte wie ich vorher mit dem Rücken an einem Baum. Seine Augen waren geschlossen, allerdings machte er nicht gerade einen entspannten Eindruck, sondern seine Miene war verbissen. Mein Blick fiel auf seinen Arm, dessen Schultergelenk irgendwie seltsam aussah.

»Was ist passiert?«, fragte ich und Kane zuckte überrascht zusammen, öffnete aber sofort die Augen.

»Bin vom Pferd gefallen«, gab er knapp zurück und hielt sich den Arm.

Mit dem Kopf deutete ich auf seine Schulter. »Hast du dich verletzt?«

Kane bedachte mich mit einem ernsten Blick, dann nickte er schließlich.

»Ich glaube, ich habe mir den Arm ausgekugelt«, erklärte er und fügte dann leise hinzu: »Mal wieder.«

Bei seinen Worten wurde mir ein bisschen flau in der Magengegend. Hastig glitt ich aus dem Sattel und ließ die Zügel los. Sunshine würde sicher nicht davonlaufen. Ich eilte auf Kane zu und ging vor ihm in die Hocke.

»Du musst ja höllische Schmerzen haben. Soll ich mir das mal ansehen?«, fragte ich tapfer, obwohl mir der eigene Arm schon vom bloßen Hinsehen wehtat.

Kane seufzte leise auf, dann nickte er mit aufeinandergepressten Lippen.

Vorsichtig begutachtete ich seine Schulter. Der Arm war wirklich ausgekugelt. Kein Wunder, dass er hier hockte, mit dem verletzten Arm konnte er kaum in den Sattel steigen, geschweige denn nach Hause reiten. Mittlerweile war auch die Sonne verschwunden und ich begann zu frösteln.

»Dein Arm ist tatsächlich ausgerenkt. Wo ist dein Satellitentelefon? In einer der Satteltaschen? Dann rufe ich für dich Hilfe«, plapperte ich und versuchte das mulmige Gefühl, das in mir aufstieg, zu unterdrücken, als die Schatten immer länger und länger wurden.

»Ich habe keins dabei«, presste er hervor und stöhnte vor lauter Schmerzen leise auf.

»Was?«, krächzte ich überrascht.

»Ich sagte, ich habe es nicht dabei«, wiederholte Kane genervt.

»Was ist denn mit deinen blöden Regeln?«, fragte ich und konnte die Panik in meiner Stimme nicht verbergen.

Kane blickte mich an und rang sich ein leichtes Grinsen ab. Er war schneeweiß im Gesicht. »Du weißt doch, Regeln gelten für den Boss nicht.«

Ich lächelte schwach und fragte schließlich: »Was tun wir jetzt? Vielleicht könnte ich schnell zur Ranch reiten und mit Hilfe wiederkommen?« Aber Kane schüttelte nur den Kopf.

»Das schaffst du nicht vor Einbruch der Dunkelheit.«

Ich schnaubte. »Und was sollen wir deiner Meinung nach dann tun?«

Kane seufzte und lehnte kurz den Kopf nach hinten. Er schloss die Augen, atmete tief durch und öffnete sie dann wieder.

»Hast du schon mal einen ausgekugelten Arm eingerenkt?«, fragte er und nun war ich diejenige, die schneeweiß im Gesicht wurde. Ich schüttelte den Kopf.

»Nein, habe ich nicht. Kennst du dich denn damit aus?«, fragte ich zurück.

Kane nickte. »Das ist mir vor ein paar Jahren schon mal passiert. Damals hat Riley meinen Arm wieder eingerenkt.«

Er versuchte sich zusammenzureißen, aber seine Oberlippe zitterte leicht, auch daran erkannte ich, wie groß seine Schmerzen sein mussten. Außerdem wurde es jetzt, da die Sonne gänzlich verschwunden war, empfindlich kalt. Der Sommer neigte sich dem Ende zu und so wurden auch die Nächte schnell kühler.

»Hör mir genau zu«, bat Kane eindringlich und ich nickte wie von selbst. »Du musst jetzt versuchen, meinen Arm einzurenken.«

Ich schnappte nach Luft und schüttelte sofort den Kopf. Das flaue Gefühl verstärkte sich.

»Das habe ich noch nie gemacht. Ich glaube nicht, dass ich das kann.«

Kane stöhnte abermals vor Schmerzen auf.

»Das musst du aber. Sonst komme ich nicht aufs Pferd und zum Laufen ist es zu weit. Außerdem ist es so gut wie dunkel. Ich will nicht hier unter diesem Baum versauern.«

Ich nickte kläglich.

»Was wäre passiert, wenn ich nicht aufgetaucht wäre?«

Kane schüttelte leicht den Kopf und rang sich ein schwaches Lächeln ab. »Keine Ahnung, dann wäre ich wohl doch versauert. Bitte versuch es einfach.«

Ich atmete tief durch, dann gab ich zu: »Aber ich habe Angst. Angst, dir wehzutun.«

»Im Moment tut mir, glaube ich, nichts mehr weh als diese dämliche Schulter. Wenn die Schmerzen nicht bald aufhören, werde ich verrückt. Also, bitte hilf mir.« Ich nickte notgedrungen.

Okay, Sam, reiß dich zusammen. Atme tief durch, du schaffst das schon, sprach ich mir selbst gut zu und konzentrierte mich nur noch auf meine bevorstehende Aufgabe. Ich rückte näher an ihn heran.

»Falls es dich beruhigt«, machte ich wohl mehr mir als ihm Mut, »In einem meiner Filme habe ich eine Ärztin gespielt.«

Kane blickte mich aus großen Augen an.

»Und das soll mich jetzt wirklich trösten?«, fragte er und ich zuckte mit den Schultern. »Immerhin habe ich dafür einen Golden Globe eingeheimst. Vielleicht beruhigt es dich ja, wenn ich dir sage, dass ich zwar noch nie selbst einen Arm eingerenkt habe, aber schon einmal im Fernsehen gesehen habe, wie man so etwas macht.«

Kane sah abermals zweifelnd zu mir auf.

»Am besten sagst du jetzt gar nichts mehr. Dein Gerede macht es nämlich wirklich nicht besser.«

»Schon gut«, beschwichtigte ich ihn. »Sag mir einfach, was ich als Nächstes tun soll.«

Kane atmete tief durch, dann sagte er: »Der Arm muss auf jeden Fall im richtigen Winkel zum Körper stehen. Sonst könnte er beim Einrenken brechen.«

»Okay, hab' verstanden. Dann geht es jetzt los. Bist du bereit?«, fragte ich, während mir vor Aufregung richtig schlecht war.

»Ja, ich bin bereit.«

Ich versuchte das Zittern meiner Finger zu verbergen, als ich Kanes Arm ergriff und ihn in die Position brachte, die ich für richtig hielt. Ich konnte wirklich nur hoffen, dass es funktionierte. Kane zog scharf die Luft ein und stieß dann einen ziemlich derben Fluch aus.

»Sorry«, presste er danach mühsam hervor. »Ich wollte nicht fluchen. Aber als du meinen Arm gerade angefasst hast, hat das echt höllisch wehgetan.«

»Schon okay. Unter den Umständen ist lautes Fluchen absolut legitim.«

Ich atmete tief durch, dann nahm ich erneut vorsichtig Kanes Arm. »Ist das so richtig?«, wollte ich mit klopfendem Herzen wissen. Kane, der noch immer aschfahl im Gesicht war, warf einen Blick auf das ausgerenkte Gelenk, dann nickte er.

»Denke schon«, presste er hervor.

»Ich muss dich jetzt wieder anfassen. Fester diesmal«, kündigte ich an. »Das Gelenk ist aus der Pfanne gesprungen und wir müssen es wieder reinbekommen«, führte ich aus, als ob Kane das nicht selbst wüsste. Mittlerweile nickte er nicht einmal mehr. Sein Gesicht war ganz grau und auf seiner Stirn hatten sich Schweißperlen gebildet.

»Ich fange jetzt an«, informierte ich ihn knapp, nachdem ich den Arm wieder umfasst hatte. Kane brachte ein schwaches Nicken zustande.

Dann nahm ich meinen ganzen Mut zusammen, stemmte ein Bein in den Boden, das andere gegen Kane, zog mit aller Kraft und versuchte gleichzeitig, das Gelenk sanft zurückschnappen zu lassen. Kane fluchte wie ein Kesselflicker, als ich an seinem Arm herumriss. Plötzlich war dieses scheußliche Geräusch zu hören, als die ausgekugelte Schulter zurücksprang, und Kane stieß einen kurzen heftigen Schrei aus. Sein Brustkorb hob und senkte sich in schnellen Atemzügen.

»Du hast es geschafft«, sagte er nach einer Weile erleichtert und konnte es wohl selbst kaum fassen.

»Ja, ja, ich habe es geschafft«, gab ich aufgekratzt zurück. »Tut es noch sehr weh?«

Kane schüttelte wie erhofft den Kopf. »Es geht mir bereits um einiges besser.«

Erleichtert schloss er die Augen und ließ sich keuchend zurück gegen den Stamm sinken.

»Danke«, flüsterte er, als ich mich mindestens genauso heftig zitternd neben ihn lehnte. »Keine Ahnung, was ich ohne dich getan hätte.«

Als ich endlich meine Stimme wiedergefunden hatte, erwiderte ich: »Das weiß ich auch nicht. Zum Glück hattest du mich. Und jetzt lass uns endlich nach Hause reiten.«

Es wurde langsam dunkel und bestimmt nicht mehr lange, und es wäre stockfinstere Nacht. Wie befürchtet schüttelte Kane den Kopf.

»Das geht nicht. Es ist zu dunkel, um jetzt noch nach Hause zu reiten. Wir können die Unebenheiten im Boden und die Zäune nicht sehen. Es ist zu gefährlich. Die Pferde könnten sich bei dem Ritt verletzen.«

Nun war ich diejenige, die leise fluchte. Das hatte ich mir schon gedacht.

»Und was machen wir dann?«, fragte ich leicht panisch und sprang auf.

Kane stemmte sich ebenfalls hoch und ich reichte ihm die Hand, um ihm aufzuhelfen, die er auch ergriff. Als er es nach oben geschafft hatte, ließ ich ihn wieder los und er rieb sich den neu eingerenkten Arm.

»Am Ende der Koppel gibt es eine Art Schuppen. Dort können wir für heute Nacht bleiben«, erklärte Kane und ich riss die Augen weit auf. »Wir sollen wirklich hier draußen übernachten?«

Diese Aussicht weckte bei mir keine guten Erinnerungen.

Kane warf mir einen Blick zu. »Ich hätte dich für mutiger gehalten«, neckte er mich. »Zumindest werden wir ein Dach über dem Kopf haben. Da kann ich dich beruhigen.«

Das beruhigte mich leider ganz und gar nicht.

»Oder wir warten einfach hier«, schlug ich stattdessen vor. »Jeff weiß, dass ich mit Sunshine unterwegs bin. Wenn ich nicht zurückkomme, werden sich die anderen bestimmt bald auf die Suche machen.«

»Hast du Jeff denn genau gesagt, wo du hinwillst?«, hielt Kane dagegen und ich musste leider den Kopf schütteln.

»Dann glaube ich nicht, dass uns in absehbarer Zeit jemand findet. Das Land ist riesig. Es dauert eine Weile, alles abzusuchen. Das kannst du mir glauben. Lass uns einfach zum Schuppen laufen. Ich bin hundemüde.«

Schließlich gab ich mich geschlagen und konnte nichts anderes tun, außer Sunshines Zügel zu nehmen und neben Kane, der Oscar führte, herzulaufen.

Schweigend gingen wir nebeneinander, während es dunkler und dunkler wurde. Nur die Geräusche der schnaubenden Pferde und unserer Schritte im weichen Gras waren zu hören. Verstohlen warf ich Kane einen Seitenblick zu und die Aussicht auf eine Nacht allein mit ihm war leider nicht so romantisch, wie ich es mir erhofft hätte.

»Ist es noch weit?«, fragte ich nach einer Weile und Kane schüttelte den Kopf. »Wir müssten gleich da sein.«

Und dann endlich zeichneten sich in der hereinbrechenden Dunkelheit die Umrisse einer kleinen Hütte ab.

Als wir unser Ziel erreichten, entfernten wir zuerst die Trensen.

»Hoffentlich laufen Oscar und Sunshine nicht davon«, wandte ich ein.

Aber Kane schüttelte den Kopf und erwiderte schlicht: »Ich denke nicht.«

Es war nun gänzlich dunkel geworden, einzig der Mond schickte sein silbrig glänzendes Licht über die Koppel. Kane streifte mich mit einem Blick und als er mich in der Dunkelheit anlächelte, machte mein Herz einen Hüpfer.

Seine Hand suchte meine und als er sie fand, drückte er sanft zu, so als wollte er mich trösten. Einen Augenblick später vernahm ich ein knarzendes Geräusch und in der Dunkelheit sah ich, wie die Tür des alten Schuppens aufschwang. Kane ging als Erster hinein und ich hielt seine Hand fest, als ich ihm folgte.

»Hoffentlich gibt es hier keine Spinnen«, sagte ich und hätte mich am liebsten an Kane festgekrallt. Die Vorstellung, in der Dunkelheit könnte eine fette Spinne in mein Hosenbein kriechen, trieb mir die Gänsehaut auf den Rücken und ich schüttelte mich leicht.

»Doch, vermutlich schon«, entgegnete Kane ungeschönt.

»Hey, warum sagst du denn so was? Das ist total gemein.«

Im Dunkeln sah ich, dass er mit den Schultern zuckte. »Na ja, vermutlich, weil es stimmt. Das ist ein alter Schuppen, der seit Ewigkeiten nicht genutzt wurde, also wird es hier vermutlich mehr als nur eine Spinne geben.«

Kane wollte meine Hand loslassen, aber ich klammerte mich beharrlich an ihm fest.

Als er mich irritiert anblickte, entgegnete ich: »Das mit den Spinnen hättest du nicht sagen dürfen. Jetzt wirst du mich nicht mehr los. Außerdem solltest du wissen, dass ich eine generelle Aversion gegen Kriech- und Krabbeltiere habe, wenn ich dich mal eben kurz an die Schlangenhaut erinnern darf.«

Kane lächelte leise. »Was, wenn ich selbst Angst vor Krabbeltierchen habe?«

Entsetzt schaute ich ihn an. »Hast du denn?«

Kane schüttelte lachend den Kopf. »Nein. Keine Panik, ich beschütze dich so gut ich kann vor monstermäßigen Spinnen und Kriechtieren jedweder Art, versprochen. Trotzdem müsstest du mal kurz meine Hand loslassen, denn ich habe ein Feuerzeug in der Hosentasche und würde gerne Licht machen.«

Ich schüttelte den Kopf. Auf keinen Fall würde ich ihn loslassen.

»Dann nimm doch den anderen Arm, um es rauszuholen. Du hast schließlich zwei«, gab ich zurück und klammerte mich weiterhin an ihm fest.

Kane seufzte leise auf. »Ja, aber einer davon wurde heute ziemlich stark in Mitleidenschaft gezogen, wenn ich dich nun meinerseits daran erinnern darf.«

Dass er damit recht hatte, musste ich wohl oder übel einsehen. Widerwillig seufzend ließ ich seinen Arm los, rückte aber sicherheitshalber noch ein bisschen näher an ihn heran.

Gleich darauf flackerte die kleine Flamme auf und es wurde kurz hell in der Hütte. Ängstlich sah ich mich um.

Ich erkannte einen alten Tisch, drei Stühle. Im hinteren Teil waren Strohballen gestapelt. Kane hob den Arm, leuchtete auch an die Decke, und tatsächlich, in den Ecken waren überall dicke Spinnweben. Ich schrie leise auf und wäre am liebsten in Kane hineingekrochen.

»Ich kann hier nicht bleiben«, stieß ich hervor und drängte mich näher denn je an seinen Körper, obwohl das eigentlich kaum noch möglich schien.

Die Flamme des Feuerzeugs erlosch und ging einen Moment später wieder an. Kane musterte mich mit hochgezogenen Augenbrauen.

»Dann bleibt uns nur im Freien zu übernachten. Aber bedenke, Spinnen gibt es auch draußen«, sagte er.

Ich seufzte leise auf. Und schon wieder hatte er recht.

»Ich weiß, aber draußen zu schlafen ist mir dann doch lieber. Wenn es auch keine ideale Lösung ist. Aber eben immer noch besser, als hier drinnen zu bleiben.«

»Na gut, meinetwegen. Das ist deine Entscheidung.«

Er machte keine Witze mehr über meine Ängste und lachte mich nicht aus. Stattdessen drückte er meine Hand und ging wieder nach draußen, während ich heilfroh hinter ihm herstolperte.

Die Sterne leuchteten nun hell und klar vom Himmel und wir konnten wenigstens die Umgebung schemenhaft erkennen.

»Am besten, wir nehmen den Pferden erst mal die Sättel ab und reiben sie trocken«, schlug Kane vor und ich nickte.

»Mir ist alles recht, Hauptsache, ich muss nicht wieder da reingehen«, stimmte ich zu.

Kane nickte und machte sich daran, den Gurt um Oscars Bauch zu lösen. Dann hob er Sattel und Decke vom Rücken seines Pferdes.

»Du hast also Angst vor Spinnen«, stellte er fest und ließ Decke und Sattel zu Boden gleiten. Ich nickte. »Panische Angst.«

»Warum?«, wollte Kane wissen. Aber ich zuckte nur ratlos mit den Schultern. »Dafür gibt es keinen Grund. Ich finde die Dinger einfach schrecklich widerlich. Wenn ich nur an eine Spinne denke, überläuft mich Gänsehaut.«

Als er mit Oscar fertig war, löste er auch Sunshines Gurt und nahm ihr Sattel und Decke ab.

»Du hast nicht zufällig etwas zu essen oder zu trinken dabei?«, fragte er und legte auch Sunshines Sattel und Decke auf den Boden. Ich nickte eifrig.

»Doch, habe ich. Und zwar einen Schokoriegel und eine Flasche Wasser. Beides ist in Sunshines Satteltasche.«

»Ich habe nur Wasser dabei«, erklärte er und bückte sich, um besagten Proviant aus den Taschen zu holen. »Und eine Decke«, fügte er hinzu.

Nachdem er die Decke auf dem Boden ausgebreitet hatte, legte er die Sattel so darauf, dass sie uns als Kissen dienen konnten. Das würde mit Sicherheit die schrecklichste Nacht meines Lebens werden, schoss es mir durch den Kopf, und mir war jetzt richtig nach heulen zumute.

Wir hatten nichts Essbares außer einem lausigen Schokoriegel, kaum zu trinken, und ich fror mittlerweile erbärmlich.

»Soll ich Feuer machen?«, fragte Kane.

»Aus was denn? In der Dunkelheit werden wir keine Äste und Zweige finden.«

Kane überlegte, dann verschwand er nach drinnen. Als er wieder herauskam, hatte er in jeder Hand einen alten Holzstuhl.

»Die willst du doch jetzt nicht ernsthaft anzünden?«, fragte ich.

»Warum nicht? Hast du eine bessere Idee? Außerdem brauche ich die alten Dinger nicht mehr. Früher oder später hätte ich den Schuppen ohnehin abgerissen.«

Na gut, wenn er meinte.

»Und jetzt geh bitte ein Stück zurück.«

Ich tat, worum er mich bat, und einen Augenblick später trat Kane mit dem Fuß heftig gegen den Stuhl, um ihn in seine Einzelteile zu zerlegen. Das tat er auch mit dem zweiten Stuhl, und danach schlichtete er die Holzteile zu einem schönen kleinen Haufen. Anschließend ging er nach drinnen und holte etwas von dem alten Stroh.

Dann kniete er sich auf den Boden und zückte sein Feuerzeug. Zuerst zündete er das Stroh an und steckte es anschließend zwischen die Holzscheite. Es dauerte nicht lange und die Stuhlreste fingen Feuer.

Als ein schönes kleines Feuer brannte, setzte sich Kane auf die Decke und ich hockte mich neben ihn. Ich versuchte es mir wenigstens halbwegs bequem zu machen. Zumindest war es jetzt nicht mehr so bitterkalt.

»Wie wäre es mit Abendessen?«, fragte Kane und lächelte leicht. Das Feuer warf tanzende Schatten über sein Gesicht. Grinsend kramte ich meinen Schokoriegel hervor und teilte ihn in zwei gleiche Hälften. Eine davon gab ich Kane.

Wir ließen uns Zeit beim Essen, kauten langsam, und als ich meine Hälfte aufgegessen hatte, knurrte mein Magen noch immer. Hin und wieder legte Kane Holz aufs Feuer, damit es nicht erlosch. Funken stoben dann in den schwarzen Nachthimmel und nur das Knistern der Flammen, die sich durch das Holz fraßen, erfüllte die kühle Luft.

Trotz des Feuers fing ich wieder an zu frieren. Kane, der mittlerweile seinen Kopf auf einen der Sättel gebettet und die langen Beine ausgestreckt hatte, lag gemütlich auf der Decke.

Unschlüssig musterte ich ihn. Ich hatte zwei Möglichkeiten: Erstens frieren und zwar bis zum Morgengrauen, oder zweitens Kane um Hilfe bitten. Ich entschied mich für die zweite Möglichkeit.

»Darf ich?«, fragte ich zögerlich und deutete auf den freien Platz neben ihm.

»Ist dir kalt?«

Ich nickte.

»Dann komm schon her«, forderte Kane mich auf und ich kuschelte mich erleichtert an ihn. Ich schmiegte mich richtig nah an seine breite Brust, legte einen Arm über ihn und verbarg den Kopf an seiner gesunden Schulter. Gott, er war wirklich herrlich warm.

Langsam ließ mein Zittern nach, hörte aber nicht gänzlich auf.

»Warte mal«, flüsterte Kane, der mein Beben mit Sicherheit spürte. »Die hatte ich fast vergessen.« Kane griff unter seinen Kopf und zog eine Jacke aus einer der Satteltaschen hervor.

»Du kannst sie haben«, sagte er, als er sich wieder hinlegte und ich mich abermals an ihn kuschelte.

»Danke«, flüsterte ich, als er die Jacke über mich deckte. Sein Duft umfing mich und gab mir Sicherheit. Meine Augen fielen zu und ich merkte, wie ich auf dem besten Weg war, einzudösen.

»Wo bist du aufgewachsen?«, fragte Kane plötzlich in die Stille hinein. »Und diesmal erzählst du mir bitte die Wahrheit«, forderte er mich nachdrücklich auf.

Verschlafen streckte ich mich, rieb mir die müden Augen und seufzte leise auf.

»Natürlich«, gab ich zurück. »Ich lüge dich bestimmt nicht noch einmal an.«

Ich atmete tief durch, denn ich konnte mir gut vorstellen, dass das nicht die einzige Frage war, die Kane mir stellen wollte.

»In New York«, sagte ich dann.

Kane kommentierte meine Antwort nicht, sondern fragte immer weiter. »Was machen deine Eltern beruflich?«

»Mein Dad ist Galerist und meine Mom Schriftstellerin.«

»Liebesromane?«

Ich schüttelte den Kopf. »Krimis«, erklärte ich knapp.

»Wie bist du zur Schauspielerei gekommen?«, wollte er als Nächstes wissen.

Ich bemühte mich, all seine Fragen zu beantworten, also begann ich zu erzählen: »Schon während der Schule war ich Mitglied im Theaterclub und ich habe Ballett getanzt. Danach habe ich die Schauspielschule in New York besucht und kurze Zeit später hatte ich meine erste Minirolle in einer Sitcom.«

Kane nickte im Schein des Feuers. »Wie hieß die denn?«

»*Immer Ärger mit Wendy*.«

Kane schaute mich mit hochgezogenen Augenbrauen an und ich musste lachen.

»Hast du diese Wendy gespielt?«, fragte er.

»Nein, ich habe Sally, ihre beste Freundin, dargestellt.«

»Wie ging es dann weiter?«, bohrte Kane nach.

»Ich bekam eine weitere Rolle in einer Fernsehserie und schließlich das erste Angebot für einen Kinofilm. Von da an ging es Schlag auf Schlag. Vor zwei Jahren habe ich einen Oscar gewonnen und vor Kurzem habe ich einen eigenen Stern auf dem Walk of Fame erhalten.«

Nach einer Pause sagte Kane: »Wow, das ist wirklich beeindruckend.«

Schweigen dehnte sich erneut zwischen uns aus.

»Gibt es noch mehr, was du wissen möchtest?«

Kane schien zu überlegen.

»Hast du Geschwister?«

»Nein, ich bin Einzelkind.«

»Warst du schon einmal verheiratet?«

Ich schüttelte den Kopf. »Nein, ich hatte in der Vergangenheit noch keinen Mann kennengelernt, mit dem ich mein ganzes restliches Leben verbringen wollte.«

»Was ist deine Lieblingsfarbe?«, feuerte er die nächste Frage auf mich ab.

»Rot.«

»Lieblingsessen?«

Ich schnaubte. »Musst du ausgerechnet jetzt vom Essen reden?«, fragte ich und seufzte leise auf, aber dann gab ich weiter Auskunft: »Ich mag Pasta jeglicher Art.«

»Der rote Mustang, ist der wirklich ein Erbstück deines Großvaters?« Ich nickte. »Ja, das war nicht gelogen.«

»Was ist mit der Kette, die ich für dich wiedergefunden habe?«

»Die habe ich tatsächlich von meiner Großmutter geschenkt bekommen.«

Kane schwieg einen Augenblick.

»Wie geht es Tornado und den anderen Pferden?«

»Sie leben alle auf einem Gestüt in Kalifornien. Es geht ihnen dort wirklich gut«, berichtete ich und Kane nickte. »Leider kann ich ihn nicht oft sehen geschweige denn reiten. Mir fehlt einfach die Zeit, um andauernd dort rauszufahren.«

»Du vermisst ihn bestimmt.«

»Ja, das tue ich. Aber dass eine Villa in den Hollywood Hills kein geeigneter Platz für mehrere Pferde ist, musste sogar ich einsehen. Deshalb habe ich mich entschieden, sie dort unterzubringen.«

»Die braunen Haare sind übrigens toll«, gestand er. »Gefällt mir sogar noch besser als blond.«

»Danke«, gab ich zurück, überrascht von dem plötzlichen Themawechsel.

Kane schwieg abermals und jetzt, wo die Fragestunde vorbei zu sein schien, konnte ich mich wieder entspannt an ihn schmiegen.

»Ich würde dich wirklich gerne küssen«, gestand Kane plötzlich und brachte mit diesem Satz meinen Herzschlag zum Flattern. »Einfach um zu wissen, ob es sich jetzt anders anfühlt. Nun, da ich weiß, wer du in Wirklichkeit bist«, fügte er erklärend hinzu. Langsam setzte ich mich auf und versuchte, im Halbdunkel seine Gesichtszüge zu erkennen.

»Hast du gerade wirklich gesagt, dass du mich gerne küssen möchtest, oder habe ich das nur geträumt?«, fragte ich, um auf Nummer sicher zu gehen. Schließlich konnte man ja nie wissen.

Ich hörte mehr, als dass ich es sah, wie Kane leise lächelte. Dann räusperte er sich.

»Verrückt, ich weiß. Aber ich habe es ernst gemeint und ich glaube, dass ich wirklich ein bisschen verrückt bin. Nämlich nach dir. Und trotzdem schaffe ich es einfach nicht, dir deine Lügen zu verzeihen«, sprach er weiter und dämpfte damit meinen Enthusiasmus.

Ich überlegte, was ich tun könnte. Am besten versuchen, ihn vom Gegenteil zu überzeugen. Er musste mir einfach verzeihen. Ohne darüber nachzudenken warf ich seine Jacke, mit der ich mich zugedeckt hatte, beiseite. Kane lag noch immer auf der Decke, den Kopf auf den Sattel gestützt. Ohne auf seinen überraschten Gesichtsausdruck zu achten, setzte ich mich auf ihn.

»Was machst du da?«, fragte er flüsternd. Sein Brustkorb hob und senkte sich in langen ruhigen Atemzügen. Ich antwortete ihm nicht. Stattdessen ließ ich Taten folgen. Mit klopfendem Herzen beugte ich mich über ihn. Meine Haare fielen über sein Gesicht. Sein Atem streifte meine Wangen. Ich drängte mich gegen ihn, rieb meine Wange über sein stoppeliges Kinn. Wow, fühlte sich das herrlich an. Und dann berührte ich mit meinem Mund ganz sanft den seinen. Liebkoste die zarte Haut, bis Kane leise seufzend seine Lippen öffnete. Seine Hände glitten in meine Haare, umfassten mein Gesicht. Und wieder küsste ich ihn. Immer noch sanft, weil ich spürte, dass ihn das völlig durcheinanderbrachte. Langsam strich ich mit meinen Lippen über seine und verteilte federleichte Küsse darauf. Er stöhnte leise auf, nahm seine Hände aus meinen Haaren und ließ sie über meinen Rücken bis zur Rundung meines Pos gleiten und packte fester zu.

Ich wich ein winziges Stück zurück. Nur so viel, dass ich Kane für einen Moment in die Augen schauen konnte.

»Fühlt sich das wirklich anders an?«, wisperte ich fragend an seiner Wange.

Kane schloss die Augen, nur ganz kurz, dann öffnete er sie wieder. Sie funkelten im Mondlicht. Langsam schüttelte er den Kopf.

»Nein. Ganz und gar nicht. Komm her«, flüsterte er heiser und dann waren seine Hände plötzlich wieder in meinen Haaren. Er hielt mich fest, ganz fest, küsste mich viel weniger sanft, und dann rollte er sich ohne Vorwarnung auf mich. Ich schlang meine Beine um seine Hüften und hielt mich an seinen starken Schultern fest.

Kane holte tief Luft und mir fiel der ausgekugelte Arm wieder ein. »Sorry, ich wollte dir nicht wehtun. Hast du noch Schmerzen?«, fragte ich, lockerte schnell meinen Griff und ließ die Hand auf seine Hüfte gleiten.

Kane stupste mich mit seiner Nase an, dann lächelte er. »Das tat gerade höllisch weh. Aber wen interessiert das schon?«

Er packte meine Hand und legte sie wieder auf seine Schulter. »Du kannst alles mit mir machen. Aber hör bloß nicht auf, mich anzufassen.«

Und dann küsste er mich wieder. Küsste mich so innig, als hätte er nie und nimmer vor, jemals wieder damit aufzuhören.

Und das hatte auch ich nicht vor. Meine Hände fanden den Weg unter seinen Pullover und schließlich unter sein T-Shirt, dann berührte ich endlich wieder seine nackte Haut. Seine Rückenmuskeln spannten sich an, als ich fester zupackte. Stöhnend vergrub er seinen Mund an meinem Hals, bedeckte die zarte Haut mit heißen Küssen. Zwischen meinen geöffneten Schenkeln setzte er sich auf. Mit verschleiertem Blick schaute er mich an und ließ mich nicht aus den Augen, als er den Saum meines Pullovers packte. Und dann wartete er, so als wäre es an mir zu bestimmen, wie weit wir gehen konnten. »Zieh mich aus«, bat ich und bog meinen Rücken durch, damit Kane das störende Kleidungsstück nach oben schieben konnte. Ich half ihm dabei, mir den Pullover über den Kopf zu ziehen, und er warf ihn achtlos neben sich auf die Decke.

Ich, jetzt nur noch im BH, drängte mich gegen seine breite Brust. Meine Hände glitten dabei nach unten, über seinen Rücken bis zu seinem wohlgeformten Po, der noch immer in der Jeans verpackt war. Mit den Fingerspitzen folgte ich der Spur seines Hosenbundes, bis ich vorne am Knopf ankam. Kane hielt jetzt ganz still, nur sein Brustkorb hob und senkte sich in schnellen Atemzügen, während er sich mit seinen Händen links und rechts neben meiner Taille abstützte.

Meine Finger fanden seinen Hosenknopf, aufreizend langsam öffnete ich ihn. Kane hielt den Atem an und ich streifte ihm Hose und Boxer Briefs gleichzeitig über den knackigen Hintern nach unten, bis er endlich nackt war.

Stöhnend presste er seine Stirn an meine und atmete heftig. »Das habe ich so sehr vermisst«, gestand er und küsste mich wieder. Ich zog an seinem Shirt und er half mir, es ihm über den Kopf zu ziehen. Hastig schälten wir uns aus dem spärlichen Rest an Klamotten, den wir beide noch anhatten, und als wir dann endlich beide vollkommen nackt waren, rollte ich mich auf Kane und übernahm wieder die Führung.

»Während der Arbeit warst du der Boss. Aber jetzt bestimme ich, wo es langgeht«, hauchte ich, während ich seinen Mund mit Küssen bedeckte. Kane nickte stöhnend, als ich langsam auf ihn sank. Ihn endlich wieder in mir zu spüren, fühlte sich einfach unglaublich schön an. »Verdammt, wie hat mir das gefehlt«, raunte Kane an meinem Hals, als ich begann, mich auf ihm zu bewegen. Der perfekte Rhythmus, als ob wir füreinander bestimmt wären. Und dieser Gedanke sorgte dafür, dass es sich gleich noch besser, noch heißer, noch intensiver anfühlte. Keine Geheimnisse, keine Lügen. Nichts stand mehr zwischen uns. Es gab nur Kane und mich. Wir beide, wie wir einander liebten, und zwar im vollen Bewusstsein meiner wahren Identität.

• • •

Als ich am nächsten Morgen die Augen aufschlug, war das Feuer erloschen und Kane nicht mehr da, genauso wie meine Klamotten. Dafür schien die Sonne bereits von einem fast wolkenlosen Himmel. Mein Nacken fühlte sich steif an, weil ich mit dem Kopf auf dem Sattel gelegen hatte. Langsam richtete ich mich auf und hielt dabei Kanes Jacke fest, die er letzte Nacht über mir ausgebreitet hatte. Ich rieb mir die Augen und blickte mich suchend um. Einen Augenblick später kam

Kane aus der alten Hütte gelaufen. Er war bereits vollständig angezogen und dass ich noch immer halb nackt hier lag, mal abgesehen von seiner Jacke, war mir daher ziemlich peinlich.

Ich räusperte mich. »Wo sind meine Klamotten?«, fragte ich. Gestern waren wir beim Ausziehen nicht gerade zimperlich gewesen. Kane deutete mit einem knappen Nicken neben mich.

Dort lag alles, fein säuberlich zu einem Stapel zusammengelegt.

»Oh, den hatte ich gar nicht gesehen«, erwiderte ich und griff danach. Als ich die Jacke fallen ließ, um mir schnell T-Shirt und Pullover überzustreifen, schaute Kane weg und gab vor, mit dem Inhalt seiner Satteltaschen beschäftigt zu sein. Doch wir wussten beide, dass dem nicht so war. Er bereute es, schoss es mir durch den Kopf. Sonst würde er sich jetzt kaum so seltsam benehmen.

»Bereust du letzte Nacht?«, fragte ich, während ich schnell in meine Jeans schlüpfte und Kane den Kopf hob. Er zögerte, doch seine Wangen färbten sich verdächtig rot.

»Also ja«, stellte ich fest. Dabei war es letzte Nacht so schön gewesen, dass ich das Gefühl gehabt hatte, wir hätten wieder zueinander gefunden.

»Es tut mir leid«, begann er.

»Bitte, keine Entschuldigungen«, bat ich und stand schnell auf. Es gab nichts Schlimmeres, als nach einer gemeinsamen Nacht abserviert zu werden. Und genau das passierte mir gerade.

»Wir sollten endlich zur Ranch zurückreiten«, schlug ich vor.

»Willst du gar nicht über letzte Nacht reden?«, fragte Kane und ich schüttelte schnell den Kopf.

»Nein, wozu denn? Ich meine, wir sind erwachsen, also lass es uns nicht unnötig kompliziert machen. Wir haben miteinander geschlafen. Keine große Sache«, gab ich lapidar zurück und zuckte mit den Schultern. Mein Herz hämmerte in meiner Brust und ich wandte mich schnell ab, weil mir gerade die Enttäuschung die Tränen in die Augen trieb. Aber ich versuchte mich schnell zu fangen, bevor er noch merkte, wie sehr er mich verletzt hatte. Aus seinem Mund zu hören, dass das, was letzte Nacht zwischen uns passiert war, ein Fehler gewesen war, würde ich jetzt auf keinen Fall ertragen. Seine Reaktion gerade eben hatte mich schwer genug getroffen. Mehr konnte ich im Moment nicht aushalten.

Kane stimmte zu. »Okay, dann lassen wir es. Außerdem hast du recht. Wir sollten uns wirklich endlich zu Hause blicken lassen. Die anderen werden sich schon fragen, wo wir abgeblieben sind.«

Ich nickte knapp und schlüpfte in meine Stiefel. Dann ging ich an Kane vorbei, ohne ihn noch einmal anzuschauen, und nahm Sunshines Zügel. Problemlos saß ich auf. Kane hatte unsere Pferde heute Morgen schon gesattelt. Ich gab Sunshine die Sporen und die Stute setzte sich langsam in Bewegung. Kane folgte mir wortlos.

...

»Da seid ihr ja endlich«, rief Roger erleichtert aus, als ich im Hof aus dem Sattel glitt. Er streckte die Hand aus und ich übergab ihm die Zügel. »Ich kümmere mich um Sunshine«, sagte er und ich nickte dankbar. »Das ist wirklich lieb von dir«, erwiderte ich und war froh, dass Roger diese Aufgabe für mich übernahm.

»Wo zum Teufel wart ihr die ganze Nacht?«, fragte Chris, der bis eben neben Roger an den Paddocks gelehnt hatte.

Kane, der mittlerweile auch vom Pferd gestiegen war, lieferte die Kurzfassung: »Ich bin vom Pferd gestürzt und habe mir den Arm ausgerenkt. Sam hat mich gefunden und mir geholfen. Aber da war es schon dunkel, deshalb konnten wir nicht zurückreiten.« Chris' Blick glitt von Kane zu mir und blieb dann wieder an Kane hängen.

Seine Lippen verzogen sich zu einem breiten Lächeln und meine Wangen färbten sich unweigerlich rosa. Wir wussten doch alle, was er dachte, und leider hatte er damit ganz recht.

Feixend stieß er Roger den Ellenbogen in die Seite. »Und wir haben uns Sorgen um Kane gemacht. Dabei gehe ich jede Wette ein, dass seine Nacht ziemlich gut war.«

Ich spürte die Hitze heftiger in meine Wangen schießen. Verdammter Chris. Er sollte lieber die Klappe halten und sich um seinen eigenen Kram kümmern.

Bevor ich etwas erwidern konnte, wurden wir durch ein lautes Motorengeräusch abgelenkt. Als ich mich umdrehte, fuhr Riley in seinem Pick-up vor und riss einen Augenblick später die Fahrertür auf, um auszusteigen.

Schnellen Schrittes kam er auf uns zu. »Seit wann seid ihr wieder da? Wir haben uns Sorgen gemacht und wollten gerade einen Suchtrupp zusammenstellen.«

Kane betete seinem Bruder die gleiche Story vor, die er gerade Chris und Roger erzählt hatte. Und bevor Riley irgendwelche Kommentare abgeben oder Fragen stellen konnte, wurden wir erneut unterbrochen.

»Was zum Teufel ist denn jetzt los?«, fragte Chris und deutete Richtung Koppel. Wir alle folgten seinem Blick und sahen Henry, der in schnellem Galopp auf uns zugeritten kam. Als er unser Grüppchen erreichte, riss er am Zügel und brachte seinen Hengst zum Stehen.

»Die schießen da unten«, presste er völlig außer Atem hervor.

Verständnislos starrten wir Henry an. Wer schoss und worauf?

»Atme erst mal tief durch und dann erzählst du uns, was los ist«, wies Kane ihn an, doch Henry schüttelte den Kopf.

»Die Dreharbeiten. Verdammt! Die drehen gerade eine Schießerei, bei der Weide unten am Fluss.«

Kane fluchte lautstark. »Die müssen verrückt sein! Dort grasen meine Rinder.«

Ich starrte die Jungs an und wusste immer noch nicht, was daran so schlimm sein sollte.

»Jeff, Jason und ich haben versucht, den Leuten klarzumachen, dass sie damit aufhören sollen. Aber die meinten nur, die Lichtverhältnisse wären gerade optimal und die Szenen müssten heute unbedingt fertig gedreht werden.«

Kane schwang sich hastig in den Sattel, doch ich verstand nur Bahnhof. »Wir holen unsere Pferde«, sagte Roger und drückte mir Sunshines

Zügel wieder in die Hand. Dann rannte er auch schon los, dicht gefolgt von Chris.

»Habt ihr auch ein Pferd für mich?«, fragte Riley. »Dann helfe ich euch.«

Kane nickte. »Du kannst Storm nehmen«, sagte er zu seinem Bruder und wandte sich kurz darauf an Henry.

»Wo sind Jeff und Jason jetzt?«

Henrys Pferd tänzelte aufgeregt auf der Stelle. »Die beiden versuchen, die Rinder unter Kontrolle zu halten. Als ich weggeritten bin, war das fast unmöglich.«

Kane gab seinem Pferd die Sporen. »Die Viecher werden bei dem Lärm durchgehen«, prophezeite er und preschte los. Endlich verstand ich. Henry stieß seinem Pferd ebenfalls die Fersen in die Flanken und folgte Kane.

Ratlos blieb ich stehen. Was sollte ich tun? Hier warten oder hinter den beiden herreiten? In der Ferne sah ich Roger, Chris und Riley aus dem Pferdestall eilen. Fast synchron stiegen sie in die Sättel und stoben dann ebenfalls hastig davon.

»Okay, Sunshine. Mit dem Ausruhen wird es doch nichts, wir machen noch einen kleinen Ausritt«, sagte ich und kletterte wieder in den Sattel. Ich musste einfach wissen, was vor sich ging. Als ich die Koppel am Fluss endlich erreichte, war buchstäblich die Hölle los:

Das Equipment der Crew niedergetrampelt. Schauspieler, Kameramänner, Beleuchter, Kabelträger, Komparsen und alle, die sich sonst noch am Set aufhielten, rannten wild durcheinander. Die Rinder waren völlig außer Kontrolle. Die Geräuschkulisse ohrenbetäubend laut. Das Muhen der verängstigten Tiere allgegenwärtig. Ich sah Roger, Chris, Kane und Riley, die versuchten, die Tiere zusammenzuhalten und geordnet wegzutreiben. Aber immer wieder brachen welche aus. Staubwolken wirbelten im Hufgetrampel auf. Jason, Henry und Jeff bemühten sich, die Herde weiter vorne in geordnete Bahnen zu lenken, und ganz allmählich schien das auch zu funktionieren. Die Rinder wurden langsamer, folgsamer. Ein schnaufender, trampelnder Haufen, der sich allmählich wieder führen ließ. Mein Herz hämmerte und mein Brustkorb hob und senkte sich in schnellen Atemzügen. Das hätte verdammt schief gehen können. In einiger Entfernung war die Herde noch immer dicht zusammengedrängt, aber scheinbar endlich unter Kontrolle. Roger, Jeff, Jason und Henry trieben die Tiere weiter und schon nach kurzer Zeit waren sie außer Sichtweite. Der Staub legte sich langsam. Dann drangen andere beängstigende Geräusche an mein Ohr. Ein Schrei entwich meiner Kehle, als ich mehrere Rinder im Staub liegen sah. Vor Schreck schlug ich die Hand vor den Mund. Es waren die schwächsten Tiere, die dort liegen geblieben waren. Ein kleines Kälbchen war auch dabei, von seinen Artgenossen in blanker Panik niedergetrampelt. Kane näherte sich auf Oscar, sein Gesicht vor Wut verzerrt, als er bei der Crew anhielt. Die meisten waren schneeweiß im Gesicht. Etwas Derartiges hatte noch keiner erlebt.

Kane hielt sein Pferd an und glitt aus dem Sattel. Er ließ die Zügel achtlos zu Boden fallen und stürmte dann auf Jester Manning, unseren Regisseur, zu. Ohne Vorwarnung holte Kane aus und rammte seine Faust gegen Jesters Kinn. Der taumelte gefährlich und ging einen Augenblick später wie ein Sack zu Boden. Ich hielt vor Schreck die Luft an.

»Sind Sie total bescheuert?«, schrie Kane völlig außer sich vor Zorn, als er auf Jester zustürmte und ihn am Kragen seines Designershirts packte.

Zwei Kameramänner versuchten Kane wegzuziehen. Tatsächlich ließ er von Jester ab. Doch nur, um abermals wutentbrannt auszuholen und auf die beiden loszugehen. Das Ganze artete in einer handfesten Schlägerei aus. Kane teilte ordentlich aus, musste aber auch einen Hieb einstecken. Ich konnte gar nicht hinsehen. Währenddessen rieb Jester seine Wange und rappelte sich mühsam hoch. Kane wollte sich von Neuem auf ihn stürzen, wurde aber von den beiden Kameramännern festgehalten.

»Ganz ruhig, das haben wir nicht gewollt«, rechtfertigten sich die beiden. Kane stieß sie weg und schnaubte wütend.

Jester, der nun ebenfalls wieder auf zwei Beinen stand, schimpfte los: »Diese Viecher sind doch gemeingefährlich. Schauen Sie sich unser Equipment an. Den Schaden werden Sie uns ersetzen.«

Kane schäumte vor Wut. Und bevor sich jemand versah, hatte er Manning am Kragen gepackt und schüttelte ihn kräftig. »Einen Dreck werde ich tun. Sie Arschloch haben meine Rinder auf dem Gewissen. Wie bescheuert muss man sein, wie wild herumzuballern, wenn nebenan eine Rinderherde grast! Dass die Tiere panisch werden und durchbrechen, hätten Ihnen doch klar sein müssen. Herrgott, wie dämlich sind Sie eigentlich?« Erneut hob er drohend die Faust. Leider konnte er nicht zuschlagen, weil er wie zuvor daran gehindert wurde. Mittlerweile war Riley aufgetaucht, um Schlimmeres zu verhindern.

Er packte Kane, zog ihn von Manning weg, der dämlich vor sich hinglotzte.

»Das nützt doch keinem mehr etwas. Lass den Drecksack, das lohnt nicht.«

Kane ballte vor Wut beide Fäuste, hatte aber schließlich ein Einsehen und wandte sich ab, dann schüttelte er Rileys Hände ab.

Aus der Ferne beobachtete ich die beiden, wie sie sich die Tiere ansahen, die auf dem Boden lagen. Manche waren mittlerweile ganz still geworden und da wusste ich, dass sie tot waren. Aber hier und da hörte man noch ein klägliches Schnaufen. Mir wurde ganz schlecht.

Endlich setzte ich mich in Bewegung und rannte zu Kane und Riley hinüber. Die beiden beugten sich über das kleine Kälbchen. Es lag auf dem staubigen Boden und gab klägliche Geräusche von sich, die Augen weit aufgerissen.

»Was ist mit ihm?«, fragte ich mit zitternder Stimme. Kane blickte mich ernst an. Er war schrecklich sauer und an seinem Blick sah ich, dass er auch mir die Schuld gab. Ich hatte ihn schließlich zu diesem Deal überredet. Und ich fühlte mich tatsächlich schuldig.

Allerdings beantwortete Riley meine Frage. »Es hat sich die Beine gebrochen.«

Ich sog scharf die Luft ein. »Dann müssen wir Dave anrufen. Er bekommt das schon wieder hin«, sagte ich verzweifelt.

»Hast du nicht gehört, was Riley gerade gesagt hat?«, schaltete sich Kane wütend in unser Gespräch ein. »Seine Beine sind gebrochen. Das heißt, dass das arme Tier jämmerlich krepieren muss, wenn wir es nicht von seinem Leid erlösen.«

Mein Blick zuckte von Kane zu Riley, der mich mitfühlend anstarrte. »Kane hat leider recht«, murmelte er dann und ich fing an zu heulen. Das klägliche Muhen des Kälbchens riss mir das Herz aus der Brust.

»Die beiden dort drüben sind tot«, sagte Chris und deutete mit einem leichten Kopfnicken hinter sich.

Sein Blick fiel auf das Kälbchen und er fluchte leise.

»Wir müssen das Kleine erschießen, Boss.« Kane nickte. Rileys Gesichtsausdruck wurde noch kummervoller, als Kane Chris anwies: »Reite zurück zur Ranch und hol die Flinte.«

Chris nickte, stieg auf sein Pferd und galoppierte davon. Ich stand da wie gelähmt, konnte mich keinen Zentimeter rühren.

Es schien, als wäre eine Ewigkeit vergangen, bis Chris völlig außer Atem zurückkam. Mit ernster Miene reichte er Kane die Waffe. »Mach du das, Boss. Ich kann das einfach nicht«, gestand er.

Kane schluckte schwer, griff dann aber zu und Chris wandte sich schnell ab und ging ein paar Schritte davon. Mit dem Rücken zu uns blieb er stehen.

Ich sah zu, wie Kane vor das Kälbchen trat und die Flinte anlegte. Bevor er abdrücken konnte, stürzte ich mich auf ihn.

»Tu das nicht, bitte«, flehte ich, während mir die Tränen über die Wangen liefen.

Kane blickte mich ausdruckslos an, ließ die Waffe aber vorerst sinken.

»Was soll das, Sam?«

»Du darfst das Tier nicht erschießen. Bitte.«

Kane schüttelte bedauernd den Kopf. »Glaubst du etwa, das tue ich gerne.? Ich würde das Kälbchen auch lieber wieder an der Seite seiner

Mutter sehen, das kannst du mir glauben. Aber das geht nun mal nicht. Es hat unsägliche Schmerzen und quält sich nur noch. Wir müssen es erlösen.«

Auf der ganzen Koppel herrschte Schweigen.

»Wir können Dave holen. Vielleicht kann er dem Kälbchen helfen. Es könnte wieder gesund werden.«

Kane seufzte laut auf. »Wer sagt dir, dass es keine inneren Verletzungen hat?«

Ich zuckte mutlos die Schultern. Ich wollte einfach nur nicht, dass es erschossen werden musste.

Kane strich sich die Haare zurück.

»Hat hier irgendwer ein funktionierendes Telefon?«, fragte er in die Runde.

Einer der Assistenten kam angerannt. »Ja, ich«, sagte er und drückte Kane das Telefon in die Hand.

Kane wählte eine Nummer und einen Moment später sprach er in den Hörer: »Wir brauchen dich unbedingt. An der Weide am Fluss. Wir haben ein paar verletzte Rinder. Komm schnell her, bitte.«

Nickend gab Kane das Telefon zurück, dann wandte er sich an mich. »Wenn Dave dem Kälbchen nicht helfen kann, muss ich es erschießen.«

Ich nickte. »Danke«, flüsterte ich dann mit tränenerstickter Stimme.

...

Als Dave endlich eintraf, klärte Kane ihn knapp über die Sachlage auf. Dave, der sonst immer einen Witz auf den Lippen hatte, guckte ernst drein.

Die beiden Rinder, die Chris für tot gehalten hatte, waren es auch.

Aus der Ferne sah ich, dass Dave sich über ein weiteres Rind beugte. Er kniete sich hin und einen Augenblick später schüttelte er betrübt den Kopf. Ich schluckte schwer und schaute schnell weg, als Kane die Flinte anlegte. Ich schloss meine Augen und zuckte schreckhaft zusammen, als ein Schuss die Stille zerriss.

Als ich aufblickte, strömten mir abermals Tränen über die Wangen. Dann blieb Dave bei dem kleinen Kälbchen stehen.

»Seine Beine sind gebrochen«, informierte ihn Kane. Riley und ich standen wortlos daneben und sahen Dave zu. Nach der Untersuchung nickte er.

»Ich glaube das Tier hat wirklich keine inneren Verletzungen. Glück im Unglück, würde ich sagen.«

»Kannst du ihm helfen?«, fragte ich und hoffte inständig auf ein Ja aus Daves Mund und tatsächlich – einen kurzen Augenblick später nickte er.

»Vorerst kann ich ihm versuchen zu helfen. Aber dann müssten wir es auf jeden Fall in die Tierklinik nach Bozeman bringen. Die werden ihr Bestes geben, und wenn wir Glück haben, erholt sich das Kleine wieder.«

Dave zögerte einen Augenblick, dann wandte er sich an Kane: »Bist du sicher, dass sich der Aufwand lohnt, wenn du das Tier doch sowieso irgendwann zum Schlachter bringst?«

Kane warf mir einen kurzen Blick zu, dann antwortete er: »Irgendwie habe ich den Verdacht, dass das Kälbchen keinesfalls im Schlachthof enden wird.«

Ich nickte. »Bestimmt nicht«, sagte ich bestätigend und Dave blickte mich an. Er schien zu verstehen.

»Na, da hast du aber Glück gehabt, mein Kleines«, raunte er zärtlich und kniete sich wieder auf den Boden neben das verletzte Tier.

»Ich gebe ihm ein Schmerzmittel und eine Beruhigungsspritze. Dann können wir es transportieren.«

Ich hätte Dave vor Freude küssen können. Und Kane sowieso.

»Danke«, flüsterte ich leise lächelnd und er lächelte sogar zurück.

Kapitel 18

Kane

»Wie geht es dem Kälbchen?«, fragte Riley eine knappe Woche später, als er das Handschleifgerät ausgeschaltet hatte und gerade dabei war, seine Arbeitshandschuhe auszuziehen. Ich war zu ihm in seine Werkstatt gefahren, um mehr Holz für den neuen Hühnerstall zu kaufen, den ich nun endlich fertig bauen wollte.

»Soweit ich weiß, ganz gut. Die Verletzungen scheinen ziemlich rasch zu heilen«, berichtete ich und führte dann weiter aus: »Sam hat dafür gesorgt, dass das Kälbchen auf dem gleichen Hof lebt wie die Pferde, die sie vom Abdecker gerettet hat. Wenn ich sie richtig verstanden habe, handelt es sich um eine Art Gnadenhof.«

Riley ließ die Arbeitshandschuhe auf den Tisch fallen und schnappte sich das Schleifpapier. Während wir uns unterhielten, ging er wieder an die Arbeit.

»Sam hat wirklich ein weiches Herz«, stellte er fest und bearbeitete die Lehne eines Stuhles.

Da konnte ich meinem Bruder nur recht geben. »Ohne Sam wäre das Kälbchen tot und die Mutter hätte ihr Junges verloren. Stattdessen hat sie mir die Mutter gleich mit abgeschwatzt und die lebt jetzt auch auf dem Hof«, erzählte ich weiter und musste über Sams Hartnäckigkeit noch immer schmunzeln. »Sie hat einfach nicht lockergelassen«, schloss ich kopfschüttelnd.

Riley legte das Schleifpapier beiseite und musterte mich angestrengt. »Sienna meinte vorhin, dass die Dreharbeiten auf der Ranch fast abgeschlossenen wären. Sie hat sich gestern wieder mit Sam getroffen und da haben die beiden wohl darüber gesprochen.«

Ich nickte. Ja, es stimmte, die Dreharbeiten waren so gut wie vorbei, dann würde auch endlich dieser ganze Spuk ein Ende nehmen. Einerseits konnte ich es kaum erwarten, dass endlich Ruhe einkehrte. Andererseits war mir jetzt schon klar, dass ich Sam und ihre verrückten Ideen schrecklich vermissen würde.

»Ich weiß, vor ein paar Wochen war ich anderer Meinung. Aber mittlerweile denke ich, dass Sam die Richtige für dich ist. Und ich hoffe wirklich, du lässt sie nicht einfach gehen«, sagte Riley, während er mit vor der Brust verschränkten Armen an seiner Werkbank lehnte.

Wir schwiegen einen Augenblick, dann antwortete ich: »Doch, ich werde sie gehen lassen. Sam gehört nicht nach Montana und ich gehöre nicht nach Kalifornien. Ich muss einfach akzeptieren, dass wir keine gemeinsame Zukunft haben.«

Riley schnaubte und machte eine wegwerfende Handbewegung. »Weißt du eigentlich, wie dämlich sich das anhört? Sam liebt dich und du liebst sie auch. Wo ist dann das Problem?«

Ich lachte freudlos auf. »Du verstehst das nicht«, gab ich zurück und Riley nickte. »Ja, ich glaube, du hast recht. Ich verstehe dich wirklich nicht. Ich kapiere nicht, warum ausgerechnet du so kleinkariert denkst und dich so engstirnig verhältst. Glaubst du echt, ohne Sam bist du besser dran? Da muss ich dich enttäuschen. Erinnere dich bitte daran, wie mies du drauf warst, als sie das letzte Mal aus deinem Leben verschwunden ist. Und jetzt willst du sie wieder einfach gehen lassen? Ich versteh' dich einfach nicht.«

Ich schüttelte leicht den Kopf. »Ich erwarte auch nicht, dass du mich verstehst. Und jetzt lass uns nicht mehr über Sam reden. Eigentlich bin ich nur hier, um mein bestelltes Holz abzuholen.«

Riley seufzte auf, schwieg aber nun, was das Thema Sam betraf, was mich ehrlich gesagt ziemlich wunderte. Dass er so einfach klein beigab, war eigentlich nicht seine Art.

»Meinetwegen, dann reden wir eben nicht mehr über sie. Das Holz habe ich übrigens draußen im Unterstand gelagert. Soll ich dir beim Aufladen helfen?«

»Nein, nicht nötig. Das schaffe ich schon allein. Ich muss mich beeilen, zu Hause wartet noch eine Menge Arbeit auf mich.«

»Warte doch mal«, sagte Riley plötzlich und ich hielt mit der Hand auf der Klinke inne.

»Was gibt es denn noch?«, wollte ich wissen und öffnete bereits die Werkstatttür.

»Wie wäre es, wenn wir uns am Freitag auf ein Bier im Pub treffen?«, schlug er aus heiterem Himmel vor.

Ich überlegte kurz und zuckte dann mit den Schultern. »Von mir aus. Ich bin gegen neun da.«

Riley nickte zufrieden, dann ging ich nach draußen, um das Holz auf den Pick-up zu laden und zur Ranch zurückzufahren.

• • •

Die nächsten zwei Tage vergingen wie im Flug. Ich war auf der Ranch eingespannt und Sam mit Dreharbeiten beschäftigt. Ich baute den Hühnerstall fertig. Außerdem hatte ich zwei neue Pferde gekauft und damit begonnen, sie zuzureiten.

Den ganzen Freitag hatte ich Sam nicht zu Gesicht bekommen und als ich jetzt in den Pick-up stieg, um nach Riverside in den Pub zu fahren, war von ihr ebenfalls keine Spur. Ich fragte mich, wo sie steckte. Heute war ihr letzter Tag auf der Ranch gewesen. Es herrschte allgemeine Aufbruchstimmung und ein Großteil der Crew war schon abgereist. Würde sie diesmal fahren, ohne sich zu verabschieden? Was, wenn nicht? Konnte ich sie dann wirklich einfach so gehen lassen? Mir wurde das Herz schwer, als ich an den bevorstehenden Abschied dachte.

Ich warf einen letzten Blick über den Hof, dann stieg ich in meinen Pick-up und machte mich auf den Weg in die Stadt. Ich bemühte mich, nicht an Sam zu denken, aber vergeblich, denn meine Gedanken kreisten ausnahmslos um sie und darum, wie sehr ich sie vermissen würde.

Vielleicht war es sogar besser, wir liefen uns nicht noch einmal über den Weg, dachte ich, während ich mein Auto auf dem Parkplatz vor dem Pub abstellte und gleich darauf hineinging. Mich von ihr zu verabschieden würde schrecklich schwer werden.

Im Pub herrschte rege Betriebsamkeit. Ein Countrysong ertönte aus der Musikbox und ich schaute zur Bar, konnte aber Riley nirgendwo entdecken. Schnell warf ich einen Blick auf meine Armbanduhr und fragte mich, wo mein Bruder blieb. Er war doch sonst immer so pünktlich.

Als ich wieder aufsah, entdeckte ich plötzlich Sam, die nun an der Bar lehnte und sich etwas zu trinken bestellte. Ich überlegte, ob ich zu ihr gehen und sie begrüßen sollte. Oder lieber doch nicht?

Bevor ich eine Entscheidung treffen konnte, bemerkte sie mich. Ihre Miene hellte sich auf, als sie den Arm zum Gruß hob und mir über die Menschenmenge hinweg zulächelte. Mein Herz machte automatisch einen Hüpfer und mir wurde klar, dass sie mir wirklich schrecklich fehlen würde. Keine Ahnung, wie ich es ohne sie aushalten sollte.

Ich musste einfach zu ihr gehen, noch mal mit ihr reden, bevor ich sie vermutlich nie wieder zu Gesicht bekommen würde.

»Wartest du auf jemanden?«, fragte ich, als ich schließlich neben ihr stehen blieb. »Du hast dich gerade suchend umgeschaut«, fügte ich erklärend hinzu und Sam nickte. »Ja, ich bin mit Sienna verabredet. Wir wollten uns eigentlich hier um neun treffen. Aber bis jetzt ist sie noch nicht aufgetaucht.«

Ich nickte und erwiderte: »Ich warte auf Riley. Aber mein lieber Bruder ist ebenfalls weit und breit nicht zu sehen.«

Noch während ich den Satz zu Ende sprach, ging mir ein Licht auf und auch Sam schaute mich mit großen Augen an.

»Die haben uns reingelegt«, platzte sie heraus. Ich schnaubte. Das sah Riley und Sienna mal wieder ähnlich. Die beiden schafften es einfach nicht, sich herauszuhalten.

Verflucht, ich brauchte keinen Babysitter, dachte ich ärgerlich. »Sieht ganz danach aus«, gab ich zu und war echt sauer auf die beiden.

Sam stellte ihr halbleeres Glas zurück auf den Tresen und blickte mich an. »Und, was machen wir jetzt? Ich meine, da wir nun schon mal hier sind – hast du Lust auf eine Partie Dart? Das ist schließlich mein letzter Abend in Riverside und den wollte ich eigentlich nicht allein verbringen.« Nach einer kurzen Pause setzte sie schelmisch hinzu: »Außerdem muss ich dich noch besiegen.«

»Vergiss es, das schaffst du nicht«, erwiderte ich schmunzelnd. Gegen ein letztes Spielchen hatte ich nichts einzuwenden. »Ich hole die Pfeile.« Als ich zurückkam, wartete Sam bereits mit einem breiten Grinsen auf mich.

Ich hielt ihr die Pfeile hin. »Hier, du darfst anfangen.« Einen Augenblick später brachte sie sich auch schon für ihren ersten Wurf in Position.

Sie hob den Arm, visierte ihr Ziel an und sagte, bevor sie schoss: »Ich muss dich warnen, ich habe geübt.« Mit diesen Worten holte sie aus und der Pfeil schwebte durch die Luft.

Als er im Bull stecken blieb, jubelte sie und wandte sich dann, nachdem sie zwei weitere Würfe in die hohen Punktfelder gebracht hatte, siegessicher mir zu: »Ich sagte doch, dass ich heute Abend gewinnen werde. So, und das mach mir jetzt erst mal nach.«

Ich ging zur Dartscheibe und zog die Pfeile heraus, während mich Sam mit vor der Brust verschränkten Armen beobachtete.

»Dein vorlautes Mundwerk wird mir fehlen«, sagte ich aus einem Impuls heraus und ärgerte mich im nächsten Augenblick auch schon wieder darüber. Mann, warum konnte ich meine Klappe nicht halten? Ich spürte Sams Blicke auf mir, ignorierte sie aber. Sie konnte nicht bleiben, das musste ich endlich kapieren und es uns nicht noch schwerer machen, als es ohnehin schon war.

Stattdessen konzentrierte ich mich auf das Spiel und verbannte jedwede Gedanken an Abschied aus meinem Kopf.

»Gewonnen«, triumphierte Sam eine gute Stunde später freudestrahlend, während sie mir ihre Punkte vorrechnete und anschließend die Pfeile von der Dartscheibe zog.

»Ich sagte ja, dass ich dich diesmal schlagen werde. So, und nun habe ich einen Wunsch frei«, bestimmte sie und ich schaute sie mit hochgezogenen Augenbrauen an.

»So war das aber nicht ausgemacht«, entgegnete ich mit einem leichten Lächeln. Sam zuckte mit den Schultern. »Das macht gar nichts, dann vereinbaren wir es eben jetzt. Also, der Gewinner – das bin ich – darf sich etwas wünschen, also wieder ich«, erklärte sie breit grinsend.

Ich lehnte mich lässig gegen die Wand. »Das ist Betrug, aber meinetwegen. Also, was wünschst du dir denn nun?«

»Mal überlegen«, gab Sam nachdenklich zurück. Dann hellte sich ihre Miene plötzlich auf.

»Einen Kuss. Genau, ich wünsche mir einen Kuss von dir.« Und bevor ich darauf reagieren konnte, forderte sie ihren Gewinn auch schon ohne jegliche Scheu ein. Sie kam auf mich zu, schlang die Arme um meine Hüften und drückte mir sanft ihre Lippen auf den Mund. Sie zu küssen war so schön, ich konnte gar nicht anders, als ihren Kuss zu erwidern. Und so standen wir da, hielten uns aneinander fest und küssten uns, als gäbe es kein Morgen. Mein Verstand drohte abzuschalten und ich konnte nur noch daran denken, wie sehr ich sie liebte, sie wollte und vor allem brauchte. Sie war meine Sonne, meine Luft zum Atmen und ich wusste nicht, wie ich ohne Sam weitermachen sollte.

Und trotzdem riss ich mich zusammen und machte mich schließlich schweren Herzens von ihr los.

Leise räusperte ich mich, als ich einen Blick auf die Uhr warf. »Wow, schon so spät. Ich sollte nach Hause fahren«, sagte ich hastig und trat schnell einen Schritt zurück.

Sam sah mich mit hochgezogenen Augenbrauen an. »Es ist doch erst zehn«, wandte sie ein. »An einem Freitagabend.«

Na gut, dann hatte sie mich eben durchschaut. Zugegeben, das war eine blöde Ausrede. Aber ich musste unbedingt von hier verschwinden. Nicht dass wir wieder Dummheiten machten, wie beim letzten Mal.

»Morgen früh muss ich zeitig raus«, versuchte ich meinen plötzlichen Abgang zu erklären und daraufhin nickte Sam. »Wenn das so ist, will ich dich natürlich nicht aufhalten.« Dennoch klang sie ziemlich traurig und niedergeschlagen.

Am liebsten wäre ich noch geblieben, hätte sie wieder und wieder geküsst, in meine Arme gezogen und sie nie wieder losgelassen. Aber solche Wünsche waren einfach verrückt und völlig aus der Luft gegriffen. Schweigen dehnte sich zwischen uns aus und ich war schließlich derjenige, der es brach.

»Sehen wir uns morgen noch mal?«

Ich konnte nicht anders, als diese Frage zu stellen.

»Klar«, gab sie zurück. »Ich gehe doch nicht, ohne mich vorher von dir zu verabschieden.«

Wenn ich an den Abschied dachte, schnürte es mir die Kehle zusammen.

»Dann bis morgen«, sagte ich und hastete Hals über Kopf aus der Bar. Ich musste an Rileys Worte denken und fragte mich genau wie er, seit wann ich so ein Feigling war und vor meinen Problemen davonlief.

Als ich meinen Wagen schließlich vor meinem Haus parkte und ausstieg, hatte ich mich allmählich wieder eingekriegt und von dem unerwarteten Aufeinandertreffen mit Sam erholt.

»Schon wieder zurück?« Rogers Stimme ließ mich zusammenzucken. »Was machst du denn noch hier?«, fragte ich überrascht. In der spärlichen Verandabeleuchtung sah ich ihn kurz mit den Schultern zucken.

»Jeff, Chris und ich haben uns nach der Arbeit noch ein Bierchen genehmigt. Die beiden sind vorhin aufgebrochen.«

»Ich habe sie nicht gesehen«, meinte ich verwundert. »Willst du nicht auch nach Hause fahren? Wir haben morgen einen harten Tag vor uns.«

Roger nickte zustimmend. »Ich mache mich gleich auf den Weg. Ich wollte nur kurz die Ruhe genießen. Jetzt sind die Dreharbeiten doch schneller zu Ende gegangen, als ich es vermutet hätte. Schon seltsam, wieder allein hier zu sein, findest du nicht?«

Ich ahnte schon, worauf er hinauswollte.

»Dann stört uns jetzt wenigstens keiner mehr bei der Arbeit«, erwiderte ich und Roger stieß ein leichtes Lachen aus.

»Recht hast du. Ich werde Sam trotzdem vermissen.«

Seine Antwort überraschte mich nicht. Er hatte Sam seit ihrem ersten Tag auf der Ranch gemocht. Meine eigenen Gefühle fuhren sowieso Achterbahn und deshalb wollte ich die Unterhaltung über Sam lieber nicht vertiefen.

»Ich gehe rein, ich bin müde«, erklärte ich. »Komm gut nach Hause.« Als ich gerade die Tür öffnen wollte, hielt mich Roger zurück.

»Warum kannst du ihr nicht einfach verzeihen?«, fragte er plötzlich und ich blieb notgedrungen stehen und wandte mich zu ihm um.

Leise seufzte ich auf. »Im Grunde habe ich das doch längst getan. Aber das ändert nichts an unserer Situation. Sam und ich, wir gehören einfach nicht zusammen. Unsere Leben passen nicht zusammen.« Roger bezog ganz klar Stellung, indem er erwiderte: »Ich bin völlig anderer Meinung als du. Auch wenn es mir vielleicht nicht zusteht, mich einzumischen, denke ich trotzdem, dass du einen Riesenfehler machst, wenn du sie morgen einfach gehen lässt.«

Das musste er mir nicht sagen, das wusste ich selbst. Und trotzdem würde ich sie fahren lassen.

Samantha

Ich verstaute meine Tasche auf dem Rücksitz meines Ford Mustang und blickte mich ein letztes Mal auf der Ranch um. Der Pferdestall, der Geräteschuppen, die Scheune, die Paddocks, Kanes Haus. Die grünen satten Weideflächen, die klare Luft und die Stille. Ach, ich würde einfach alles vermissen. Aber am meisten würde ich natürlich Kane vermissen. Die Crew war verschwunden und der ganze Spuk vorbei.

Als ich aufblickte, schwang gerade die Haustür auf und Kane trat aus dem Haus. Als er mich sah, blieb er stehen. Dann war es jetzt also so weit. Er zögerte kurz, dann ging er die drei Stufen nach unten und blieb neben meinem Auto stehen.

»Sieht ganz danach aus, als würdest du jetzt fahren«, stellte er fest und deutete mit einem leichten Nicken auf meine Tasche, die auf dem Rücksitz lag. Ich nickte. Hier hatte mein Abenteuer begonnen und hier ging es auch zu Ende.

»Lass es uns nicht unnötig kompliziert machen«, sagte ich. »Ich hasse Abschiede.«

Kane lächelte vorsichtig. »Ich glaube, die mag niemand.«

Ich rang mir ebenfalls ein Lächeln ab und streckte ihm die Hand entgegen. »Es war wirklich nett, dich kennenzulernen, Kane Sullivan.«

Kane zögerte, dann schlug er ein. »Finde ich auch, Samantha Davenport.«

Dann ließ ich seine Hand los, wandte mich ab und öffnete meine Autotür. Heul jetzt bloß nicht los, rief ich mich innerlich zur Ordnung. Obwohl mir gerade unheimlich danach zumute war. Ohne ein weiteres Wort stieg ich ein.

»Fahr vorsichtig«, sagte er und schloss die Autotür hinter mir.

Ich nickte. Das war es dann. Bitte sag doch etwas, betete ich im Stillen. Bitte mich zu bleiben. Aber nichts dergleichen geschah. Also schob ich den Schlüssel ins Zündschloss, startete den Wagen und schenkte Kane einen letzten Blick. Ich würde fahren, mein Herz aber würde bleiben.

Kane klopfte zum Abschied auf die Motorhaube, dann trat er einen Schritt zurück. Ich hatte einen dicken Kloß in der Kehle. Ich atmete tief durch und schließlich fuhr ich los. Bis zur letzten Minute hatte ich gehofft, er würde mich aufhalten. Dass er es nicht versuchte, war das Allerschlimmste.

Kane

Wie erstarrt stand ich vor meinem Haus und schaute Sams Wagen nach, der die gewundene Straße entlangfuhr und dabei kleine Staubwölkchen aufwirbelte. Ich blickte ihr nach, bis ihr Auto hinter der letzten Kurve verschwunden war, und musste mich schwer zusammenreißen, um ihr nicht doch noch nachzufahren.

Vorhin war ich kurz davor gewesen, sie anzuflehen zu bleiben. Aber was dann? Ich schloss die Augen, atmete einmal tief durch und zwang mich, sie wieder zu öffnen.

Ich schaute mich auf der Ranch um. Da war niemand. Ich war völlig allein. Und da wurde mir schmerzlich bewusst, dass ich für immer allein bleiben würde, wenn ich Sam jetzt wirklich fahren ließ. Denn es würde keine andere geben, in die ich mich noch einmal so verlieben könnte. Ohne zu wissen, was ich eigentlich tat, stürzte ich über den Hof Richtung Pferdestall.

So schnell ich konnte, sattelte ich mein Pferd, stieg auf und drückte Oscar die Füße in die Seiten. Wenn ich die Abkürzung über die Koppel nahm, würde ich sie mit etwas Glück vielleicht an der Straße nach Riverside noch einholen können. Mir hämmerte das Herz in der Brust, als ich Oscar zur Eile antrieb.

Als wir wenig später über die kleine Anhöhe ritten, stutzte ich plötzlich. Ich traute meinen Augen kaum. Sams roter Mustang parkte tatsächlich am Straßenrand und sie lehnte lässig an der Karosserie.

Als sie mich näherkommen sah, blickte sie überrascht zu mir auf.

»Was machst du denn hier?«, fragte sie erstaunt.

Ich glitt aus dem Sattel, ließ Oscars Zügel los und ging auf sie zu. Ohne zu zögern packte ich sie und zog sie in meine Arme.

»Ich konnte dich nicht einfach gehen lassen. Sam, ich gebe dich nicht auf, du gehörst zu mir.«

Sie schaute mich an und Tränen stiegen ihr in die Augen. Diesmal versuchte sie nicht, sie wegzuwischen.

»Meinst du das ernst?«, fragte sie und ich nickte sofort. »Ich liebe dich und ich brauche dich einfach. Bitte verlass mich nicht. Bleib bei mir«, bat ich.

Sam nickte endlich und dann stellte sie sich auf die Zehenspitzen und schlang ihre Arme um meinen Hals. Sie küsste mich und küsste mich, und nichts hätte sich schöner anfühlen können.

»Was ist eigentlich mit deinem Auto?«, fragte ich schließlich, als wir kurz voneinander abließen.

»Das ist liegen geblieben. Wie es aussieht, habe ich schon wieder eine Panne.«

»Ernsthaft?«, fragte ich und Sam nickte. »Was für ein verrückter Zufall, nicht?«

Ich glaubte nicht an Zufälle und so wie es schien, tat Sam das auch nicht.

»Roger«, sagten wir dann wie aus einem Munde und mussten beide lachen. Der Mann konnte einfach nicht aufhören, sich einzumischen. Aber ich war froh, dass er es getan hatte. Sonst hätte ich sie nicht mehr eingeholt.

»Und wie geht es jetzt zwischen uns weiter?«, fragte Sam zögerlich.

Ich lächelte sie an. »Ich glaube, du wirst noch viele tolle Filme drehen und ich werde mich an die Hitze in Kalifornien schon gewöhnen.«

Sam schaute mich aus großen Augen an. »Du würdest das hier tatsächlich für mich aufgeben?«, fragte sie überrascht.

Ich nickte. »Für dich würde ich alles tun.«

Sie küsste mich überschwänglich, doch als sie dann einen Schritt zurücktrat, schüttelte sie den Kopf. »Nein«, flüsterte sie und drückte meine Hand. »Ich möchte nicht, dass du deine Ranch aufgibst. Ich liebe es, hier zu sein. Wenn wir uns anstrengen, werden wir schon einen Kompromiss finden. Da wären wir schließlich nicht die Ersten.«

»Und du glaubst wirklich, wir können das schaffen?«

»Ja, das tue ich. Außerdem habe ich das Gefühl, mit dir an meiner Seite ist nahezu alles möglich.«

Dann küsste ich sie endlich wieder und hob sie vor Freude hoch in die Luft.